Histoires de l'art dentaire

Médecine à travers les siècles

Collection dirigée par le Docteur Xavier Riaud

L'objectif de cette collection est de constituer « une histoire grand public » de la médecine ainsi que de ses acteurs plus ou moins connus, de l'Antiquité à nos jours.
Si elle se veut un hommage à ceux qui ont contribué au progrès de l'humanité, elle ne néglige pas pour autant les zones d'ombre ou les dérives de la science médicale.
C'est en ce sens que – conformément à ce que devrait être l'enseignement de l'histoire –, elle ambitionne une « vision globale » et non partielle ou partiale comme cela est trop souvent le cas.

Dernières parutions

Patrick Albert POGNANT, *René Crevel. À poumons perdus*, 2025.
Georges TRAVERT, Aleksander EDELMAN, et Isabelle SERMET-GAUDELUS, *La fatalité de la mucoviscidose sera-t-elle vaincue ? Histoire et succès*, 2024.
Patrice PINET, *Christoph Wilhelm Hufeland, hygiéniste, professeur de médecine et premier médecin à la cour de Prusse. 1762-1836*, 2024.
Françoise GUILLON-METZ, *Des diabétiques célèbres. De l'Antiquité à nos jours*, 2024.
Xavier RIAUD, *Expérimentations nazies bucco-dentaires. Éthique médicale et histoire*, 2024.
Mathilde HAGELSTEIN, *Henri Petit, dentiste nancéien pendant la Grande Guerre*, 2024.
Michel A. GERMAIN, *Cancers et reconstructions médico-chirurgicales à travers les siècles*, 2024.
Xavier RIAUD, *Cowboys, Indiens et... dentistes. Une autre façon de voir le Far West*, 2024.
Patrick Albert POGNANT, *Joë Bousquet. Histoire d'un calvaire médical*, 2024.
Patrick Albert POGNANT, *Antonin Artaud. La mise en échec de la médecine*, 2024.
Pierre AUBRY et Bernard-Alex GAÜZÈRE, *Alexandre-Olivier Exquemelin. Chirurgien, flibustier et naturaliste. 1640-1717*, 2023.
Michel A. GERMAIN, *La lymphe. De l'Antiquité au XXI*e *siècle*, 2023.
Philippe MARRE et Xavier RIAUD, *Pr Jean-Michel Dubernard (1941-2021). Un chirurgien au service de l'Homme*, 2023.
Patrice PINET, *Louis Pasteur face aux médecins et aux chirurgiens*, 2023.
Sous la direction de Xavier RIAUD, *Au service de l'histoire de la médecine. 2006-2023. Anniversaire d'une collection éditoriale*, 2023.
Élisabeth CLEMENTZ-METZ, *Les lépreux en Alsace. Volume I : Marginaux, exclus, intercesseurs ?*, 2023.

Xavier Riaud

Histoires de l'art dentaire

Écrits 2010-2025

L'Harmattan

5-7, rue de l'Ecole-Polytechnique, 75005 Paris
http://www.editions-harmattan.fr
ISBN : 978-2-336-51622-6
EAN : 9782336516226

Étudiez le passé si vous voulez appréhender l'avenir.

Confucius (551-479 av. J.-C.), philosophe chinois.

Avant-propos

Alors que j'étais présent au congrès de l'Association dentaire française à la fin 2010, je suis allé spontanément proposer mes services historiens à la rédactrice en chef de la revue *Indépendentaire*, Mme Guylaine Masini. Je savais que cette dernière revue avait une tournure d'esprit beaucoup plus ouverte et beaucoup plus humaniste que les autres. Enthousiaste, la rédactrice en chef en question m'a donné son agrément aussitôt. Il a été convenu que je lui soumette bénévolement un article par mois. Une rubrique d'histoire de l'art dentaire au sein d'une revue venait littéralement de naître. Je la nourris régulièrement depuis bientôt 14 ans.

À partir de ce jour a démarré une collaboration passionnante qui dure depuis bientôt quinze années. Depuis, Mme Masini a quitté ses fonctions et d'autres rédacteurs en chef lui ont succédé. Le nom même de la revue a changé en 2017 et est devenu *Solutions cabinet dentaire*. Malgré cela, notre collaboration s'est poursuivie dans un esprit chaleureux et convivial, et, régulièrement, des articles que j'ai écrits en relation avec l'histoire de l'art dentaire y paraissent. C'est une revue mensuelle, s'il était nécessaire de le préciser.

La particularité de chacun de ces articles est de ne pas dépasser les 3 000 caractères (à une ou deux exceptions près cependant qui répondaient alors aux aléas éditoriaux du moment). C'est un exercice passionnant que de devoir condenser des textes pour les ramener à cette dimension. C'est un jeu, véritable jonglage, de devoir synthétiser, couper et trouver des synonymes à des mots, voire à des phrases entières, mais aussi une vraie émulation.

Aussi, tous les chapitres qui constituent ce livre ont-ils été, au préalable, publiés dans cette revue. Ils sont présentés ici dans leur forme initiale. J'ai choisi de révéler ces articles dans une logique thématique évoluant selon une frise la plus chronologique possible, car je me suis rendu compte au fil de tous ces textes rédigés que je réalisais, sans en prendre véritablement conscience, une vraie histoire de l'art dentaire, assez complète en définitive bien que beaucoup de sujets soient encore à aborder. Ce récit demeure non exhaustif malgré tout. Une œuvre de vie.

La référence bibliographique de l'article paru figure à chaque fois dans une note de bas de page. Chaque article est une composition rédactionnelle personnelle basée sur des faits authentiques, d'où l'absence de bibliographie, à l'exception toutefois des illustrations choisies pouvant les accompagner.

Certains de ces articles, à de très rares occasions, ont été publiés à deux reprises. Anniversaires, commémorations, événements majeurs ont justifié ce choix éditorial véritablement exceptionnel.

J'ai toujours souhaité servir l'histoire de la médecine, et plus spécifiquement l'histoire de l'art dentaire, du mieux que je le pouvais. J'espère ici y être

parvenu. J'ai voulu ce livre en hommage à tous mes Maîtres pour qui mon affection demeure profonde et sincère.
Bonne lecture et, je l'espère, heureuse découverte !

Mythes et traditions autour des dents de lait

Les Égyptiens[1] lançaient les dents de lait vers le soleil, le dieu Ra, pour qu'il leur donne des dents fortes et solides. Les Vikings utilisaient les dents de lait, car ils les pensaient magiques. Aussi, donnaient-ils de l'argent à leurs enfants en échange et les portaient-ils en bijoux pour aller à la guerre. Elles donnaient force et chance. Au Moyen Âge, les mères anglaises brûlaient les dents de lait pour que les sorcières ne puissent pas se les approprier. Elles ne pouvaient pas jeter de sort ainsi. Les 1ers colons ont emmené cette tradition en Amérique. Ailleurs, les dents de lait pouvaient être déposées dans des nids de rats ou de serpents, car les sorcières avaient peur de ces animaux et n'iraient pas les chercher. Les dents de lait pouvaient être mises dans des nids de souris en pensant que si la souris mangeait la dent, l'enfant aurait des dents aussi dures que la souris. Elles pouvaient aussi être cachées dans l'espoir qu'un animal les trouve et que l'enfant ait les dents aussi dures que l'animal. En Europe, la dent de lait était enterrée pour faciliter la poussée de la dent définitive. Ainsi, les sorcières ne pouvaient pas les trouver et jeter de sort. La petite souris ou la fée des dents est un personnage qui répond au même mythe que le père Noël par exemple. Il vient de la nuit des temps, semble-t-il. Chaque enfant attend avec impatience la perte de sa 1re dent et enrage de voir ses camarades perdre ses dents avant lui. De même, chaque dent partie est jugée comme une fête, car, le soir, il place cette dent sous son oreiller et, selon la tradition, la petite souris ou la fée des dents vient la chercher et dépose des pièces de monnaie en lieu, et place. Cet article est pour tous les enfants et toutes les mamans. L'origine de la petite souris proviendrait d'un conte français du XVIIe siècle écrit par Marie-Catherine Le Jumel de Barneville, baronne d'Aulnoy (1652-1705), intitulé *La Bonne Petite Souris*. On y parle d'une fée qui se transforme en souris pour aider une reine à vaincre un méchant roi, en se cachant sous l'oreiller du roi puis en lui faisant tomber toutes ses dents. La baronne d'Aulnoy écrit des contes merveilleux riches en satires et allégories de la société et de la cour françaises. Elle se rapproche par sa critique de Jean de la Fontaine à cet effet. Chez les Espagnols, l'histoire de la petite souris Pérez (El Ratoncito Pérez) aurait été narrée par le prêtre Luis Coloma (1851-1915) pour le roi espagnol Alfonso XIII (1886-1941), âgé de 8 ans, qui avait perdu sa première dent de lait. Écrite à la demande de la reine en 1894, l'histoire met en scène un petit garçon prénommé Bubi du surnom du futur roi. Mais, la naissance du mythe tel qu'on l'envisage aujourd'hui ne survient véritablement qu'en 1927 avec la parution du conte d'Esther Watkins Arnold intitulé *The Tooth Fairy*. Il ne prend son essor qu'en 1949 lorsque Lee Rogow publie son livre *The*

---

[1] Cf. Riaud Xavier, « Mythes et traditions autour des dents de lait », in *Solutions cabinet dentaire*, n°56, Juin 2023, p. 66.

Tooth Fairy. L'auteur y détaille des consignes d'hygiène bucco-dentaire chez les enfants et est l'inspirateur du rituel d'échange dent/argent. Aux Philippines, quand un enfant perd une dent, il la jette au-dessus du toit de la maison. Une souris lui en rendra une autre qui sera aussi solide et blanche que ses dents. Au Guatemala, au Brésil et à Haïti, la même tradition est de mise avec des chants traditionnels. Au Togo, les enfants jettent leurs dents au-dessus du toit de la maison sans ouvrir la bouche. Il ne faut pas qu'un lézard voie la partie vide sinon les dents risquent de ne plus pousser. En Tunisie, en Algérie et au Maroc, lorsqu'il perd sa 1re dent de lait, l'enfant demande à Allah d'échanger celle-ci, nommée « dent d'âne », contre une « dent de gazelle ».

La 1re fois en…

Le plus vieux soin dentaire remonte à 14 000 ans[1]. Il s'agit d'une cavité dentaire taillée au silex dans une molaire découverte en Italie. Le 1er implant dentaire a été découvert par Laplace en 1954. Il s'agit d'une prothèse dentaire préhistorique ostéo-implantée remontant à 7 000 ans : une 2de prémolaire maxillaire droite remplacée par un élément osseux dont on ignore l'origine.
Le 1er dentiste nommément connu est Hesire en Égypte ancienne (env. 2 700 av. J.-C.), honoré du titre *wr-ibḥ-swnw* (le Grand des dentistes et médecins).
En 1530 paraît le *Zene Artzney Buchlein wider allerlei kranckeyten und gebrechen der tzeen*un (*Petit manuel de soins dentaires pour toutes sortes de maladies et cassures des dents*), le 1er livre entièrement consacré aux soins dentaires, écrit pour les barbiers et les médecins traumatologistes qui traitent la bouche. Le 1er livre dentaire en France est écrit par Urbain Hémard et publié à Lyon, en 1582, chez Benoist Rigaud. Il s'intitule *Recherche de la vraye anathomie des dents, nature et propriété d'icelles*. Dentiste du cardinal d'Armagnac, ambassadeur de François Ier, il est écrit sur la recommandation de ce dernier.
L'anatomiste André Vésale (1514-1564), avec son livre *De humani corporis fabrica libri septem* de 1543, décrit pour la 1re fois les tendons et cartilages articulaires de l'articulation de la mâchoire. Il décrit avec une grande précision la fonction des muscles de la face et des joues, donne une anatomie exacte de la racine de la dent et reconnaît le 1er la pulpe, sans toutefois trouver sa fonction. Bartolomeo Eustachi (1500/1514–1574) sera le premier à étudier de près la 1re et la 2e dentition, et à décrire la fonction de la cavité pulpaire.
En 1633, Dupont publie *De la greffe dentaire* et recommande l'extraction et la réimplantation immédiate des dents dans la thérapeutique des odontalgies. Il est le 1er à effectuer l'opération avulsion et réimplantation dans le cas du traitement d'une dent pathologique.
En 1756, et en 1769, P. Pfaff, dentiste de Frédéric le Grand (Frédéric II de Prusse), décrit le moulage de la mâchoire au moyen de cire à cacheter où l'empreinte coulée pour la 1re fois avec du plâtre sert de modèle pour la fabrication d'une prothèse dentaire. Le coiffage coronaire direct, couverture de la pulpe dentaire (nerf dentaire) vitale, avec de petites plaques d'or remonte à Pfaff. Il a publié la 1re description d'une obturation de racine rétrograde extraorale dans le cadre d'une réimplantation de dent. La dent extraite a sa racine bouchée à l'extrémité et est replantée.

---

[1] Cf. Riaud Xavier, « La première fois en… », in *Indépendentaire*, n°148, mai 2017, pp. 86-87. Cf. Riaud Xavier, « La première fois en… » (2e partie), in *Indépendentaire*, n°150, septembre 2017, pp. 74-75.

En 1771, John Hunter, dans *The Natural History of the Human Teeth* (1771), transplante la dent saine d'une personne vivante dans la crête d'un coq. Quelques mois après, le coq est tué et John Hunter remarque que la dent est fixée au tissu et la circulation. C'est le 1er cas d'ostéointégration. En 1807, lors de la parution de son livre *Manuel de l'art du dentiste*, Maggiolo décrit l'implantation d'une dent avec l'alliage d'or à 18 carats. C'est le 1er implant posé. 1952 : le professeur suédois Per-Ingvar Bränemark mène une étude expérimentale où il utilise un implant de titane pour mieux comprendre la circulation sanguine au niveau de l'os. Il fait confectionner une chambre optique permettant de filmer in vivo les phénomènes de réparation osseuse et de revascularisation. Cette chambre, réalisée en titane, est placée dans le tibia de lapins. Lorsque le professeur Brånemark veut récupérer cette chambre optique, il se rend compte qu'elle est soudée à l'os du lapin. Le concept d'ostéointégration est né.
11/12/1944 : Horace Wells, dentiste à Hartford aux USA, se fait extraire une dent de sagesse par son associé John Riggs, en se faisant appliquer du protoxyde d'azote par le chimiste Gardner Quincey Colton. Le 30/09/1846, c'est le tour de Thomas Green Morton, dentiste, de réussir sa 1re extraction dentaire sous éther sulfurique.
En 1839, la 1re école dentaire au monde ouvre ses portes à Baltimore. La même année, le 1er journal dentaire, l'*American Journal of Dental Science*, paraît à New York. Le 23 octobre 1880, la 1re école dentaire ouvre ses portes en France. C'est l'École dentaire de Paris fondée par Charles Godon.
La 1re brosse à dents apparaît à la Cour de Louis XV. Elle a été ramenée de Chine. Les 1ers tubes de dentifrice sont commercialisés en 1841.
En 1831, James Snell, en Angleterre, solidarise plusieurs composants du poste de travail pour n'en faire qu'un fauteuil spécialisé. C'est la 1re unité opératoire de chirurgie dentaire. Le 24 novembre 1914 a lieu la cérémonie d'ouverture à Boston du Forsyth Dental Infirmary for Children. La salle clinique présente 56 Forsyth Units conçus par la S. S. White Dental Manufactoring Company. Le tout-en-un : la base du fauteuil est solidaire d'un piètement supportant deux colonnes de l'équipement. La notion d'Unit est née. S. S. White commercialise le 1er stérilisateur en 1908. En 1911, le 1er compresseur à air comprimé électrique est lancé par Electro-Dental et réactualise la dentisterie électro-pneumatique.
William A. G. Bonwill, de Philadelphie, met au point en 1864 le 1er articulateur. C'est un appareil qui simule les mouvements de l'articulation de la mâchoire. La couronne entièrement en céramique de la couleur d'une dent est déposée en 1889 au bureau des brevets par le dentiste Charles Henry Land (Detroit, USA).
John M. Riggs est l'associé de Wells à Hartford, est le 1er dentiste à se spécialiser en parodontologie exclusive. La maladie parodontale portera longtemps son nom. Riggs s'oppose à la résection de la gencive telle qu'elle

est pratiquée alors, et milite pour l'élimination de la plaque dentaire, y compris le parage et le polissage des dents. Il souligne l'importance de l'hygiène buccale pour la prévention de la parodontite. Il est le précurseur du traitement et du curage des gencives enflammées qu'il démontre en 1856 et ne publie qu'en 1876.
Le 5 janvier 1896, le Dr Otto Walkhoof, dentiste allemand, réalise, sur lui-même, à Braunschweig, la 1re radiographie dentaire. Il faut 25 minutes d'exposition. Il utilise une plaque photographique en verre, recouverte de papier noir et d'une digue en caoutchouc.
Le concept d'endodontie est attribué au dentiste Harry B. Johnston d'Atlanta (Géorgie), qui ouvre son propre cabinet en 1928, *limité à l'endodontie*. Vers 1850, G. A. Bowman obture pour la 1re fois les canaux radiculaires d'une molaire extraite avec des bâtonnets de gutta-percha coniques.
Le 4 mai 1897, 124 personnes décèdent dans l'incendie du Bazar de la Charité. Parmi elles, Sophie-Charlotte, duchesse d'Alençon et sœur de Sissi, l'Impératrice d'Autriche. Le Dr Isaac Davenport, dentiste de Sophie-Charlotte, arrive avec sa fiche dentaire où sont notées ses 17 consultations échelonnées sur 2 années. Il identifie son corps et son procès-verbal est avalisé par la justice. C'est une 1re en France.
Avant 1916, les dentistes sont brancardiers, infirmiers dans l'armée. Sous l'action du secrétaire d'État au service de santé Justin Godart, de Georges Villain, secrétaire de la Fédération dentaire nationale, et son président Blatter, et avec l'accord de Raymond Poincaré, le président de la République, un décret est publié le 26 février 1916, qui crée le dentiste militaire dans l'armée *« pour la durée de la guerre seulement. »*
Depuis Charles VIII, les femmes n'ont plus le droit d'exercer la chirurgie. Le 23 février 1827, un arrêt de la Cour de cassation dans le procès intenté contre Marie Delpeuch, femme dentiste, rend aux femmes le droit officiel d'exercer l'art dentaire. Robert T. Freeman (1846-1873) est le 1er Afro-Américain à être diplômé dans une école dentaire de Harvard en 1869. En 1871, Georges Franklin Grant (1846-1910) est le 1er enseignant afro-américain de l'École dentaire de Harvard. William Thomas Jefferson (1864-1925) a été le 1er dentiste noir à pratiquer dans l'armée américaine de 1895 à 1899.
Le 1er syndicat dentaire en France est créé en 1935. C'est la CNSD. La 1re convention dentaire est signée en 1975 et l'orthodontiste acquiert ses vrais statuts en 1977.

Nés avec des dents…

De telles structures ont été décrites par Titus Livius dans des textes en cunéiforme datant de 59 av. J.-C. Caius Plinius Secundus l'Ancien croyait, en 23 av. J.-C., que les garçons nés avec des dents étaient promis à un avenir radieux, alors que les filles avec des dents natales (= nom donné à ces structures) laissaient présager malheur[1].

Seraient nés avec des dents : Hannibal, Robert-le-Diable, Richard III d'Angleterre, don Carlos d'Espagne, le fils infortuné de Philippe II, Mazarin, Louis, XIII, Louis XIV, Mozart, Mirabeau, Danton, Napoléon Ier, Loulou, fils de Napoléon III.

On trouve des allusions dans ce sens dans des œuvres littéraires célèbres, comme *Richard III* de Shakespeare (1623), comme en témoignent les passages suivants : *« ... ils disent que mon oncle grandissait tellement vite qu'il rongeait des écorces, à peine deux heures après être né... »* ou encore *« ...le chien sanguinaire [Richard III.]... qui avait ses dents devant les yeux... »*

Henri IV serait né avec des dents. *« Quand Henri IV naquit, son grand-père lui frotta d'ail les lèvres et lui mit une goutte de vin dans la bouche. »* L'enfant aurait eu huit nourrices successives, soit une de moins que Louis XIV.

À sa naissance, le petit Louis est, semble-t-il, pourvu de dents. Dans une lettre de 1638 à Oxenstiern, Hugo Grotius, le célèbre juriste des Provinces-Unies (anciennement les Pays-Bas) témoigne de la voracité de l'enfant et des douleurs des nourrices mordues par le petit dauphin denté. Il s'agirait de deux incisives centrales supérieures. *« On se récria d'étonnement lorsqu'Anne d'Autriche mit au monde, après vingt ans de stérilité, un prince qui avait deux dents à la naissance. On dut changer plusieurs fois de nourrice, parce que le vorace Dauphin leur déchirait le sein... à belles dents. Une de ces fonctionnaires royales eut fort à se plaindre des coups de dents du jeune lionceau. Elle se nommait Perrette, ou Pierrette Dufour ; à la suite de morsures répétées du bambin, il lui survint des duretés dans les mamelles, qui l'obligèrent à interrompre, au moins pendant quelques jours, l'allaitement. Sa Majesté la Reine Mère n'eut qu'à toucher avec une relique les parties incommodées, pour qu'aussitôt disparussent les douleurs et les duretés ; et la nourrice put continuer à donner le sein à son auguste poupon. »* Pierrette l'allaitera jusqu'au bout, c'est-à-dire pendant deux ans.

Trois mois après sa naissance, il en était à sa troisième nourrice. *« Celles qui n'avoient pas assez de lait pour contenter sa faim, écrit le chirurgien Dionis, il leur mordoit le bout des seins jusqu'au sang. »* Dès le mois de janvier 1639, il avait épuisé neuf nourrices. Au mois d'août, Grotius écrivait de Paris, à van

---

[1] Cf. Riaud Xavier, « Nés avec des dents », in *Solutions cabinet dentaire*, n°6, mai 2018, p. 78.

Baerle (1584-1648), géographe et théologien néerlandais : *« Le dauphin ne se borne pas à tarir ses nourrices, il les déchire par ses morsures. C'est aux voisins de la France de se défier d'une si précoce voracité. »*
Pour Mirabeau, sa naissance fut entourée d'une légende, fortement sujette à caution. *« Une grossesse orageuse et la dimension surnaturelle de la tête de l'enfant mirent la mère dans le plus grand danger. La taille et la vigueur du nouveau-né étaient sans exemple, et deux dents molaires étaient déjà formées dans sa bouche. » « Il est né avec un pied tordu, deux grandes dents et surtout une tête énorme. Il avait également la langue enchaînée par le filet. Avant de présenter l'enfant à son père, la nourrice le prévint : « Ne vous effrayez pas ». Et l'accoucheur d'ajouter : « Il aura beaucoup de peine à s'exprimer ». »*
Jonathan Wyllie, consultant néonatologiste au James Cook University Hospital de Middlesbrough (Angleterre), explique que, dans cet hôpital (2013), cela arrive environ toutes les 2000 ou 3000 naissances. *« Des bébés sont nés avec une ou 2 dents, et c'est généralement dans les gencives du bas. »*

Des dentistes égyptiens

L'existence d'un dentiste[1] est certifiée pour la 1re fois à la 3e dynastie, vers 2700 av. J.-C. Quel est son rôle ? Difficile. Ces « médecins des dents » sont des médecins de formation ou des dentistes. Sous l'Ancien Empire, des praticiens ont exercé la médecine générale et l'art dentaire. Certains se seraient spécialisés. Comme chez les médecins, les dentistes ont d'une hiérarchie, les uns, simples dentistes – le *ibhy* « celui qui s'occupe des dents » ou le *iry-ibh* « celui qui traite les dents » ; les autres étant *our-ibhy,* « Grand des dentistes ». Le mot « dent » en égyptien est *ibh, nhdt* pour les dents postérieures. Une dent d'éléphant est un signe hiéroglyphique pour une dent humaine. Il apparaît dans tout ce qui concerne les dents. Les dentistes sont reconnaissables, dans les hiéroglyphes, par une défense d'éléphant ou par l'association des signes œil défense, le signe de l'œil voulant dire « faire » ou, dans le contexte médical, « traiter », « s'occuper de ».

Hiéroglyphes des dentistes :

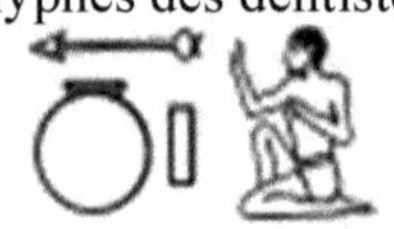

Médecin

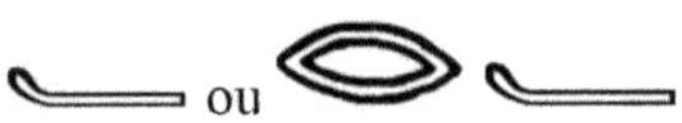

Dentiste

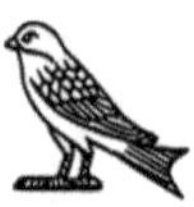

Le grand chef

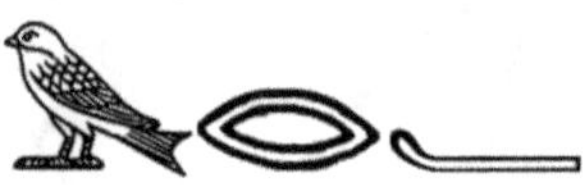

Chef des dentistes

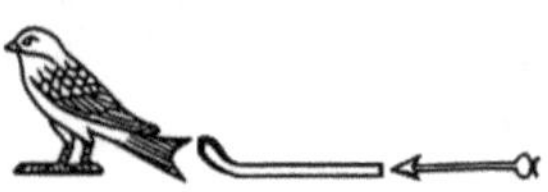

Chef des dentistes et des médecins

Les égyptologues ont répertorié 150 personnages avec des fonctions de praticiens médicaux, dans toute l'Égypte pharaonique, dont 6 dentistes qui tous, sauf 1, ont vécu sous l'Ancien Empire. Ils sont connus par des hiéroglyphes caractéristiques. Les archéologues ont découvert 3 sépultures de dentistes de la fin de la 4e et du début de la 5e dynastie, près de Saqqarah. Elles sont disposées près de la pyramide de Djéser. Ceci laisse à penser que ces dentistes ont travaillé à la Cour.

---

[1] Cf. Riaud Xavier, « Des dentistes au temps de l'Égypte ancienne », in *Solutions cabinet dentaire*, n°3, février 2018, p. 94.

Hesy-Rê est le plus ancien médecin et le 1er dentiste connu à ce jour. Il a vécu sous la 3e dynastie, vers 2650 avant notre ère. Contemporain d'Imhotep, il est un haut fonctionnaire de la Cour du roi Djéser. Hesy-Rê porte le titre de « Grand des dentistes et des médecins » (hiéroglyphes de l'oiseau, de la défense d'éléphant et de la flèche). Il est « Chef des scribes du Roi », « Grand des 10 de la Haute-Égypte », mais aussi Grand-Prêtre, architecte et administrateur de la Haute-Égypte. Son mastaba a été retrouvé à Saqqarah. Il comporte 5 panneaux en bois fixés dans les niches de la tombe, portant ses nombreuses titulatures. Ceux-ci sont conservés au musée du Caire. Sur l'1 d'eux, Hesy-Rê est assis devant une table d'offrandes, son nécessaire de scribe posé sur l'épaule droite et tenant dans sa main gauche son sceptre *Kherep*, insigne de son pouvoir et de son autorité. *Khouy* a vécu sous la 5e dynastie (Ancien Empire). Son nom et ses titres sont connus par une « stèle fausse porte » découverte dans sa chapelle à Saqqarah. Il est « Grand des dentistes », « Grand des médecins du Palais », « Grand des médecins du nord et du sud », « Berger de l'anus », « Interprète de l'art secret », « Chancelier royal », « Contrôleur des 2 sièges » et « Grand Prêtre du Palais d'Héliopolis ». *Ni-Ankh-Sekhmet* a vécu au début de la 5e dynastie. Il est « Doyen des médecins », « Grand des médecins du Palais », « Grand des dentistes du Palais ». Son mastaba a été découvert à Saqqarah, sur une « stèle fausse porte » exposée au musée du Caire. Elle est un cadeau du roi Sahou-Ré à ce dentiste. *Men-Kaou-Rê-Ankh* a vécu pendant la 5e dynastie. Il est fait mention de lui sur la stèle de Ni-Ankh-Sekhmet. Il est un proche parent de Ni-Ankh-Sekhmet. Sa titulature complète n'est pas connue. On lui connaît le seul titre de « Dentiste » (hiéroglyphes de l'œil et de la défense d'éléphant). *Nefer-Irtes* a vécu au début de la 5e dynastie. C'est un *iry-ibh*. Il est signalé sur un bas-relief du tombeau d'un certain Shesat-Hetep. Les hiéroglyphes signifiants « Dentiste », un œil surmontant une défense d'éléphant, sont parfaitement visibles. *Psemtek-Seneb* a vécu à l'époque saïte, sous la 26e dynastie. Ce personnage de la Basse Époque est connu grâce à un vase canope du musée de Florence et par une statue naophore du musée du Vatican. Sa tombe à Héliopolis est connue. Il est « Grand des dentistes du Palais », « Grand des médecins », « Grand des médecins et des dentistes », « Doyen des médecins », mais aussi « Contrôleur des deux sièges », « Celui qui contrôle les scorpions », « Directeur du temple de Neith », « Supérieur des secrets du Ciel » et « Gouverneur du Palais royal ».

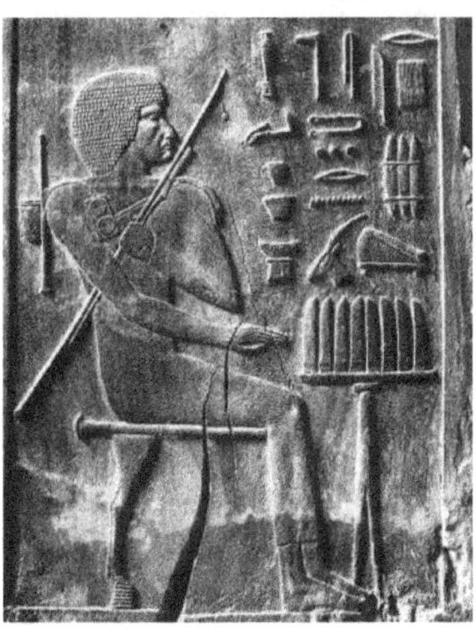

Hésy-Rê[1].

[1] Domaine public.

La dent d'une reine

En 1479 av. J.-C., Thoutmosis II meurt après un règne très court. Son successeur, Thoutmosis III, n'est pas le fils de la grande épouse royale, Hatshepsout. Reine-pharaonne, elle est la 5e à régner dans la XVIIIe dynastie de l'Égypte antique[1]. Une corégence s'installe avec le jeune roi. Elle se présente comme grande épouse royale et épouse du dieu Amon. En l'an 7 du règne du jeune monarque, la reine coiffe les couronnes royales et adopte les attributs de la royauté. Très vite, elle proclame qu'elle est la fille d'Amon-Rê, le chef du panthéon égyptien, qui l'aurait choisie pour lui succéder. Elle s'assied sur le trône aux côtés de Thoutmosis III sans le remplacer. Une seule fonction royale demeure. Elle forme le roi à assumer sa charge future. Ce dernier devient un remarquable chef de guerre. Bâtisseuse, ses dernières attestations remontent à l'an 20. À sa mort, Thoutmosis III organise ses funérailles. En l'an 42-43, il ordonne l'effacement de toutes les images la représentant dans les temples. Son nom disparaît. Elle aurait régné pendant 22 ans.

Son tombeau, situé dans la vallée des Rois, près de Thèbes, est exploré en 1903, par Howard Carter (1874-1939), égyptologue britannique qui a découvert Toutankhamon. Ce lieu est baptisé KV20. Il est trouvé vide. Le corps de la reine demeure introuvable. Zahi Hawass, directeur du Conseil supérieur des antiquités égyptiennes, mène une enquête pour retrouver sa momie. Il entame sa recherche en visitant une tombe en face de la KV20, la KV60. Visitée par Carter en 1903, elle contient 2 momies de la XVIIIe dynastie : une petite, identifiée comme étant celle de la nourrice royale, Sitre-In, et une autre obèse. Zahi se retrouve face à une caisse qui ne renferme que la dépouille de la femme obèse. Il la déplace jusqu'au musée du Caire pour l'étudier en détail, la momie de la nourrice y étant déjà. L'équipe se remémore l'existence de 2 autres momies non identifiées, trouvées dans le temple de Deir el-Bahari (DB320). L'endroit, fouillé au XIXe siècle par le département d'Antiquités égyptiennes, cache des momies de pharaons de plusieurs dynasties, dont Ramsès II. 2 dépouilles baptisées *Unknown woman A* et *Unknown woman B* y sont accompagnées d'un vase frappé du nom d'Hatshepsout. Les 2 corps ont été oubliés dans le musée du Caire. La confrontation entre les 4 momies est possible. Une reconstitution en 3D est faite par le Dr Selim, radiologue, et le Dr Amer. Chaque portrait est comparé à celui créé selon les données récupérées sur les corps de Thoutmosis I, II et III. Les corps du site DB320 sont écartés. Des analyses ADN sont alors faites. Sans succès. Hawass se rappelle alors du vase funéraire avec le cachet de la reine. Il est passé au scanner. Le fragment d'une molaire y est relevé. Or, l'une des 2 momies a une mauvaise dentition. Le Pr El-Beheri, orthodontiste à la Faculté dentaire du

[1] Cf. Riaud Xavier, « La dent d'une reine », in *Indépendentaire*, avril 2013, n° 107, pp. 82-83.

Caire, procède à l'étude des scanners du visage, compare les dents et le fragment. Il arrive à la certitude que le morceau trouvé dans le vase de la cache DB320 appartient bien à une molaire de la mâchoire de la dame obèse du tombeau KV60. Ce morceau de dent serait large de 1,6 cm pour un espace de 1,7 cm. Hatshepsout est identifiée. Elle serait morte alors qu'elle avait environ 50 ans. L'annonce officielle de sa découverte est faite le 27 juin 2007.

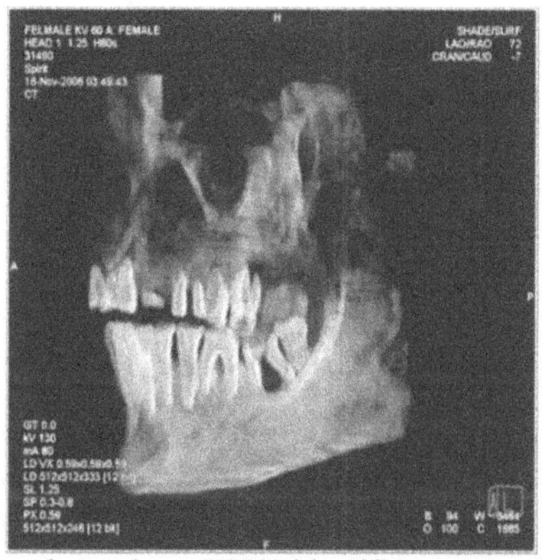

Scanner de la femme obèse du tombeau KV60 identifiée comme étant la reine Hatshepsout qui révèle l'absence d'une molaire, mais la persistance de sa racine[1].

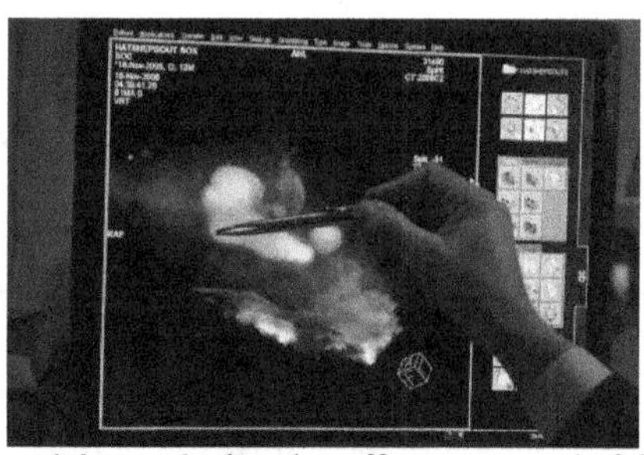

Une molaire sans racine a été trouvée dans le coffre contenant le foie d'Hatshepsout qui est passé au scanner[2].

[1] Cf. The Supreme Council of Antiquities, *Egyptian Mummy Project*, Dr Zahi Hawass, director, Cairo, Egypt, 2008.
[2] Cf. The Supreme Council of Antiquities, *Egyptian Mummy Project*, Dr Zahi Hawass, director, Cairo, Egypt, 2008.

Brève histoire du dentiste

Jusqu'au XIIIe siècle, la petite chirurgie est l'apanage des barbiers également responsables de l'avulsion des dents. Quelques-uns étudient la chirurgie et instituent une confrérie de « cireurgiens ». Jean Pitard[1] a été le Premier chirurgien de saint Louis, de Philippe le Hardi et de Philippe le Bel. À sa demande, saint Louis crée la confrérie de Saint-Côme et de Saint-Damien qui définit et organise pour la 1re fois, le métier de chirurgien autour de 1268. Toutefois, Pitard fait interdire en 1301, l'exercice de la chirurgie à certains barbiers, sous réserve d'être examinés par les jurés de Saint-Côme. Cette ordonnance d'interdit est renouvelée en 1311, 1331, 1352 et 1364. En 1311, Philippe le Bel déclare que personne ne peut plus exercer la chirurgie à Paris, sans avoir reçu la *licencia operandi* du chirurgien juré du Châtelet de Paris sous peine de sanctions, les licenciés devant, avant d'exercer, prêter serment devant le prévôt de Paris. En 1331, une ordonnance de Philippe VI demande aux médecins d'avoir des titres suffisants pour exercer. En 1352, Jean II rend une ordonnance où il condamne toute ingérence perpétrée par des personnes non qualifiées en médecine. En 1364, Charles V demande que les bannières des praticiens non pourvus de maîtrise et les affiches mensongères soient abolies. En 1371, la communauté des barbiers s'établit, leurs statuts sont approuvés par Charles V. Organisée comme toutes les communautés d'arts et métiers, elle a à sa tête le Premier barbier et valet du roi qui a le pouvoir octroyé par Charles VII, à partir de 1427, d'instituer 1 lieutenant chargé de la surveillance du métier, assisté de 4 maîtres jurés qui procèdent à l'examen des aspirants. En 1372, le même roi autorise les barbiers à faire de la petite chirurgie si elle n'est pas mortelle. En 1425, les chirurgiens obtiennent un arrêt du Parlement interdisant aux barbiers, toute pratique chirurgicale, y compris celle de l'art dentaire. En 1484, Charles VIII retire aux femmes, le droit d'exercer la chirurgie. Tout acte de chirurgie leur est proscrit. En 1544, François Ier crée la Faculté de chirurgie. Une nouvelle réglementation de l'exercice de l'art dentaire voit le jour. En 1609, un édit du mois de mai réglemente la profession de dentiste en obligeant ceux-ci à obtenir le titre d'« expert » après examen. En 1677, un décret confère le titre d'expert à certains apothicaires, mais celui-ci n'est valable que sur Paris. Il ne s'applique à la province qu'en 1730. Ceci est la cause de nombreux procès retentissants qui défrayent la chronique de l'époque. Toutefois, les Édits royaux de mai 1699 promulgués par Louis XIV distinguent une 3e catégorie de praticiens médicaux après les médecins et les chirurgiens, celles des « experts ». Les dentateurs de toutes sortes deviennent des experts pour les dents. Ils sont

[1] Cf. Riaud Xavier, « Brève histoire du dentiste », in *Indépendentaire*, n°123, décembre 2014, pp. 70-71.

soumis à l'autorité du Premier chirurgien et doivent s'acquitter de droits pour exercer. En 1728, paraît *Le Chirurgien Dentiste ou Traité des dents* de Pierre Fauchard (1677/1678-1761). En 1743, Louis XV, La Peyronie et Mareschal attribuent les mêmes statuts aux chirurgiens qu'aux médecins. Le 9 avril 1755, l'arrêt du Parlement de Paris retire aux femmes le droit d'exercer la chirurgie dentaire. En 1768, un extrait des lettres patentes de mai concernant l'art dentaire en France édicte que pour être habilité à exercer cette spécialité, il faut avoir été reçu « dentiste-expert » par le Collège de chirurgie à la suite d'un certain nombre d'épreuves théoriques et pratiques. Ainsi, en 1773, la Commission royale de médecine intente un procès à plusieurs ambulants à la requête de 3 dentistes, dont le Sieur Trip de Versailles. Le 2-17 mars 1791, une loi, dite Loi d'Allarde du nom du député qui en est le promoteur, accorde le libre exercice de toutes les professions, tous les arts ou métiers. Le 18 août 1792, un 2e décret supprime les 18 Facultés de médecine existantes et les collèges de chirurgie, et ouvre ainsi la voie au charlatanisme médical. Devant cet état de fait, une réglementation de la médecine et de la chirurgie voit le jour le 19 ventôse, an XI (10 mars 1803). Pourtant, cette loi oublie l'art dentaire qui est exercé en toute liberté. Le 23 février 1827, un arrêt de la Cour de cassation dans le procès intenté contre Marie Delpeuch, femme dentiste, rend aux femmes le droit officiel d'exercer l'art dentaire. En 1847, le projet de loi Salvandy nomme pour la 1re fois les dentistes et leur délivre un vrai statut (art. 17 : stage actif de 4 ans, 2 ans d'études sanctionnées par un examen ; art. 35 : nul ne peut être dentiste sans doctorat en médecine...). Adoptée par la Chambre des Pairs, la Révolution de 1848 empêche le vote de la Chambre des Députés. Le projet n'est plus repris par les gouvernements suivants, laissant cette profession libre exerçable par tous, à condition de payer la patente et d'être soumis en cas de litige, devant la justice, au droit commun. En 1880 s'ouvre l'École dentaire de Paris, 1re école dentaire française. En 1884, l'Institut odontotechnique de France est créé. Il devient l'École odontotechnique quelques années plus tard. En 1892, les 2 écoles sont reconnues d'utilité publique. Ce n'est qu'en 1892, avec la loi du 30 novembre, dite Loi Brouardel, que survient une législation tant attendue dont voici l'intitulé exact : *« Nul ne peut exercer la profession de dentiste s'il n'est muni de diplômes de docteur en médecine ou de chirurgien-dentiste. Le diplôme de chirurgien-dentiste sera délivré par le Gouvernement français à la suite d'études organisées suivant un règlement rendu après avis du Conseil supérieur de l'Instruction publique et d'examens subis devant un établissement d'enseignement supérieur médical de l'État. »* Il faut attendre 1935, pour que le baccalauréat soit rendu obligatoire pour une 1re inscription dans une école dentaire. Le Conseil national de l'ordre des chirurgiens-dentistes est fondé le 3 février 1945, au lendemain de la Seconde Guerre mondiale. Le bureau fondateur de l'Académie nationale de chirurgie dentaire est formé, lui, le 9 juillet 1956. Le J. O. l'officialise le 20 juillet 1956. Elle est reconnue d'utilité publique. En

1968, la loi d'orientation de l'enseignement supérieur du 12 novembre 1968 crée les facultés de chirurgie dentaire. Le doctorat en sciences odontologiques n'est mis en place en France, qu'à partir de 1972 (loi du 24 décembre 1971 instaurée par Maurice Schumann).

Expressions bucco-dentaires

. *Motus et bouche cousue* : L'utilisation de l'expression[1] *bouche cousue* daterait du XVe siècle. Il est en effet difficile de parler ou de hurler de douleur, la bouche cousue lors des diverses tortures inquisitoriales. Quant à *motus*, apparu en 1560, ce n'est pas du véritable latin, mais une déformation de *mot*, peut-être par rapprochement avec *mutus* qui signifie *muet*.

. *En avoir l'eau à la bouche* : Cette expression remonterait au XVe siècle où elle était utilisée sous la forme *l'eau en vient à la bouche*. Elle décrit l'effet physiologique de la vue de nourriture entraînant la salivation. Plus récemment, elle a été attribuée aux recherches conduites par Ivan Pavlov, médecin et physiologiste russe, lauréat du prix Nobel en 1904 et connu pour ces recherches sur les réflexes conditionnels. Sa plus célèbre expérience concernait le conditionnement de la salivation d'un chien au tintement d'une cloche en attente d'un repas.

. *Avoir les dents longues* : C'est au XIVe siècle qu'apparaît ce proverbe signifiant à l'époque *avoir faim*. Puis, le symbolisme des dents représentant la force et l'agressivité a fait évoluer l'expression vers un sens plus métaphorique. L'expression *avoir les dents longues* symbolise l'extrême ambition clairement affichée d'une personne. Il est probable que ces dents longues sont aussi associées à celles d'un carnivore de l'imaginaire collectif, redoutable prédateur : le loup.

. *Avoir du poil aux dents* : Les dictionnaires des XVIIIe et XIXe siècles révèlent que de nombreuses locutions associent la témérité à la présence du poil viril. On peut alors trouver les expressions *avoir du poil au cœur, avoir du poil aux yeux,* ou encore *braves à trois poils.* L'expression *avoir du poil* pour dire *avoir du courage* est ancienne et le folklore langagier contemporain a jugé bon de compléter cette expression en précisant l'endroit où l'on avait du poil en fonction des critères géographiques. *Avoir du poil aux dents* vient plutôt des régions belges alors qu'en France, on utilise plus couramment *avoir du poil aux yeux.* De plus, depuis la glorification des armées napoléoniennes, le militaire moustachu incarne la virilité. Napoléon III portait lui aussi barbiche et moustache. La pilosité est devenue le symbole du mâle dominant. Car, pour les domestiques, gens de maison, cochers, garçons de café, toute pilosité faciale est interdite, le visage glabre signant l'état de dominé. Le poil affiche une position dans la hiérarchie sociale.

. *Mentir comme un arracheur de dents* : Cette expression vient du XVIIe siècle. Il n'y a pas de dentiste dans les villages. Des comédiens itinérants vont de village en village. Après avoir joué des pièces de théâtre, les charlatans

[1] Cf. Riaud Xavier, « Voyage au cœur des expressions bucco-dentaires », in *Indépendentaire*, n°134, janvier 2016, pp. 88-90.

proposent leurs services pour extraire les dents douloureuses. Si ce travail est plus lucratif, il rencontre peu de succès. Certains ont alors l'idée de demander à des comparses de venir mimer des extractions. Ces individus se font alors passer pour des gens ayant mal aux dents, s'asseyent sur le fauteuil et se font enlever plusieurs dents déjà extraites en ne laissant transparaître aucune douleur. Ils se partagent les gains après leur mauvais office. Les villageois, rassurés, viennent dès lors, se faire enlever leurs dents douloureuses. Et là, ce n'est plus la même chanson… À Paris, le pont Neuf, conçu sous Henri IV, est le principal lieu de rassemblement des arracheurs de dents qui clament haut et fort soigner les dents sans douleur afin d'attirer les badauds, avec un peu de musique parfois.

. *Avoir une dent contre quelqu'un* : Il faut remonter au XIVe siècle pour trouver les 1ers usages de cette expression. On disait plutôt *« avoir la dent (les dents) à (sur) quelqu'un. »* Lorsqu'on remplaçait la personne par une chose, la locution signifiait alors *« être passionné par »*, *« convoiter ardemment »* ou encore *« s'acharner sur »*. Au XVIe siècle, le mot *« dent »* au sens figuré signifie l'agressivité ou la malveillance. La dent est un symbole de dureté et de morsure. L'animal qui montre ses dents a un comportement agressif. Ne disait-on pas *« ne faire apparaître aucune dent »* pour *« ne montrer aucune agressivité »* ? À la même époque, une *« dent de lait »* désigne une rancune, une animosité de longue date. C'est pourquoi on retrouve chez Molière (1622-1673), dans *Le Bourgeois gentilhomme* (1670), l'expression *« avoir une dent de lait contre quelqu'un »*.

. *Les dents du bonheur* : Cette expression tire son origine des guerres napoléoniennes. Les incisives des soldats devaient être en parfait état afin de déchirer leur poudrier avec les dents pendant qu'ils tenaient leur fusil. Tous ceux qui possédaient un diastème entre les dents étaient donc réformés, car inaptes au combat pour leur plus grand bonheur.

. *Œil pour œil, dent pour dent* : Le mot talion a pour origine le terme latin *talis* qui signifie *tel*. Les premiers éléments cités de la loi du talion apparaissent dans le code d'Hammourabi, en 1730 avant J.-C., dans le royaume de Babylone. Cette loi a permis d'instaurer un début d'ordre dans la société, en restreignant l'escalade de la violence et en prônant une juste réciprocité entre le crime commis, et la peine encourue.

. *Tourner sept fois sa langue dans sa bouche* : Cette expression apparaît dans l'Ancien Testament et est attribuée à Salomon : *« Le sage tourne sept fois sa langue dans sa bouche avant de parler. »* À cause du nombre 7, elle est souvent associée au texte biblique rapportant le commandement de Jésus au sujet du pardon : *« On ne doit pas pardonner 7 fois, mais 77 fois 7 fois. »* De plus, le 7 est, dans bien des cultures et des domaines, un chiffre récurrent devenu sacré : 7 planètes traditionnelles en astrologie, 7 péchés capitaux, 7 sacrements. Cette locution n'apparaît dans le dictionnaire de l'Académie française qu'à partir de 1835.

. *La langue de bois* : Cette expression est apparue dans ce sens en France au début des années 1970 et s'est répandue dans les années 1980. Elle serait un emprunt au russe par l'intermédiaire du polonais : avant la Révolution russe, les Russes se moquaient de l'administrative bureaucratique tsariste et de sa « langue de chêne ». L'administration de la Russie bolchevique continue à utiliser un style très codifié qui est qualifié aussi de « langue de chêne », puis progressivement de « langue de bois ». La locution transite par la Pologne pendant le mouvement Solidarność qui perçoit la langue russe comme oppressive, puis elle est reprise par la presse française.
. *Avaler sa langue* : Pendant la période esclavagiste, les Africains décidés à échapper à leur condition d'esclave essayaient d'avaler leur langue. Cette expression représente le suicide et constitue un signe de non-soumission à ce système raciste. Ils passaient à l'acte de manière lente et douloureuse en mangeant de la terre. Les médecins ont pris cette pratique pour un simple vice avant de réaliser qu'elle a été la méthode de suicide la plus répandue de la population esclave. C'est aussi un thème littéraire récurrent pour les écrivains des XVIIe et XVIIIe siècles. Littéralement, avaler sa langue fait donc partie de l'histoire des peuples africains et antillais, et symbolise un silence définitif.
. *Passer sur le billard* : Cette expression daterait de la guerre 1870. Le café des Soquettes à Sedan aurait été transformé en hôpital de campagne. Les blessés du champ de bataille, dont le maréchal Mac-Mahon, auraient été opérés sur les billards du restaurant, faute de table chirurgicale. Cette locution pourrait venir de la Grande Guerre où les chirurgiens, face à une pénurie de matériel, auraient fait de même sur des billards réquisitionnés. Mais, le Dr Louis Alexandre Billard (1809-1884), médecin et dentiste, fonde, en 1834, à Paris, la 1re fabrique de matériels et dépôt dentaire. Son fils E. Billard et son neveu A. Heymen ont donné un essor réel à cette entreprise jusqu'au XXe siècle. La maison E. Billard était située au 4, passage Choiseul à Paris. Les fauteuils dentaires étaient commercialisés sous le nom de Billard. Les patients, se rendant chez le dentiste, passaient donc sur le fauteuil Billard.

La première fois en implantologie

Premier implant

Le crâne de Faïd-Souar II a été retrouvé dans l'escargotière du même nom, dans la commune de Canrobert à 70 km environ au sud-est de Constantine (aujourd'hui Qacentina). Il a été découvert en 1954 par G. Laplace, maître de Recherches au CNRS, lors de fouilles. Ce dernier l'a remis au Pr Vallois[1] qui en a fait paraître les résultats en 1971. Il a appartenu à un sujet proto-méditerranéen, probablement féminin, âgé de 18 à 25 ans et ayant vécu il y a environ 7 000 ans. Ce vestige présente une prothèse ostéo-implantée qui est considérée aujourd'hui comme le premier implant connu à ce jour.

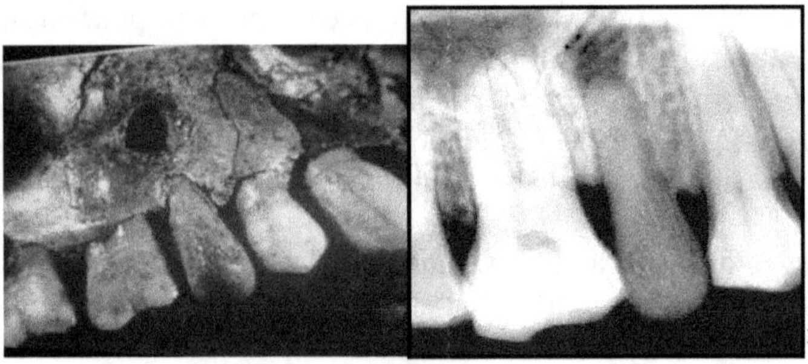
[2]

En effet, la 15 a été remplacée par un pseudoélément dentaire qui n'est ni une dent humaine ni une dent animale, ni en ivoire, ni en bois, mais en os. Elle est parfaitement immobile, sans aucune trace de collage (20 mm longs, 8 dans os). Il s'agit d'un os de petite taille comme un os de la main, du pied ou d'une patte d'un petit mammifère dans lequel a été taillée, exécutée cette dent factice qui a été placée en bouche. Toutefois, il est impossible de savoir pour quelles raisons. Sa face occlusale est arrondie et le diamètre vestibulo-lingual est équivalent à une demi-dent. Cet os s'est solidarisé à l'os humain, vraisemblablement par ankylose. Un granulome résiduel fistulisé en vestibulaire est présent. Il est le responsable de la perte de la 15 d'origine.

Première ostéointégration

En 1771, John Hunter (1728-1793), dans *The Natural History of the Human Teeth* (1771), transplante la dent saine d'une personne vivante dans la crête d'un coq. Quelques mois après, le coq est tué et John Hunter (à gauche) remarque que la dent est fixée au tissu et la circulation (au milieu). Il considère toujours la dent comme un os planté dans un autre os. En 1780, Hunter réalise

[1] Cf. Riaud Xavier, « La première fois en implantologie », in *Indépendentaire*, n°144, janvier 2017, pp. 89-90.

[2] Cf. Granat J., communication personnelle, Paris, 2016.

des réimplantations et des transplantations dentaires. La première ostéo-intégration réalisée par le Pr Per-Ingvar Bränemark (1929-2014) (à droite) ne surviendra qu'en 1952. Ce dernier traite son premier patient en 1965.

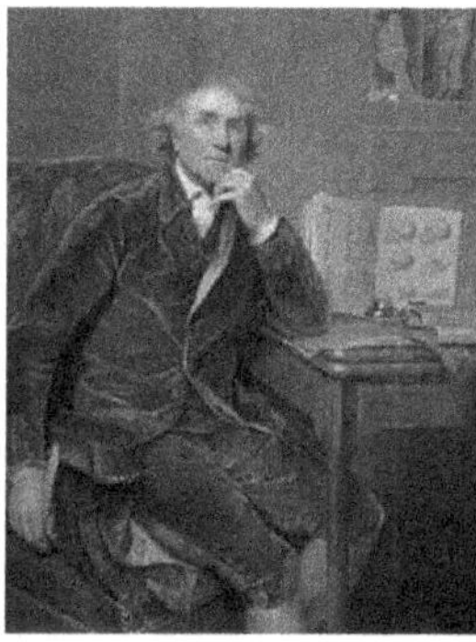

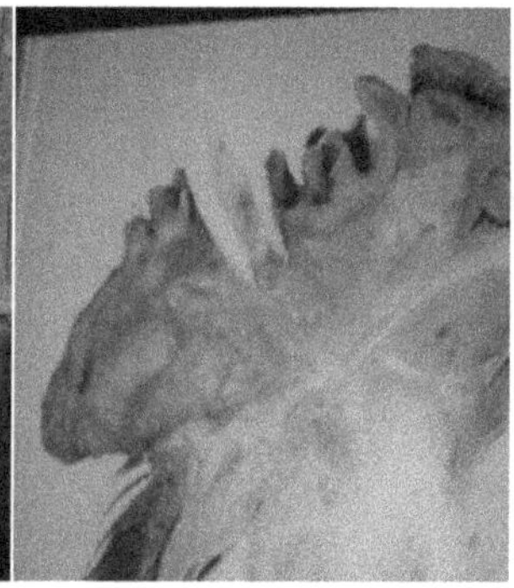[1]

Premier implant dentaire

En 1807, lors de la parution de son livre *Manuel de l'art du dentiste*, Magiollo décrit l'implantation d'une dent avec l'alliage d'or à 18 carats. En 1913, Greenfield (US Patent Office Serial n° 478 360 du 14 déc. 1909) utilise une racine artificielle en forme de petite cage fenêtrée en treillis métallique de platine iridié. L'alvéole n'est pas creusé, mais le trépan évide une tranchée circulaire au milieu de laquelle l'os est intact. L'ensemble est formé de 4 échelles. La dent est ciselée dans un espace en forme de queue d'hirondelle. Ces travaux durent 7 ans avant d'être présentés à l'Académie de stomatologie de Philadelphie.

Spécialités connexes

. En 1884, Carl Köller (1857-1944), un ophtalmologue autrichien (à gauche), introduit l'anesthésie locale à l'hydrochlorate de cocaïne. En 1885, William S. Halsted (1852-1922), un chirurgien américain (à droite), utilise la tronculaire pour la première fois et prend l'habitude de mettre des gants en caoutchouc.

. La pénicilline est découverte en 1928 par Alexander Fleming (1881-1955) (à gauche) et produite industriellement en 1940, par Ernst Chain (1906-1979) (au milieu), et Howard Florey (1898-1968) (à droite). Ils seront tous les 3 anoblis et recevront le prix Nobel de médecine en 1945.

. Saints Côme et Damien, saints patrons des chirurgiens, auraient réalisé la première allogreffe de jambe au Ve siècle apr. J.-C. La première xénogreffe (bovin) est attribuée à Percy (1754-1825), chirurgien en chef de la Grande Armée napoléonienne. La première autogreffe est attribuée à von Walther (1782-1849), ophtalmologue et chirurgien allemand, en 1820. La première

[1] Cf. Gauthier R., « Histoire de l'implantologie », in *www.gauthier42.fr*, sans date.

allogreffe a été réalisée officiellement chez un enfant par McEwen, à Glasgow, en 1879, et chez un adulte par Poncet (1848-1913), chirurgien militaire français, à Paris, en 1887.

. Le 22 décembre 1895, la première radiographie de l'histoire est faite sur la main d'Anna Bertha Röntgen, la femme du découvreur des rayons X, Wilhelm Conrad Röntgen (1845-1923). Deux semaines plus tard (5 janvier 1896), le Dr Otto Walkhoof (1860-1934) (ci-dessous), dentiste allemand, réalise, sur lui-même, à Braunschweig, la première radiographie dentaire. Il faut 25 minutes d'exposition. Il utilise une plaque photographique en verre, recouverte de papier noir et d'une digue en caoutchouc.

Qui est sainte Apolline ?

Fêtée le 9 février, sainte Apolline est la sainte patronne de tous les dentistes et de ceux qui ont mal aux dents. Née d'une famille de riches dignitaires, elle est vierge lorsqu'elle est torturée lors de la 7e persécution d'Alexandrie en 249 apr. J.-C. Sur ordre de Decius (201-251), empereur romain, ses bourreaux la frappent au visage avec un bâton, puis lui font sauter les dents avec un marteau et un ciseau[1]. Une fois le bûcher allumé, ils menacent de la brûler vive si elle n'abjure pas sa foi en Dieu. Refusant cela, elle se jette dans le feu. Elle aurait prononcé une prière à Jésus avant de mourir. « *Que tous ceux qui feront mémoire avec dévotion de l'intensité de la douleur que j'éprouve ne ressentent jamais ni douleurs de dents ni douleurs de tête.* » Un ange lui aurait signifié que sa prière était exaucée.

Elle est présente partout en Europe, mais elle est plus priée au nord-ouest de la France. Dans la Manche, à Sainte-Eugienne, des épingles sont piquées dans les jambes et sur la jupe de sa statue qui porte à son bras gauche un chapelet de molaires. À Pontmain, en Mayenne, les pèlerins les piquent sur les joues de la statue où ils ressentent la douleur. À Agneaux, dans le canton de Saint-Lô, une prière est faite et la statue est touchée par les enfants. Dans le Calvados, à Notre-Dame-de-Livaye, une sainte Marguerite est priée comme une Apolline. Les mères présentent leurs enfants et laissent les bavoirs dans ses bras. À Ablon, près de Honfleur, à Couvains, dans l'Orne, et à Canapville, dans le canton de Pont-L'Évêque, elles prient, mettent un cierge, célèbrent des messes et déposent un linge du bébé. Dans l'Eure, à Plessis, elles prient et accrochent des rubans de la couleur de la layette du petit aux poignets de la sainte. Même culte à La Saussaye. Dans la Seine-Maritime, à Saint-Mards, la statue a une pince où sont déposés des rubans avant d'allumer un cierge. À Ouville-la-Rivière, la croix d'Apolline est recouverte de rubans multicolores déposés par les mamans. Même chose sur la statue décapitée d'Aubermesnil-Beaumais et à Quièvrecourt. En Bretagne, elle est invoquée pour la guérison des maux de dents et lors de la pousse des 1res dents chez le bébé. Dans les Côtes-d'Armor, à Trémorel, dans la chapelle des Treize-Chênes, fleurs, cierges et rubans la distinguent. Dans le Finistère, la statue de Saint-Pol-de-Léon est appelée à l'aide. En Ille-et-Vilaine, à l'église d'Amanlis, à Chauvigné, et à Landavran, près de Vitré, son culte est toujours vivant. En Loire-Atlantique, à Couffé, elle est invoquée à Saint-Symphorien, ainsi qu'à Saint-Père-en-Retz, où la statue est touchée par les petits. Dans le Morbihan, à Lanouée, la sainte est vue dans la chapelle Saint-Mélec de Pomeleuc. À Languidic, dans la chapelle Notre-Dame-des-Grâces, et à Pontivy, dans la chapelle Notre-Dame-de-la-Houssaye, le soulagement des maux de dents y est demandé. À Saint-

[1] Cf. Riaud Xavier, « Qui est sainte Apolline ? », in *Indépendentaire*, mars 2013, n° 106, p. 92.

Gérand, dans la chapelle de Saint-Drédeno, elle est éclairée par des cierges. À Treffléan, statue et église sont rue sainte Apolline. Une fontaine y existe où on peut se rincer les dents.
La jusquiame (latin : *dentaria*), ou herbe de sainte Apolline, voit sa graine utilisée contre le mal de dents. La gaufre dure de sainte Apolline, bénie par les curés, soulage les rages de dents. 5 *Pater* et 5 *Ave Maria*, 1 signe de croix sur la joue, avec le doigt, en face du mal ressenti guérissent le malade (Champagne-Ardenne). Des prières à la sainte sont faites en France, mais aussi en Italie, Espagne, Belgique et aux Antilles. De nombreux rites existent (cloche-pied autour d'un arbre, clou dans la statue, jeûne...).

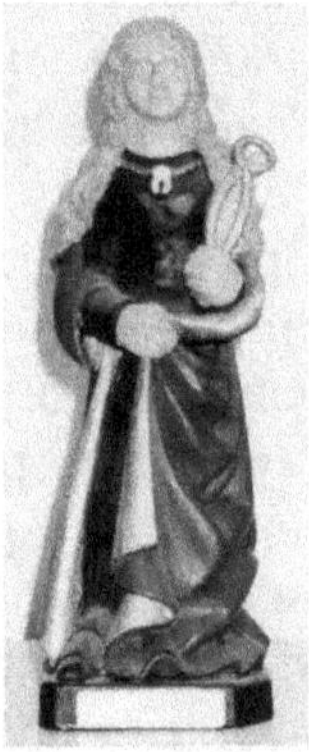

Sainte Apolline[1].

[1] Cf. Riaud Xavier, collection privée, 2012.

Quelques reliques dentaires miraculeuses de saints chrétiens

. Premier évêque de Senlis, saint Rieul est réputé pour ses miracles. Son ministère dure 40 ans. Il accomplit toutes sortes de faits prodigieux. Il décède le 30 mars 260. Clovis (465-511) lui fait bâtir une église qui prend son nom. À cette occasion, l'évêque Levangius lui aurait remis une dent prise dans la bouche de saint Rieul. Clovis n'aurait pas pu la conserver et aurait été contraint de la remettre dans sa sépulture.

. Grat est un saint évêque d'Aoste, dans la région de Nice, né au VIIIe siècle. Saint agraire, protecteur des cultures contre les intempéries et les animaux nuisibles, il est aussi responsable de la translation de la tête de saint Jean-Baptiste. Bonne de Bourbon, mère d'Amédée VII, vouait un culte sans limites à cet évêque. Venue consulter ses reliques à Aoste, elle demande à emmener l'une d'entre elles. Il lui est remis une dent. À peine, a-t-elle quitté les lieux que cette dent se met à saigner abondamment. Puis, une tempête exceptionnelle se déclenche et contraint la comtesse de Savoie à retourner à Aoste pour restituer le saint organe dentaire.

. Saint Géraud d'Aurillac (855-909), fondateur de l'abbaye d'Aurillac, a en sa possession une collection de reliques. Il s'est procuré une dent de saint Martial. Cette dent, personne n'était parvenu à l'extraire de la mâchoire du saint. Géraud, après une courte prière, l'a extraite tout de suite. Par la suite, il l'a placée sur la droite de son autel.

. Évêque de Myre en Lycie, saint Nicolas (270-345) est le saint patron des Lorrains, des Fribourgeois et des Russes. Il est à l'origine du personnage du père Noël. Il est l'auteur de nombreux miracles. À Heisterbach, dans le diocèse de Cologne, se trouve une de ses dents. Des moines la portaient dans les villages pour attraper l'argent des fidèles. Ils se moquaient ensuite de leurs dupes. La sainte dent s'est trouvée très sensible à ces profanations. Par un grand miracle, le cristal qui contenait la relique est tombé et a cassé de sorte que plus personne n'a osé se promener avec elle, épargnant ainsi les pauvres gens.

. Saint Quentin est un Romain chrétien qui a été martyrisé à Augusta, ville située sur un gué de la Somme. Au monastère de Saint-Quentin érigé à cet endroit existe un reliquaire avec une grosse dent tirée du chef de saint Quentin (IIIe siècle) par Éloi, évêque de Noyon en 641. À l'avulsion, la mâchoire a jeté un sang frais et vermeil, et la dent s'est répandue en une grande clarté. L'église a été illuminée bien que l'action se soit déroulée au milieu de la nuit. La légende veut que toute la ville ait été éclairée.

. Ancien soldat de Maximilien, saint Domnin est décapité en 304. À Bergame, la rage est soignée en buvant du vin béni dans un calice dont le pied renferme une dent de saint Domnin de Fidencia.

. Saint Amable était un prêtre de Riom, en Auvergne, né au Ve siècle. À la fin de sa vie, l'homme d'Église n'a plus qu'une dent qu'il gardait pour la ville de

Riom. Cet organe dentaire protège contre les piqûres de serpent. Lorsque pareil événement survient, la cérémonie se fait au son de l'église pour dire aux paroissiens de venir. Quelques prières sont prononcées et la dent est appliquée sur la morsure qui guérit instantanément.

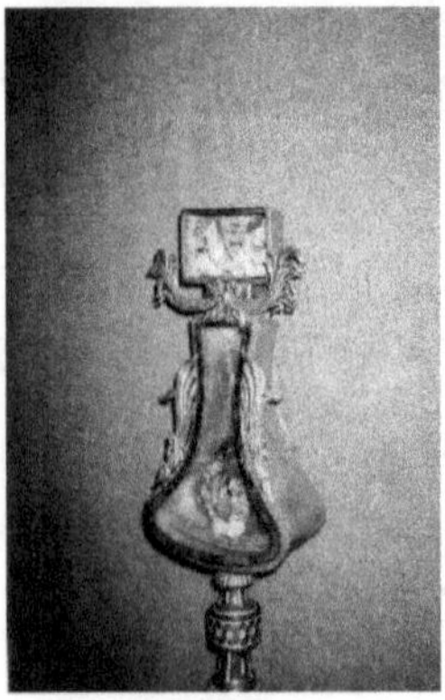

Mandibule de saint Mathieu

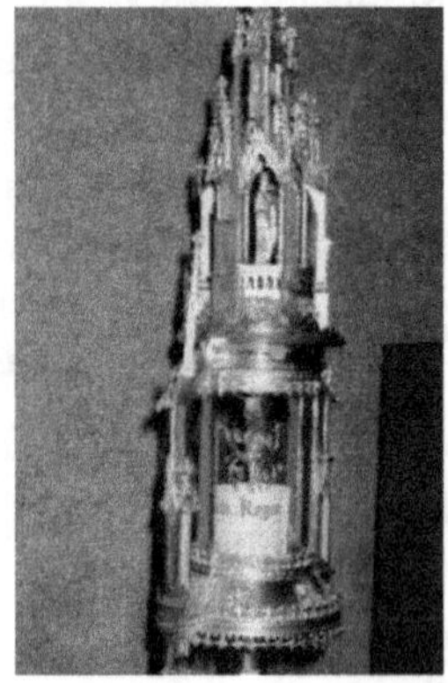

Dent de saint Régis exposées en Hongrie[1].

[1] Cf. Riaud Xavier, collection privée, 2012.

Charlemagne (747-814), les dents et le Capitulaire de Villis (812)

Inspiré du philosophe et botaniste grec, auteur d'une *Histoire des plantes* qui fait de lui le plus grand botaniste de l'Antiquité, inégalé jusqu'à la Renaissance, Charlemagne n'hésite pas à utiliser les plantes préconisées par Théophraste pour soigner les maladies bucco-dentaires[1]. Ce dernier recommande l'usage de l'amandier, de l'anis, du cannelier, de la gomme arabique tirée de l'acacia, de la jusquiame, des graines de lin, du maceron, du marrube, du pavot, du poivre noir, de la réglisse, du rosier rouge, du coquelicot, de la guimauve et du millepertuis.
Le Capitulaire est écrit par Alcuin, un des scribes du roi des Francs, qui rencontre Charlemagne à Parme, en 781, et reste à ses côtés de 782 à 790. Il se sépare du monarque pour séjourner un temps en Angleterre, son pays natal, de 790 à 793. De retour dans le royaume franc, Alcuin devient abbé de Saint-Martin de Tours en 796, où il se fixe en 801. En 796, Charlemagne le missionne afin qu'il écrive un texte ayant pour vocation de réglementer la culture des plantes dans ses domaines. Précepteur et conseiller de l'Empereur, il dirige l'École palatine d'Aix-la-Chapelle en 782, où il enseigne la botanique, la pharmaceutique et l'agriculture. Le moine collecte les plantes, les répertorie et vérifie leurs vertus thérapeutiques, ce qui lui demande du temps. Il décède à Tours en 804. « Son » travail, dont la paternité est encore aujourd'hui contestée, porte le nom de *Capitulare de villis vel curtis imperii*, le Capitulaire de Villis, qui est promulgué en 812 par Charlemagne et mis en œuvre par Louis Ier, le Pieux (778-840), son fils.
Cette ordonnance est composée de 120 capitulae (chapitres). Ce texte aborde de nombreux sujets, comme les métiers, la médecine ou la botanique. Par ces articles, Charlemagne entend réformer l'agriculture et l'administration de ses propriétés immenses qui s'étendent de l'Allemagne à l'Espagne, et qui sont reconnues, à l'ouest notamment, en Francie, pour être mal entretenues. Ce sont des règles strictes à respecter scrupuleusement sous peine de sanctions allant de l'amende au bannissement. Ce texte est un décret royal dont l'application est contrôlée sur le terrain par les missi dominici (les envoyés du seigneur). Les plantes sont, quant à elles, décrites dans les capitules 43, 62 et 70.
Le capitule 70 comprend 88 plantes exclusivement médicinales citées par Pline l'Ancien (23-79), dans son œuvre intitulée *Naturalis Historiae Libri*, et par Dioscoride (v. 40-v. 90) dans son livre *De Materia Medica*. Parmi celles-ci, certaines ont une action bucco-dentaire avérée. C'est le cas de l'ail, de l'aneth, de la bardane, de l'estragon, du fenouil, du lis, de la livèche, de la moutarde, de l'oignon, de l'origan, du persil, de la rue et de la sauge.

---

[1] Cf. Riaud Xavier, « Charlemagne (747-814), la médecine et le Capitulaire de Villis (812) », in *Indépendentaire*, mai 2011, n° 88, pp. 100-101.

Avant Charlemagne, l'enseignement médical provient des Gallo-Romains. Ce savoir est transmis de maître à élève dans les monastères ou dans les villes. La médecine conventuelle naît sous Charlemagne et, pendant trois siècles, chaque abbaye dispose de sa propre école pour religieux. Grâce à cela, les moines médecins exercent en vrais praticiens. L'Empereur crée de nombreuses écoles monacales où l'étude des plantes est la principale base de l'enseignement pharmaceutique.
S'il révolutionne l'agriculture et son administration par cette loi, Charlemagne apporte une aide indéniable à la médecine de l'époque par la production de plantes médicinales à grande échelle et leur usage. Ce texte originel serait un document primordial dont la phytothérapie bucco-dentaire se serait inspirée.

Le premier livre dentaire en France

Le cardinal Georges d'Armagnac (1500-1585), ambassadeur de François Ier (1494-1547) à Venise, évêque de Rodez, a de sérieux problèmes dentaires qui le font souffrir fréquemment. Après diverses sollicitations sans succès en quête d'un soulagement, il se tourne en dernier recours vers Urbain Hémard[1] (1548 (?)-1616 (?)), chirurgien dans la même ville depuis 1529.
Pour soigner Georges d'Armagnac, Hémard, n'ayant que peu de connaissances sur la question, consulte de nombreux ouvrages traitant des moyens nécessaires pour parvenir à guérir les maux dentaires. Puis, il s'empresse de mettre en application ce qu'il a appris, dans la religieuse bouche. C'est un succès dont il est remercié par le Cardinal qui l'encourage à poursuivre ses recherches pour écrire un livre sur les dents et lui demande *« les causes & raisons d'une si forte douleur & des autres propriétés qui se trouvent es Dents plus que aux autres os »*. Ce livre est publié à Lyon, en 1582, chez Benoist Rigaud. Il s'intitule *Recherche de la vraye anathomie des dents, nature et propriété d'icelles* et est bien évidemment dédié au Cardinal. Cet ouvrage est considéré par les spécialistes comme le premier du genre écrit en France, sur les dents. Fauchard s'inspirera de ce travail pour écrire son fameux *Le Chirurgien-dentiste ou Traité des dents* (1728). Hémard reste dix années au service du Cardinal, de 1552 à 1562. Avicenne, Chauliac, Eustache, Fallope, Joubert, Vésale et encore Ambroise Paré seront ses sources d'inspiration.
Urbain Hémard est né à Entraygues, dans l'Aveyron. Bien que de nombreux auteurs affirment qu'il est né en 1548, de gros doutes subsistent quant à cette date. Après des études dans la célèbre université de Montpellier, première école de médecine sur le sol français, il s'installe à Rodez. Hémard y officie en tant que lieutenant du Premier chirurgien du roi. C'est en tant que tel qu'il est enregistré à la sénéchaussée et au diocèse de Rouergue. En 1589, il se rend à Aix-la-Chapelle. Une épidémie de peste y sévit. Son travail pour enrayer la maladie est considérable. Il est félicité par Davin, le médecin du roi lui-même. Il serait mort en 1616, mais, là encore, rien ne l'atteste avec certitude.
La *Recherche de la vraye anathomie des dents, nature et propriété d'icelles* comprend 23 chapitres :

1/ Il distingue la dent, par sa structure, de l'os.
2/ Les dents servent à la mastication, indispensable à toute bonne digestion.
3/ Les dents, avec l'âge, perdent leur blancheur et s'abrasent.
4/ Plus qu'une simple sensibilité, les dents seraient douées d'un certain *« sentiment »*, dite *stupor dentis* qui les amènent à réagir.
5/ Les dents réagissent inégalement face aux diverses agressions alimentaires.

---

[1] Cf. Riaud Xavier, « Le premier livre dentaire en France », in *Indépendentaire*, n°121, octobre 2014, pp. 86-87.

6/ Si les dents ont un sentiment, il en va de même pour les os, mais celui-ci est plus abrupt.
7/ D'un point de vue philosophique et médical, les dents de lait se forment dès l'allaitement, dans ce qu'Hémard appelle une *« matrice »*.
8/ Dès l'apparition des dents de lait en bouche, les dents définitives se forment dans cette même matrice.
9/ Une dent perdue ne se refait pas.
10/ Après autopsie d'une mâchoire de nouveau-né, Hémard comprend l'odontogenèse.
11/ Chaque dent a une fonction masticatrice : les incisives tranchent, les molaires broient.
12/ La chronologie d'éruption des dents de lait est parfaitement définie.
13/ Le ligament alvéolo-dentaire et ses attaches aux dents sont bien décrits.
14/ Les maladies consécutives à l'éruption des dents de lait sont bien illustrées.
15/ Des traitements sont envisagés à ces maladies d'éruption.
16/ Les maladies des dents définitives sont bien illustrées.
17/ Des traitements sont envisagés à ces maladies des dents définitives.
18/ Dans le cas où, suite aux traitements précédemment énoncés, la douleur ne passe pas, les techniques utilisées sont clairement explicitées.
19/ Au sujet des patients qui ont mal et qui ne souffrent plus au moment d'enlever la dent…
20/ Consignes d'hygiène bucco-dentaire et traitements en cas de problèmes parodontaux.
21/ Conseils divers : prévenir les problèmes occasionnés par le fard sublimé des *« belles dames »*, les maladies vénériennes qui ont des conséquences sur les dents, rejet des transplantations…
22/ Recommandations de masticatoires et de bains de bouche.
23/ Consignes alimentaires pour protéger les dents : brossage, ne pas croquer des choses trop dures pour préserver les dents…
Bien qu'une certaine naïveté semble apparente, bien que certains aspects de son étude reposent sur les croyances parfois superstitieuses de son époque, Urbain Hémard se révèle très en avance sur son temps. Rendu difficile par l'usage du vieux français, sa lecture en est ardue, mais sa préoccupation du bien-être de ses concitoyens et de trouver les moyens d'abréger leurs souffrances est très marquée.

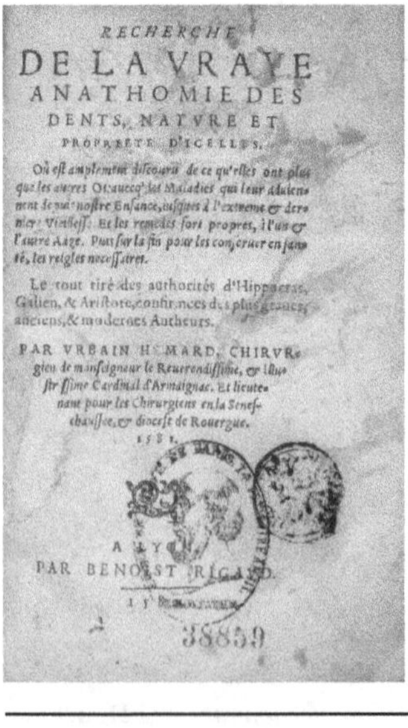
RECHERCHE
DE LA VRAYE
ANATHOMIE DES
DENTS, NATVRE ET
PROPRIETE D'ICELLES.
Où est amplement discouru de ce qu'elles ont plus que les autres Os : auecq' les Maladies qui leur aduiennent depuis nostre Enfance, iusques à l'extreme & derniere Vieillesse. Et les remedes fort propres, à l'un & l'autre Aage. Puis sur la fin pour les conseruer en santé, les reigles necessaires.
Le tout tiré des authorités d'Hippocras, Galien, & Aristote, confirmees des plus graues, anciens, & modernes Autheurs.
PAR VRBAIN HEMARD, CHIRVRgien de monseigneur le Reuerendissime, & illustrissime Cardinal d'Armaignac. Et lieutenant pour les Chirurgiens en la Seneschaussee, & diocese de Rouergue.
1581.
A LYON
PAR BENOIST RIGAUD.
15
38859

[1]

[1] Cf. Bibliothèque interuniversitaire de Santé, Paris, 2014, © BIUS.

Maladies et dents

Des chercheurs brestois[1] ont fait parler les dents 'ancêtres celtes exhumés d'une sépulture autrichienne vieille de près de 2 500 ans. 3 individus sont porteurs de la plus fréquente des mutations du gène de la mucoviscidose. Extraire et étudier l'ADN de dents retrouvées sur des squelettes datant de 2 500 ans est la tâche délicate qui a été confiée à Cédric Le Maréchal, du laboratoire Inserm U 613, génétique moléculaire et épidémiologique, dirigé par le Pr Claude Férec, à Brest. Cela concerne 3 individus sur 32. Des précautions importantes ont été prises avant de piler chaque dent, afin d'en extraire l'ADN. Sur 32 dents dont l'ADN a pu être extrait et amplifié, 3 appartenaient à des sujets porteurs de la mutation Delta 508 de la mucoviscidose, qui concerne 70 % des malades actuels. La date d'inhumation de ces squelettes a pu être mesurée au Carbone 14, entre -255 ans avant J.-C., pour les plus récentes, et -544 ans avant J.-C., pour les plus anciennes. La mutation du gène serait apparue il y a 3 000 ans.
En décembre 1812, la Grande Armée fait retraite sur Vilnius. En automne 2001, une fosse commune contenant des ossements de soldats français par centaine y est exhumée. Les recherches sont confiées au CNRS. Cette équipe commence, au cours des fouilles du site, l'étude anthropologique et l'analyse des uniformes. Les prélèvements de terre, de tissus et de dents sont remis à l'Unité des Rickettsies et pathogènes émergents du CNRS. Les scientifiques sont parvenus à séparer les poux des prélèvements par une technique de leur invention. 5 catégories de poux ont pu être ainsi repérées. Dans 3 d'entre elles, la bactérie *Bartonella quintana*, vecteur de la maladie du typhus, est isolée. A suivi l'étude des dents de 35 soldats à partir de la pulpe dentaire. Cette pulpe, présente sous forme de poudre, après étude ADN, a permis de déterminer l'existence de bactéries ayant contaminé leur hôte : *Bartonella quintana* dans 7 corps et *Rickettsia prowazekii* dans 3 autres. Autrement dit, après examens, 30 % des soldats enterrés à Vilnius souffraient des maladies causées par les poux et en seraient morts. Ces insectes, vecteurs de la maladie du typhus, ont donc joué un rôle prépondérant dans la retraite de Russie et dans la mortalité des soldats français. Cette pathologie est la 1re cause de mortalité durant cette campagne. Elle est responsable de 80 % des morts par maladies.
La fouille du cimetière protestant de Saint-Maurice du VIIe siècle en 2005, menée par l'INRAP et par le laboratoire départemental d'archéologie du Val-de-Marne a mis en évidence plus de 165 inhumations et les vestiges du 1er temple. Les analyses paléopathologiques montrent les symptômes d'un rachitisme vitamino-résistant sur une grande partie de la population inhumée

[1] Cf. Riaud Xavier, « Maladies et dents », in *Solutions cabinet dentaire*, n°11, décembre 2018, p. 84.

ainsi que la présence de la peste chez 3 individus. L'identification du bacille pesteux est faite sur 2 individus de sexe masculin et féminin provenant de la nécropole, le 3e est reconnu sur une inhumation momifiée, retrouvé en 1986 dans un sarcophage en plomb. Il s'agit d'un noble anglais, Thomas Craven, protestant et membre de l'Église réformée parisienne, mort en 1636 à l'âge de 18 ans. Les analyses biomoléculaires sont réalisées par le laboratoire des Rickettsies de la faculté de médecine de Marseille. Les prélèvements dentaires concernent 7 sépultures, incluant la momie de Thomas Craven et 6 sépultures prises au hasard. 2 gènes dont la séquence est spécifique de la bactérie responsable de la peste, *Yersinia pestis*, sont amplifiés par la technique PCR en présence de témoins négatifs. Au total, 3 individus ont un diagnostic de certitude de peste, et un autre, un diagnostic probable. La momie de Thomas Craven est ainsi le 1er individu pestiféré identifié.

Au début du siècle, le virus de la grippe espagnole se propage partout dans le monde et décime, en moins de 2 ans, 10 fois plus de personnes que la Première Guerre mondiale. L'épidémie fait plus de 20 millions de morts. À partir de tissus fixés et conservés dans la paraffine, différents segments codants du génome viral ont pu être amplifiés par RTPCR. Une analyse phylogénétique a révélé la proximité de cette souche avec des virus de la grippe porcine. Le virus serait donc passé du porc à l'homme et ce transfert d'hôte s'est manifesté par une extrême virulence, ayant conduit à une épidémie mondiale. Une autre équipe vient d'isoler des fragments d'acides nucléiques du rétrovirus HTLV-1 à partir d'une momie péruvienne de 1 500 ans.

Alimentation et dents royales

À l'époque médiévale[1], l'alimentation des rois de France est extrêmement carnée. La viande rôtie chez les nobles constitue un moyen d'acquérir la force et caractérise les puissants. La quantité absorbée affirme un pouvoir. Les Francs disent : « Un homme qui se contente d'un repas modeste ne peut pas régner sur nous. » Manger et boire engage un homme vis-à-vis d'un autre. Les banquets jouent ce rôle fédérateur, l'essentiel étant de boire ou de manger. Le plus important est de boire. Les libations peuvent durer plusieurs jours. C'est le triomphe du vin qui est bu quotidiennement. La consommation de pain augmente au fur et à mesure que se réduit celle de la viande.
Une étude est réalisée par Bourgeois, dentiste militaire pendant la Grande Guerre, sur 22 mois, sur les soldats d'un régiment territorial proche du front et sur 8 mois sur ceux d'une division d'active. Il en expose les résultats au Congrès dentaire interallié qui se tient à Paris en 1916. Il constate que « l'alimentation trop carnée, la sédentarité qui empêchent les soins hygiéniques » sont parmi les causes susceptibles de provoquer des troubles digestifs sérieux et des pathologies bucco-dentaires. Chez les 1ers, les gingivites et les parodontites se sont multipliées. Chez les 2ds, jeunes gens de 20 à 30 ans, une recrudescence des caries à évolution rapide est constatée générant des pulpites, des abcès dentaires invalidants. Bourgeois constate qu'un régime alimentaire équilibré influe sur les temps de cicatrisation post-extractionnelle. Cette étude montre l'ampleur des parodontopathies développées par les rois de France, qui surconsomment de la viande, et explique les pertes dentaires nombreuses, et les édentements des corps exhumés.
À la Renaissance, de nouveaux aliments apparaissent : maïs, tomates et pommes de terre qui proviennent de l'Amérique. Les Espagnols découvrent le cacao au Mexique et ont l'idée de le sucrer. Au XVIIe siècle, le sucre connu depuis longtemps voit sa production prendre des proportions considérables, de plus en plus maîtrisée par les Européens. Il est de notoriété publique que Louis XIII fréquente les cuisiniers du Louvre, de Fontainebleau et de Saint-Germain, en particulier la pièce des pâtissiers florentins de Marie de Médicis. La production et la consommation d'alcool dans les pays qui boivent du vin s'enflamment grâce à la domination économique des pays nordiques.
Dans un rapport présenté au cours du congrès de la FDI à Berlin, en 1936, Russell W. Bunting et le groupe de recherches sur les caries dentaires de Ann Arbor (Michigan) concluent : « La carie dentaire résulte de la destruction des substances dures de la dent, d'une décalcification du tissu dentaire par la fermentation acide des aliments, comme l'avait décrit Miller. La carie ne

[1] Cf. Riaud Xavier, « Alimentation et dents royales », in *Indépendentaire*, n°133, décembre 2015, pp. 80-81.

dépend pas du taux de calcium, de phosphore ou de l'alcalinité des fluides de l'organisme. Dans le milieu buccal, la multiplication du nombre de lacto-bacilles acidophiles pourrait éventuellement être contrôlée par la vaccination ou par un régime pauvre en sucre. » Ceci est confirmé par les études médicales qui suivent la libération des camps de concentration, en 1945. Pour le Dr Paul Le Caër, chirurgien-dentiste, déporté à Redl-Zipf, kommando de Mauthausen, « les déportés privés de soins pendant des années entières, sans aucune hygiène, peu ou pas de calcium et de fluor, ont constaté la désintégration de leurs dents déjà cariées avant leur arrestation. Par contre, chose étonnante, pratiquement peu de nouvelles caries, ce qui laisse penser que les caries sont l'apanage des gens heureux et surtout d'un régime riche en glucides. »

L'apparition du sucre dans l'alimentation des rois aggrave la destruction de leurs dents par des caries et la répétition des phénomènes de pulpites, et d'abcès dentaires.

Urbain Hémard (1548 (?)-1592), chirurgien du cardinal Georges d'Armagnac, ambassadeur de François Ier à Venise, dans son livre *Recherche de la vraye anatomie des dents* paru en 1582, à Lyon, nous dit : « Que l'on soit soucieux d'empêcher que la viande (...) ne s'aigrisse point dans l'estomac. Qu'on se garde de vomir, tant qu'il sera possible éviter de manger choses gluantes (...) comme sucre, dragées, miel cuit, fromage rousti & autres viandes y compris les porreaux, le laict et les poissons salés. Nettier après le repas les dents de toutes saletez et ordures qui en mangeant s'attachent aux dents et gencives. À l'évidence, la non-consommation de certaines viandes s'impose aux personnes d'estude dont l'estomach est sensible et délicat, car des laboureurs il y a une autre considération quant au régime de vivre. » Pour résumer : « Les mauvaises dents et l'alaine mauvaise aux goulus intempérez, & crapuleux. Et les dents nettes et blanches & bien odorantes aux sobres & continents. » Dans sa *Dissertation sur les Dents* (1679), Martin écrit : « Il faut éviter de trop manger et bien mâcher les aliments. Il ne faut jamais rien mettre dans notre estomac si nous ne sommes pas persuadés qu'il a achevé sa digestion. Nous ne devons rien prendre, pour notre nourriture, que des viandes qui soient d'un bon suc et rejeter les choses qui se corrompent comme les choux, les poireaux, les ciboules, les navets, les pois et toutes sortes de légumes. » En 1694, Verduc signale que la carie est un trouble conséquence d'une mauvaise alimentation. Selon lui, « La carie commence toujours près de la gencive, abreuvée de mauvais sucs. » Pierre Fauchard (1678-1763), dans son opus en deux volumes intitulé *Le Chirurgien Dentiste ou Traité des dents* paru en 1728, recommande de choisir des « alimens d'un bon suc, qu'il faut mâcher très exactement... » et citant directement Hémard, « que le morceau qui longuement se mâche, est demi-cuit & l'estomac ne fâche. » Dans le chapitre II du volume 1, il bannit le trop grand usage des « légumes, tels que sont les choux, les porreaux, les ciboulles, les navets, les pois verds, celui de la chair de pourceau, des viandes & des poissons salez, du fromage du lait, puisque toutes ces choses produisent un mauvais chile. » Bourdet (1722-1789), ami et disciple de Fauchard, et dentiste de Louis XV, dans son texte *Soins faciles pour la propreté de la bouche et pour la conservation des dents* publié à Paris, en 1759, condamne : « Tous les excès de la bouche et l'usage des aliments qui font un chile imparfait ou trop abondant. » Sur le sucre, Fauchard signale dans le chapitre II du volume 1 de son livre (1728) que : « Les confitures, les dragées & tous les alimens sucez, ne contribuent pas peu à la destruction des dents… car il y a dans le sucre un acide pénétrant et corrosif, ainsi que l'analyse Chymique le fait connoitre, qui y cause tôt ou tard du dérangement. » Fauchard constatant que les gens qui abusent de cette variété d'aliments n'ont pas les dents belles, leur recommande, « après avoir mangé des sucreries, de se laver la bouche avec de l'eau tiède. » Toutefois, il n'en interdit pas la prise. « On doit en régler l'usage et n'en pas faire une habitude journalière. » Robert Bunon (1702-1748), pressenti pour la survivance de la charge de Capperon comme dentiste du roi en 1748, décédé avant, dans son *Essay sur les maladies des dents* paru en 1743, en interdit la consommation aux enfants parce que « la viscosité du sucre s'attache aux gencives et en bouche les pores ; et qu'il y a d'ailleurs un sel corrosif, fort pernicieux pour les dents. » Bourdet (1759) nous informe que l'usage excessif de sucre contribue à la destruction des dents et qu'après en avoir consommé, il faut se rincer la bouche avec de l'eau tiède afin « d'enlever le suc visqueux qui s'attache aux dents et dont l'acidité les gâte. » Une prise de conscience de l'importance d'une alimentation saine et de ses répercussions sur les dents a ainsi existé aux XVIIe et XVIIIe siècles.

Dentisterie et cuisine

Nous savons tous quelles conséquences l'alimentation, surtout mauvaise, surtout sucrée, peut engendrer au niveau des dents[1]. Les effets du sucre sont décrits très tôt dans la littérature professionnelle. Le premier livre dentaire paru en France, à Lyon, en 1582, écrit par Urbain Hémard, intitulé *Recherche de la vraye anathomie des dents, nature et propriété d'icelles*, l'évoque déjà. Mais, réciproquement, les dents, ou les dentistes, ont-ils eu des conséquences sur la cuisine, celle que nous dégustons tous au quotidien ?
Le 13 mai 1610, fatigué de voir ses convives se curer les dents à table avec la pointe de leurs dagues, par décret, le cardinal Richelieu (1585-1642) ordonne que toutes les lames du palais soient émoussées. Il invente ainsi le couteau de table à bout rond, car jusque-là, le poignard de chacun était le seul instrument pour couper la viande. Il est facile d'imaginer les bourrages alimentaires causés par les cavités dans les dents. Rappelons que Louis XIII a découvert le sucre avec l'arrivée des pâtissiers florentins venus à la Cour avec les Médicis avec qui il passait beaucoup de temps enfant. On imagine donc sans peine l'hygiène dentaire de l'époque, la première brosse à dents n'arrivant de Chine que sous Louis XV (1710-1174). Aujourd'hui, les couteaux Richelieu sont la 4e marque mondiale de couteaux à bout rond.
Le Roi Soleil (1638-1715) était très friand de gibiers. Dans les derniers instants de sa vie, n'ayant plus aucune dent, puisque la dernière a été enlevée en 1715 (Cette année-là, *« ... il était exact que Louis avait peine à avaler quelque viande et ne mangeait plus que la mie de pain, mais il avait perdu toutes ses dents. »*), et souhaitant malgré tout continuer à en manger, il a demandé à ses cuisiniers de lui préparer un plat approprié. Ceux-ci ont créé le fameux « Lièvre à la royale ». Sa viande fondant dans la bouche, et ne demandait par conséquent aucun effort de mastication. Louis XIV a ainsi pu consommer du gibier jusqu'à la fin de ses jours. Ce plat est devenu un des fleurons de la gastronomie française repris bien des années plus tard par le très célèbre chef Paul Bocuse lui-même.
La première machine à faire de la barbe à papa, appelée aujourd'hui également Cotton Candy, a été inventée par John C. Wharton (1823-1915), pâtissier de son état, et le Dr William James Morrison (1860-1926), dentiste, tous deux habitant Nashville aux USA, en 1897. Le Dr Morrison était devenu le président de l'Association des dentistes du Tennessee en 1894. Les deux hommes déposent un dossier pour une demande de patente, le 23 décembre 1897. Son texte dit : *« L'objectif de notre invention est d'obtenir un produit comestible fait de filaments de sucre ou de bonbons... »* La patente U. S. est acceptée le 31 janvier 1899 et porte le numéro 618 428. La machine est utilisée

[1] Cf. Riaud Xavier, « Dentiste et cuisine », in *Indépendentaire*, n°151, octobre 2017, pp. 78-79.

pour la première fois en 1904, lors de l'Exposition universelle de Saint-Louis (traduire World Fair, d'où le nom de « Fairy Floss » qui lui sera donné initialement par Morrison, plutôt que « Cotton Candy »). Cela a été un succès immédiat qui ne s'est jamais démenti depuis partout dans le monde. La barbe à papa est alors vendue dans des boîtes en bois de couleur au prix de 25 cents (soit 6 dollars aujourd'hui), ils ont vendu 68 655 boîtes pour un montant total de 17 163,75 dollars, ceci pendant les 184 jours de l'Exposition. Cette machine en recevra d'ailleurs le prix de l'innovation. Aujourd'hui, une journée appelée National Cotton Candy Day existe aux USA et est fêtée le 7 décembre de chaque année.
D'abord utilisé en Suisse en 1955, le sel de cuisine fluoré, généralement à une concentration de fluorure de 250 mg/kg, est une alternative à l'eau fluorée. Depuis 1986, une quinzaine de pays, principalement en Europe et en Amérique latine, ont opté également pour cette prophylaxie de masse. En France, la fluoration du sel a été autorisée et encouragée par un arrêté du 3 octobre 1985, après étude par la Direction générale de la santé, du meilleur vecteur pour notre pays en vue d'une prévention de masse de la carie dentaire. Si la consommation en sel fluoré a tout d'abord augmenté progressivement jusqu'en 1990, où son taux de pénétration atteignait 45 %, elle n'a cessé de décroître à partir de 1994 pour stagner autour de 19 % actuellement, alors qu'il atteint 85 % en Suisse.
Plus récemment, la Dr Anne-Françoise Marx, Lilloise d'origine, a quitté le monde de la chirurgie dentaire, qu'elle n'a véritablement exercé que 12 années, pour se consacrer exclusivement à une passion de toujours : la cuisine. Elle dirige depuis un complexe gastronomique qui comprend plusieurs restaurants.
En 2011, le Dr Fabien Poirier, dentiste à Rennes et ancien candidat à *Masterchef* en 2010, participe à la finale du concours *« Tous en cuisine »* présidé par le grand chef étoilé Alain Ducasse. Rescapé de 173 candidats, il déclare, non sans humour, à la presse qui lui demande quel point commun existe entre sa profession et sa passion : *« Ce sont deux métiers de bouche ! »*
En 2012, a été mis en vente un moule en silicone (18 x 10 x 5 cm) inventé initialement pour créer des dents en chocolat. Il suffit pour cela de verser du chocolat fondu par le petit trou au-dessus de chaque dent, de laisser refroidir, puis de démouler en enlevant le couvercle blanc. Mais, on peut aussi bien l'utiliser pour faire des glaçons, des glaces ou des gâteaux, car il passe aussi bien au four qu'au congélateur. Il n'est plus en vente aujourd'hui.

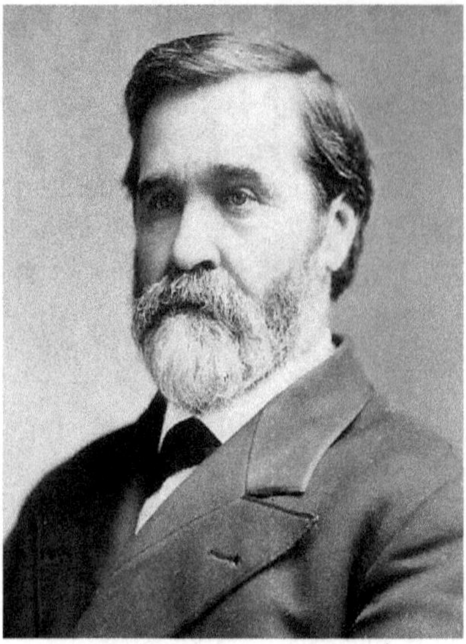

Dr William James Morrison[1].

[1] Cf. National Archives, U. S. A., 2017.

Histoire de la brosse à dents

Les fouilles archéologiques[1] ont révélé des tiges en bois de lentisque à l'extrémité effilochée en fibres souples trouvées dans les tombes égyptiennes datant de 3000 ans av. J.-C. Les Romains utilisent des cure-dents et des brosses à dents. Les femmes se font blanchir les dents avec une mixture fabriquée à base d'urine humaine (grâce aux sels ammoniacaux), coutume qui vient d'Espagne, selon Diodore de Sicile. Au Moyen Âge, l'usage de la brosse à dents disparaît et les gens se contentent de se rincer la bouche avec de l'eau ou une soupe de vin, ou se frottent les dents avec un linge. Saint Louis se lave la bouche avant chaque fête religieuse, soit 6 fois par an. La 1re brosse à dents avec manche et poils en soie naturelle serait apparue en 1498, selon une encyclopédie chinoise de 1609 où elle est figurée par une gravure sur bois. Elle est fabriquée avec des poils de sanglier piqués sur un manche en bois ou en ivoire. Elle est introduite à la cour de France sous Louis XV, par l'ambassadeur d'Espagne en 1750. Elle est dénigrée par le corps médical qui lui préfère des onguents. Au Siècle des lumières, un papetier-relieur anglais, William Addis (1734-1805) conçoit une brosse à dents pour son usage personnel. Addis se consacre alors à la fabrication artisanale de brosses à dents et devient fournisseur de Sa Majesté britannique le roi George IV. Il en est le 1er producteur en série en 1780. Mais, c'est Bonaparte, Premier Consul, qui, très soigneux de sa personne, se brosse très régulièrement les dents et se gratte le dos de la langue avec un grattoir à langue, objets qui figurent dans tous ses nécessaires de campagne à partir de 1800. Le 14 décembre 1818 est déposé le 1er brevet d'invention d'une brosse à dents, dite française, délivré au tabletier Naudin, le 26 janvier 1819. En France, l'entreprise La Brosse et Dupont, créée en 1846 et installée à Beauvais, devient la plus importante fabrique du pays en 1892. Le poil des brosses est fait de soies de blaireau, de chèvre, de sanglier ou de porc. Au XIXe siècle, jusqu'à la 1re moitié du XXe siècle, la forme de la brosse à dents varie en fonction de la mode : manche en argent, en ivoire, en os. À l'étranger, le 1er brevet pour une brosse à dents est déposé par H. N. Wadsworth, en 1850, aux USA. Mais, la production en série y commence seulement en 1885. Elle est alors fabriquée en os et les poils de la brosse sont des soies de porc de Sibérie. L'inconvénient majeur de la soie de porc est que la brosse sèche mal, que les bactéries y pullulent et qu'elle se dégarnisse rapidement. Jusqu'à la fin de la Seconde Guerre mondiale, le brossage des dents quotidien est peu répandu. Cette mesure d'hygiène prend son essor parce qu'elle est rendue obligatoire pour les militaires. C'est la société Dupont de Nemours qui introduit pour la 1re fois la fibre de nylon, en 1938, et la 1re

---

[1] Cf. Riaud Xavier, « Histoire de la brosse à dents », in *Solutions cabinet dentaire*, n°14, mars 2019, p. 100.

brosse à dents en nylon est mise sur le marché le 24 février de cette même année. La fibre synthétique empêche la prolifération des bactéries, mais la dureté des poils rend son usage douloureux. La 1re brosse à dents électrique, la Broxodent, est présentée par Squibb Pharmaceutical au centenaire de l'Association dentaire américaine, en 1959. Sa mise sur le marché n'a effectivement commencé qu'en 1960. La dernière brosserie française en activité est rachetée en 2005. Les marques fabriquées sur le sol chinois prolifèrent. En 2000, le marché de l'hygiène dentaire stagne en France. Pendant ce temps, toutes les marques innovent. En 2015, la première brosse à dents électrique avec connexion sans fil par Bluetooth est présentée lors d'un salon à Las Vegas où elle remporte le prix de l'innovation.

Histoire du dentifrice (Antiquité–XVIIe siècle)

Les Égyptiennes[1] prennent soin de leurs dents. Le papyrus Ebers (1600-1500 av. J.-C.) donne une recette de dentifrice utilisée 4000 ans avant, à base de miel, de poudre de fruit de palmier et de terre de plomb verte. Une recette appelée *Sonabou* fait aussi office de dentifrice durant cette période. En Grèce, Hippocrate (v. 460-370 av. J.-C.) est le 1er à préconiser l'usage d'un dentifrice, surtout pour les femmes avec une mauvaise haleine et les personnes avec des problèmes gingivaux. Composé de poudre de corne calcinée de cerf, de corps de souris, de miel, de vin blanc pur, de mastic et de sel ammoniacal, il est appliqué avec le doigt. Galien (131-201 apr. J.-C.) invente de nombreuses poudres et dentifrices à base de racine de plantes, de corne de cerf brûlée, et de cendre d'écailles d'huîtres. À Rome, le mot dentifrice issu du latin *dentifricum* trouve son origine. Celsus (15 av. J.-C.-50 apr. J.-C.) propose un mélange composé de feuilles de roses hachées, d'un quart de noix de galle et d'un quart de myrrhe, afin de lutter contre le déchaussement des dents. Scribonius Largus (1-50 apr. J.-C.) conseille l'emploi de poudres à base de corne de cerf, de tête de souris et de lièvre ajoutées à de la pierre ponce et à de la myrrhe. Pline l'Ancien (23-79 apr. J.-C.) évoque des poudres dentifrices à base de charbon, de poudre d'os calciné, de coquillages et de pierre ponce. Au Moyen Âge, dans le monde arabe, Mahomet (vers 570-632) recommande l'utilisation du *Fouhk*, de l'écorce de noyer contenant de la chaux, du tanin, du fer et du siwak pour se frotter les dents. Rhazes (865-925 apr. J.-C.) suggère l'utilisation d'une préparation à base de thé, d'une infusion de graine de gommier ou d'un mélange de poudre de noix de galle, et de poivre. Avicenne (980-1037) recommande de se frotter les dents avec une poudre composée d'écume de mer, de sel, de gypse et de coquilles d'escargots brûlées afin d'en retirer le tartre. En Amérique, à l'époque précolombienne, les Aztèques usent d'un mélange de charbon et de sel. En Europe, Hildegarde de Bingen (1098-1179) donne une recette de poudre avec des substances très odorantes (galanga, fenouil, noix de muscade) à ingérer. Guy de Chauliac (1298-1368) recommande l'usage d'eau ardente pour se laver les dents. Sa poudre dentifrice se compose d'os de seiche, de porcelaine, de coquillages de mer, de pierre ponce, de nitre, de sel de gemme, d'alun, de corne brûlée, de racine d'iris, de canne brûlée et de soufre brûlé. Ambroise Paré (1510-1590) suggère de se frotter les dents à l'aide de dentifrices composés de racines de guimauve bouillies dans du vin blanc et d'alun de roche. Il conseille l'utilisation de poudre d'os de seiche, de pierre ponce, de porcelaine, d'alun cuit, de corne de cerf et de cannelle. Jean Goeurot conseille la poudre de corne de cerf afin de

[1] Cf. Riaud Xavier, « Histoire du dentifrice (Antiquité – XVIIe siècle) », in *Solutions cabinet dentaire*, n°15, avril 2019, p. 86.

blanchir les dents. À la Cour de France, au XVIIe siècle, la lutte contre la mauvaise haleine est de rigueur. Les dentifrices sont plus composés de plantes aromatiques que de substances abrasives, comme la cannelle, le clou de girofle, le fenouil, la menthe ou l'anis. Le tabac et l'urine sont aussi recommandés. Moyse Charas (1619-1698) préconise de nombreuses recettes afin de préserver la blancheur des dents et de conserver une haleine fraîche. *« Poudre pour nettoyer et blanchir les dents : « Prenez 1° de la racine d'iris de Florence de la pierre ponde et de la corne de cerf brûlée, du corail rouge préparé, de l'os intérieur de seiche et de la cresme de tartre, le tout en poudre très subtile, de chacun une once ; 2° du musc d'Orient et de la civette, de chacun douze grains ; 3° des huiles distillées de bois de rose, de chacun deux gouttes ; composez une poudre de toutes ces choses mêlées ensemble, que vous garderez pour l'usage ou si vous voulez, incorporez toutes ces poudres avec égale partie de syrop de meures et de kermès, leur donnant une consistance d'opiate. » » « Poudre moins composée pour la netteté et la blancheur des dents : « Prenez du sang de dragon en larmes, et de l'alun commun pris en poudre très fine, deux onces, avec quatre grains de musc d'Orient, et en faites une poudre selon les règles de la Pharmacie que vous garderez pour l'usage ou bien une opiate. » »*

Histoire du dentifrice (XVIIIe-XIXe siècles)

Au début du XVIIIe siècle, des auteurs, comme Fauchard[1], Lécluse, ou Bourdet, dénoncent une négligence concernant l'hygiène dentaire. L'esthétique et l'olfactif prennent le pas sur la santé. L'hygiène dentaire connaît un réel essor. Les produits dentaires se perfectionnent. Bunon invente des dentifrices comme l'élixir antiscorbutique qui renforce les dents, dissipe le gonflement des gencives, prévient les affections scorbutiques et soulage les douleurs dentaires. Fauchard dénonce l'usage des corrosifs (suc d'oseille, jus de citron, esprit d'alun, de vitriol) et les abrasifs (porcelaine, pierre ponce et brique). Il conseille l'emploi de racines de guimauve, de mauve ou de luzerne préparées afin de blanchir les dents. Il décrit des recettes d'opiats avec du corail rouge, de la nacre de perle, des yeux d'écrevisses, de l'alun, du miel de rosat, le tout parfumé d'essences. Ce siècle voit le commerce des dentifrices se développer. Vers 1755, Botot met au point une eau balsamique et spiritueuse, brevetée par la Faculté de médecine. Cette recette est obtenue par la macération de plantes et d'épices comme la badiane, le clou de girofle, la cannelle, l'essence de menthe avec de l'alcool à 80°. Elle blanchit, conserve les dents et renforce les gencives. Les opiats sont alors banalisés. Au XIXe siècle, Napoléon démocratise l'hygiène dentaire qui connaît, grâce à lui, un intérêt fulgurant. *« ...Il curait soigneusement ses dents avec un cure-dents en buis, puis les brossait longuement avec une brosse trempée dans de l'opiat, revenait avec du corail fin, et se rinçait la bouche avec un mélange d'eau-de-vie, et d'eau fraîche. Il se raclait enfin la langue avec un racloir d'argent, de vermeil ou d'écaille. »* En 1814, Cadet de Gassicourt indique qu'un dentifrice doit être composé de substances de dureté moyenne et d'acidité faible. Maury considère les substances acides des dentifrices comme nuisibles et l'alun trop fort pour être utilisé sans substance absorbante. Il donne les produits qu'il préfère utiliser (1828) : le charbon de bois tendre, la croûte de pain brûlée ou la suie (bons abrasifs, mais avec problème esthétique aux collets), le sel marin (sans défaut), le quinquina ou le tabac râpé, l'iris. Londe conseille un brossage doux des gencives avec des abrasifs pulvérisés finement, suivi d'une bonne lévigation. Ceci permet d'utiliser de la pierre ponce pilée, la poudre de corail ou de l'os de seiche sans problème. En 1867, Bouchut donne la définition suivante des dentifrices : *« Les dentifrices sont des substances destinées à conserver ou à guérir les dents. Ce sont en général des poudres, des teintures et des opiats. »* Ils sont acides, alcalins ou neutres. Bouchut précise des recettes avec les mêmes

[1] Cf. Riaud Xavier, « Histoire du dentifrice (XVIIIe – XIXe siècle) », in *Solutions cabinet dentaire*, n°16, mai 2019, p. 84.

constituants : des terres absorbantes comme le carbonate de chaux ou le corail porphyrisé, afin d'absorber les odeurs fétides de la bouche, des sels acides, comme l'alun et la crème de tartre, des colorants, comme la cochenille, afin d'accentuer la blancheur des dents, des aromates, comme la cannelle, la rose ou le clou de girofle. En 1873, Littré donne ses recettes : pour les soins de la bouche, un dentifrice en poudre, inerte, composé de charbon ou de carbonate de chaux et de quinquina ; afin de lutter contre une salive acide ou alcaline, il doit avoir en plus de la magnésie ou du bicarbonate de soude. En 1893, Jean-Baptiste Barreau et Annette Barreau vendent le dentifrice américain du chimiste John Walton. Leur fils André apparaît sur les emballages. Email Diamant est né. En 1897, Roy explique que les dentifrices doivent être astringents. Il faut qu'ils exercent une action tonique sur les gencives. Il introduit le chlorate de potasse, le borate de soude, le tannin, la poudre de quinquina. En 1841, J. G. Rand propose un tube métallique souple en étain pur ou en plomb (breveté). En 1896, la société Colgate-Palmolive réalise les 1ers tubes de dentifrice enroulables. En 1890, W. D. Miller décrit les principes qui régissent l'apparition d'une carie. L'hygiène dentaire se caractérise par la propreté et la désinfection.

Histoire du dentifrice (XXe siècle)

En 1905, la mécanisation des usines[1] favorise l'apparition des savons dentifrices industriels. De nombreuses formules de dentifrices existent. On trouve dedans des carbonates de chaux précipités, des phosphates dicalciques ou tricalciques, des silices, des alumines. La couleur est obtenue par le carmin et la cochenille, et le parfum par l'essence de menthe. Les 1res pâtes dentifrices médicinales visent l'élimination des bactéries. En 1906, le Dr W. D. Miller, le même qui a démontré les principes de développement des caries ou qui a mis en évidence, en 1890, les microorganismes présents dans la bouche, démontre l'aspect abrasif de la plupart des dentifrices. Roy reprend ses recherches et dénonce l'utilisation des abrasifs comme la pierre ponce, la poudre de corail et le charbon. Il ne retient que des produits finement pulvérisés et solubles dans l'eau. Selon Roy, les dentifrices doivent être alcalins, antiseptiques et astringents. Ainsi, ils rayent moins les structures dentaires, neutralisent les fermentations acides et ont une action tonique des gencives. Dans les années 1930, l'abrasion des dentifrices est pointée du doigt. Des méthodes pour mesurer l'abrasivité des dentifrices se développent. En 1941, le Dr Richard Manly démontre la nocivité d'un dentifrice trop abrasif sur les dents. Il ajoute aussi que la technique de brossage joue un rôle important dans l'abrasion des dents. Il met en avant qu'un brossage vertical est moins agressif pour l'organe dentaire et le préserve plus de l'abrasion qu'un brossage horizontal. En 1970, l'American Dental Association émet un rapport sur l'abrasivité des dentifrices, ce qui aboutit à une standardisation des dentifrices.

En 1931, Carl Albert Naeslund (1892-1946), un médecin suédois travaillant chez Upsal, entreprend des études expérimentales sur les savons dentifrices. Il dénonce leur nocivité, mais ses conclusions passent inaperçues. En 1933, Étienne Camille André, pharmacien de l'Université de Paris, apporte la preuve expérimentale de leur nocivité chimique. Ils sont corrosifs, donc agressifs pour les gencives, et favorisent les dépôts de tartre.

À partir de 1938, l'absorption du fluorure de sodium par la dentine est comprise par Markus et al. La captation du fluor par le calcium de l'émail, augmentant la résistance de la structure dentaire aux agressions bactériennes, est comprise, mais il n'est pas encore question de mettre du fluor dans les dentifrices. En 1947, Frédéric Piguet, de Genève, ajoute la méthode des applications locales de vernis fluorés aux techniques de prévention pour lutter contre les caries. Le 1er rapport sur un dentifrice au fluorure efficace sur le plan clinique est rédigé en 1954, par J.-C. Muhler et al. Ce produit combine un fluorure stanneux associé à un système abrasif à base de pyrophosphate de

---

[1] Cf. Riaud Xavier, « Histoire du dentifrice XXe siècle », in *Solutions cabinet dentaire*, n°17, juin 2019, p. 108.

calcium. Ce dentifrice connaît une renommée mondiale quant à sa valeur préventive. Il sert de base pour les formulations suivantes. Signal, le dentifrice bicolore, est lancé, quant à lui, en 1957.

C'est à partir des années 1980 qu'apparaissent les dentifrices thérapeutiques qui visent la réduction des dépôts de tartre. Un adjuvant à base de zinc ou de pyrophosphate figure alors dans les compositions de dentifrice. Autre ajout de taille, à cette époque, réalisé par Church et Dwight, celui du bicarbonate de sodium qui est un abrasif plutôt doux pour les dents malgré la puissance du produit. Depuis, les recettes fleurissent et cherchent à briller dans leurs innovations, bien qu'elles soient en définitive sensiblement identiques.

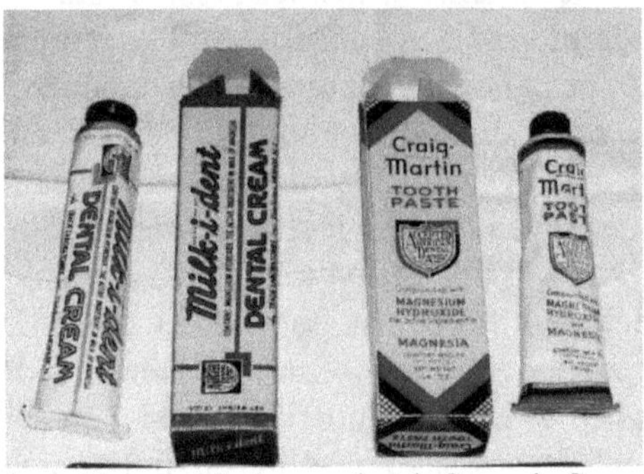

Dentifrices des soldats américains pendant la Seconde Guerre mondiale[1].

[1] Cf. Riaud Xavier, collection privée.

Histoire du fauteuil dentaire

Au XVIe siècle, le dentiste est debout et le patient aussi, ou assis sur un tonneau, ou par terre[1]. Tout du moins, est-ce ainsi qu'on le trouve représenté sur les peintures de l'époque. À côté, bien souvent, il y a une table, une cruche d'eau et quelques instruments. Le dentiste est parfois sur une estrade et le patient, à même le plancher. Une table ou un tréteau supporte les instruments. Fauchard, en 1728, dans son livre *Le Chirurgien Dentiste, ou Traité des dents*, refuse que le patient soit assis par terre. Il préconise une chaise et surtout un fauteuil. Son choix porte sur un fauteuil qui favoriserait le confort du malade et celui du dentiste. *« Afin de rendre l'opération plus aisée, on doit le faire asseoir sur un fauteuil ferme et stable, propre et commode, dont le dossier sera garni de crin, ou d'un oreiller mollet plus ou moins élevé et renversé suivant la taille de la personne, et surtout suivant celle du dentiste. »* Sur certaines opérations, *« il ne sera plus question dans un tel cas ou d'autres semblables, de situer le malade sur un fauteuil, il faudra lui substituer le canapé, le sofa ou le lit... pour lors, on opérera à sa bouche commodément, la situation du sujet ainsi couché étant la plus avantageuse. »*

Bourdet, en 1757, dans *Recherches et observations de toutes les parties de l'Art du dentiste*, rejoint Fauchard dans son argumentation. En 1802, Laforgue, dans *L'Art du dentiste*, affirme : *« Il faut deux serviettes au moins et deux verres, de l'eau et un vase pour y cracher. La tête de l'opéré doit pouvoir s'appuyer sur le dossier d'un siège moyennement haut. L'opérateur, après avoir lavé ses mains et mis une serviette devant celui qu'il va opérer, place ses instruments à sa portée. »* Le même précise que le positionnement de l'opérateur change en fonction de la dent à enlever et *« qu'il y a des sièges faits exprès pour cela. »* L'absence de mobilier spécialisé a pour résultat de permettre les visites au domicile des malades.

Maury est le premier à décrire, en 1815, un crachoir, description qu'il publie dans son *Traité complet de l'art du dentiste* (1828-1833).

En 1831, James Snell, en Angleterre, solidarise plusieurs composants du poste de travail pour n'en faire qu'un fauteuil spécialisé. C'est la première unité opératoire de chirurgie dentaire. Dans *A practical guide to operations on the teeth* paru cette année-là, Snell précise trois principes essentiels qui régissent un fauteuil opératoire fonctionnel :

1/ Le siège doit permettre de placer le patient dans toutes les positions nécessaires au confort du dentiste et du malade ;

2/ Les composants du poste de travail qui impliquent une bonne accessibilité doivent être attenants au fauteuil ;

[1] Cf. Riaud Xavier, « Histoire du fauteuil dentaire », in *Indépendentaire*, n°146, mars 2017, pp. 78-79.

3/ Le repose-pieds doit être prévu pour s'adapter aux changements de position du patient tout en conservant un bon maintien des jambes du malade.
À partir de 1860, le crachoir est vendu systématiquement avec le fauteuil, comme la tablette porte-instruments qui est fixée au même fauteuil. Tous les pays vont de leur innovation :
- Owen à Londres, en 1859 ;
- George en France, en 1860 ;
- Pfeffermann à Vienne, en 1862, adapte le sien à l'usage des courants galvaniques ;
- Snowden & Cowman aux USA, en 1867, dont la potence est reliée au crachoir et à la tablette.
En 1864 paraît la première page publicitaire dans *l'Art dentaire* pour un fauteuil vendu par Billard. Le fauteuil anglais de Morrison est mis en vente en 1868 par la firme Claude Ash & Sons basée à Londres. C'est le premier auteur à préconiser un fauteuil pour le travail d'un opérateur assis ou debout. Le fauteuil de Harris (1871) est, quant à lui, le premier fauteuil métallique. En 1871, Morrison dépose un brevet pour un tour dentaire à pédale. C'est un système qui repose sur une pédale à actionner avec une pièce à main au bout. C'est le premier du genre.
La même année, Green dépose un brevet pour un premier moteur électrique à usage dentaire. En 1875, le journal *Dental Cosmos* présente l'injecteur à salive de Fisk. C'est le premier modèle de pompe à salive à dépression d'eau. Cette même année, sort le fauteuil de Hayes qui dispose d'un dossier à inclinaison compensée. Les rapports entre la tête et le dos du patient sont constants lors de l'inclinaison.
En France, en 1876, paraît, pour la première fois, le *Cosmos dentaire* publié par la maison Billard. Cette revue ne fait de la publicité, au début, que pour des fauteuils américains.
Aux États-Unis justement, le premier fauteuil est conçu selon les préceptes de Fauchard entre 1790 et 1812. C'est un rocking-chair sans bascule avec des repose-bras, une têtière et quatre pieds. C'est celui de Josiah Flagg (1738-1795), élève du dentiste français Jean Gardette qui est venu avec La Fayette pendant la guerre d'Indépendance (1775-1783). Le descriptif du fauteuil d'Émile Gardette, fils de Jean, est publié en 1844. C'est la première représentation d'un crachoir avec un pied. En 1848, le *Dental Cosmos* montre un fauteuil avec une têtière.
Les fauteuils sont tous équipés d'un mécanisme de réglage en hauteur. Le patient peut être incliné en gardant sa stabilité.
En 1859 paraît la première publicité pour un fauteuil dentaire dans la revue de la firme S. S. White (du nom de Samuel Stockton White, son dentiste-fondateur), le *Dental Cosmos*. Cette année-là, le premier fauteuil à bascule de Justus Ask, qui le brevète aussitôt, est commercialisé par S. S. White.

En 1877, le fauteuil de Wilkerson propose un système de levage non plus à manivelle, mais avec une pédale à levier (avec piston et vérin).
24 novembre 1914 : cérémonie d'ouverture à Boston du Forsyth Dental Infirmary for Children. La salle clinique est inaugurée et présente 56 Forsyth Units conçus par la S. S. White Dental Manufactoring Company. Le tout-en-un : la base du fauteuil est solidaire d'un piètement supportant deux colonnes de l'équipement, l'une d'elles étant reliée au crachoir fontaine avec porte-verre et pompe à salive, et l'autre colonne avec, à son sommet, le moteur électrique muni d'un bras et d'une pièce à main. Sous le fauteuil, apparaît un bras solidaire d'une tablette aseptique en opaline blanche avec dessus, deux seringues à eau et à air. La notion d'Unit est née.
Le 22 février 1915, l'Evans Museum et le Dental Institute, School Dentistry sont inaugurés au sein de l'université de Pennsylvanie à Philadelphie (Evans du nom de Thomas Evans, le dentiste américain et ami de Napoléon III). La grande salle clinique est pourvue de 134 fauteuils S. S. White. Cette clinique est aménagée dans le même esprit que la précédente.
En 1917, le Ritter Unit Equipment est présenté par S. S. White. Il présente une colonne centrale avec deux bras, un pour le poste d'eau et un pour la tablette, et le tour électrique.
En 1923, Electro-Dental est le premier à présenter un fauteuil électrique qui permet à l'opérateur de modifier la hauteur du fauteuil tout en restant assis.

Histoire de l'amalgame

En 1514, Giovanni da Vigo[1] place des petites boulettes d'or dans des cavités dentaires. Robert Arthur fait de même en 1855. L'amalgame aurait déjà été utilisé en Chine sous la dynastie Tang (618-907) comme obturation dentaire dénommée « pâte d'argent ». À l'époque Ming, en 1505, Liu Wen Tai décrit une composition précise (100 parties de mercure, 45 d'argent et 900 de zinc). En Allemagne, d'autres à base d'amalgame sont faites en 1528 par Johanes Stockers, médecin à Ulm. Il décrit un l'amalgame qui *« durcit comme la pierre dans un trou de la dent »*. Mais l'amalgame dentaire ne s'impose vraiment qu'à partir des années 1830. Au début du XIXe siècle, de fines feuilles d'étain sont tassées dans des cavités dentaires. S'en suit l'utilisation de l'alliage Darcet (8 parts de bismuth, 5 de plomb et 3 d'étain). Cet alliage ancien est retrouvé en 1775 par le médecin chimiste Jean Darcet (1724-1801). Il est foulé dans sa forme ramollie avec des fouloirs chauffés. En 1818, le dentiste parisien Louis Nicolas Regnart (1780-1847) préconise l'ajout de 10 à 40 % de mercure, diminuant son point de fusion à 76 °C, ceci simplifiant son usage. Ayant lu les travaux du chimiste anglais Bell en 1819, le dentiste de Louis-Philippe, Auguste Taveau, recommande, en 1826, un amalgame avec 50 % de mercure et 50 % de poudre d'alliage à 2/3 d'argent et 1/3 d'étain. L'amalgame à usage buccal est né. Dès 1830, il gagne les États-Unis grâce aux frères Crawcorn. Ceux-ci emploient la limaille de pièces en argent d'un dollar comme poudre métallique. Ceci déclenche une polémique très violente dans tout le pays, certains condamnant avec virulence l'emploi du mercure (encore aujourd'hui !). Cette querelle porte toujours le nom de « jours de Crawcorn », en 1833, qui aboutit à l'interdiction des amalgames. En 1896, cependant, Greene Vardiman Black enseigne les principes des préparations des cavités dentaires avec des *« extensions for prevention »*. Elles sont pensées pour l'application de l'amalgame. Il revoit aussi les dosages de l'alliage en privilégiant 65 % d'argent, 30 % d'étain, 5 à 6 % de cuivre, et un peu de zinc et du palladium comme adjuvants. L'American Dental Association adopte ces proportions en 1926. Dans les années 1960, de nouvelles recherches concrétisent une série d'amalgames à « dispersion de phase ». Suite à la catastrophe de Minamata au Japon en 1960 générant une intoxication industrielle au mercure, la polémique enfle. À partir de 1963, de nouveaux alliages émergent comme ceux enrichis en cuivre, ce qui diminue sensiblement la quantité de mercure, et comme ceux qualifiés de ternaires, à 3 constituants donc qui sont homogènes et fiables. Au cours des années 1970, la nouvelle génération des alliages non Gamma 2 est applaudie. 10 millions d'amalgames auraient été

---

[1] Cf. Riaud Xavier, « Histoire de l'amalgame », in *Solutions cabinet dentaire*, n°59, Novembre 2023, p. 80.

mis en place tous les jours dans le monde, dans les années 1990. Autour de 1985-1995, bien que les débats font rage, de nombreux pays gardent toute leur confiance en l'absence de toxicité relative des amalgames. À partir de 1998-2001, des capsules prédosées industriellement sans contact mercuriel sont imposées à tous les praticiens. Après 170 années d'usage de l'amalgame dentaire, rien ne permet d'affirmer l'existence de maladies professionnelles rencontrées chez les chirurgiens-dentistes.

Saint Louis (1214-1270) et ses dents

Saint Louis[1] aurait eu *« une grosse lèvre inférieure. »* Le confesseur Guillaume d'Auvergne de la reine Marguerite (1221-1295), l'épouse de saint Louis, rapporte que ce dernier se lavait la bouche 6 fois dans l'année. *« Le bienheureux roi brûlait de l'ardente dévotion qu'il avait pour le sacrement du vrai corps de notre Seigneur Jésus-Christ ; il communiait à tout le moins 6 fois par an, savoir : à Pâques, à la Pentecôte, à l'Assomption de la bienheureuse Vierge Marie, à la Toussaint, à Noël et à la Purification ; il recevait alors son sauveur avec une très grande dévotion. Auparavant, il se lavait les mains et la bouche... »* Louis IX reportait sur des planchettes en bois d'érable avec une couche de cire mêlée de poix sur les deux faces, ses paiements effectués par les clercs du roi, au barbier. Lors de la 7e croisade, avant la prise de Damiette, le 8 juin 1249, un conseil est donné au roi français de prendre une galère pour rejoindre cette ville au vu du mauvais état de son corps *« où il était par plusieurs maladies, qui étaient telles, qu'il avait une fièvre double tierce et une dysenterie très forte, et la maladie de l'armée dans la bouche et aux jambes. Il ne voulut jamais en croire personne... »*
Après la conquête de cette ville, au siège de Mansourah, le roi et ses troupes sont atteints de scorbut. Ils n'en savent rien, mais à l'approche de Damiette, les choses s'aggravent. *« Nous ne mangions nuls poissons dans le camp pendant tout le carême, excepté des bourbettes ; et les bourbettes mangeaient les gens morts, parce que ce sont des poissons gloutons. Et à cause de ce malheur, et à cause de la malignité du pays, où il ne tombe jamais une goutte d'eau, nous vint la maladie de l'armée, qui était telle, que la chair de nos jambes séchait toute, et la peau de nos jambes devenait tachetée de noir et de couleur de terre, ainsi qu'une vieille botte ; et à nous qui avions telle maladie, il venait de la chair pourrie aux gencives ; ce dont chacun était horriblement puant de la bouche. À la fin, guère ne furent épargnés par cette maladie... »* Et cela ne fait que commencer. *« La maladie commença à empirer dans le camp de telle manière, qu'il venait tant de chair morte aux gencives de nos gens, qu'il fallait que les barbiers ôtassent la chair morte, pour leur donner moyen de mâcher les aliments et d'avaler. C'était grande pitié d'ouïr geindre dans le camp les gens auxquels on coupait la chair morte ; car ils criaient tout ainsi que femmes qui sont en train d'accoucher. »* À la suite d'une contre-offensive des Mamelouks, les armées chrétiennes, atteintes d'une épidémie de scorbut, sont décimées et contraintes de battre en retraite. Malade de dysenterie, Louis est finalement capturé. Son armée est anéantie et l'expédition est un désastre.

---

[1] Cf. Riaud Xavier, « Saint Louis (1214-1270) et ses dents », in *Solutions cabinet dentaire*, n°1, novembre 2017, p. 106.

En 1269, saint Louis promulgue une ordonnance contre le blasphème. Une personne qui jure, blasphème ou manque de respect à Dieu, peut avoir les lèvres brûlées au fer rouge.
À sa mort, à 55 ans, Louis IX n'a plus qu'1 molaire à la mâchoire inférieure. Ceci est consigné en 1634, dans l'inventaire manuscrit du trésor de Saint-Denis. *« La mandibule de monsieur Saint Louys, roi de France, est toute entière défaillante à l'exception d'1 dent. »*
Pierre de la Brosse est supposé avoir été le barbier et chirurgien du roi. Il a gagné la faveur de la reine Blanche par sa dextérité. La Brosse a souhaité accompagner le roi dans sa dernière croisade. C'est en chevalier qu'il en revient. Il convient aussi de citer Jean Pitard (1228-1315), 1er chirurgien de saint Louis, de Philippe le Hardi et de Philippe le Bel. Dès sa jeunesse, il embrasse avec ferveur et passion, une carrière exclusive de chirurgien, bien qu'étant un habile médecin. À 30 ans, il se distingue suffisamment pour que Louis IX fasse de lui son premier chirurgien. Pitard est le 1er à avoir obtenu cette distinction honorifique. Il accompagne saint Louis à la croisade où il devient le confident du roi. De retour d'Orient, Pitard organise la chirurgie française en corps académique dont il devient, sur la recommandation du roi, le chef emblématique. Son travail ne s'arrête pas là. Soutenu par le monarque, il met en place une réglementation de la chirurgie qui impose le suivi d'études sanctionnées par un examen. Comblé de gloire par son bienfaiteur, il meurt en 1315.
Le 17 mai 1306, Philippe IV le Bel (1285-1314) fait placer dans un reliquaire en or, tout enrichi de pierreries, le crâne de saint Louis qu'il fait transporter à la Sainte-Chapelle. Sa mâchoire inférieure demeure toutefois à Saint-Denis. Les deux reliques ont survécu aux profanations décrétées le 13 juillet 1793, par la Convention. Le musée Tavet-Delacour de Pontoise dispose actuellement de 2 dents du maxillaire de saint Louis.

Louis XIV (1638-1715) et ses tribulations dentaires

À sa naissance, Louis naît avec 2 incisives. En janvier 1639, il a déjà épuisé 9 nourrices, car, lorsqu'il tète le sein, il leur déchire le téton. À l'âge de 8 ans, il dispose d'un premier dentiste du nom de Pierre Beuvault. Au réveil, pour seule hygiène dentaire, le futur roi se rince la bouche. Jusqu'à 38 ans, Louis ne connaît pas la douleur dentaire[1].

Dans sa jeunesse, le menton de Louis est fort et les mâchoires sont prononcées et bien dessinées. Les lèvres sont grosses avec une inférieure proéminente.

Le 16 avril 1676, Louis XIV part pour la campagne des Flandres. Au cours de celle-ci, il ressent ses premières douleurs dentaires. Le 8 juillet, il est à Saint-Germain en France. Dubois, son opérateur pour les dents, le soulage avec une décoction d'essence de girofle. En septembre 1678, à Fontainebleau, il fait son premier abcès dentaire qui est drainé avec une lancette. En avril 1680, la consommation de sucreries lui fait très mal aux dents. Au mois de janvier 1685, suite à des extractions dentaires au maxillaire gauche, il développe une communication bucco-sinusienne. Mauvaise haleine, écoulement purulent, consommation de boissons qui s'écoulent par le nez, tout y passe. Le 10 janvier, un bouton de feu est appliqué 14 fois par Dubois pour cautériser la plaie. Le roi ne dit rien, ne crie pas en expiation de ses péchés. Des bains de bouche lui sont recommandés 3 à 4 fois par jour. Le 1er février, nouvelle application à 3 reprises du bouton de feu. Louis ne prononce pas un mot. La béance se ferme, mais est accompagnée longtemps d'épisodes de mouchages importants en 1688, 1695, 1696, 1702, 1703, 1704, 1706 et 1707. En fait, le roi n'en a jamais vraiment guéri. Le 4 janvier 1688, le roi Soleil est à Fontainebleau. Un nouvel abcès se déclare qui se résorbe en 2 ou 3 jours. En 1689, le 26 et 27 juin, le roi a mal aux dents consécutivement à un rhume. Les douleurs dentaires disparaissent avec lui. Le 12 mai 1696, le roi est au lit à cause d'un abcès dentaire. Le 16 mai, de retour à Versailles, l'abcès a dégonflé. Il n'y a plus de symptôme.

À soixante ans, *« Louis XIV a perdu ses dents et deux profondes rides creusent ses joues autour d'une bouche amincie, presque contractée... »* Il a *« la bouche un peu rentrée, avec une lèvre inférieure proéminente... »*

Le 9 mars 1707, alors à Marly, un chicot tourmente Son Altesse qui le triture avec agacement. Nouvel abcès. Le 16 mars, la dent est enlevée. En 1715, sa dernière dent est extraite. Le roi est édenté total. Son haleine est pestilentielle. Il ne fera jamais remplacer ses dents. D'ailleurs, sur ses portraits, à l'âge de raison, il présente une lèvre supérieure fine et une lèvre inférieure épaisse, symboles picturaux caractérisant l'absence de dents.

---

[1] Cf. Riaud Xavier, « Louis XIV et ses tribulations dentaires », in *Indépendentaire*, février 2011, n° 85, pp. 96-97.

Son premier dentiste, François Le Bert, l'a été de 1669 à 1675. Puis, vient Charles Dubois-Gontin qui officie de 1676 à 1708. *« Il a soin de nettoïer* (nettoyer) *et couper les dents, et fournir de racines et d'opiat quand le Roy lave sa bouche. »* Les dents du roi sont si dures à extraire que Dubois a inventé un « élévatoire » approprié au contexte royal, qui a reçu des éloges du chirurgien Dionis lui-même. Son dernier dentiste, Charles-Arnaud Forgeron, commence sa charge auprès du monarque à partir de 1708. Louis XIV décède en 1715.
Ses cure-dents sont testés, puis goûtés avant usage pour éviter tout empoisonnement très fréquent à la cour.
À la fin de sa vie, grand consommateur de gibier, mais hélas édenté, ses cuisiniers inventent le « Lièvre à la royale », sa viande fondant dans la bouche, un des fleurons de la gastronomie française.

Louis XV le Bien-Aimé (1710-1774)

Le 18 novembre 1714, la princesse Palatine, venant de voir Anjou-Dauphin[1], le décrivait ainsi : *« Le petit dauphin a mauvaise mine lorsque les dents lui font mal, mais lorsqu'il se trouve bien (...), il a de grands yeux très noirs, le visage rond, une jolie petite bouche qu'il tient cependant un peu trop souvent ouverte... »* Petite bouche qu'il a gardée à l'âge adulte.
En octobre 1710, sa nourrice, Marie-Madeleine Mercier, remarque que : *« Le prince crie plus souvent, peine à s'endormir qu'il porte les doigts à sa bouche, laquelle distille beaucoup d'humidité et lui paraît, quand il est au sein, plus chaude qu'à l'accoutumée. Pas de doute, ce sont les premières dents qui pointent. »* D'ailleurs, Marie-Madeleine les sent bien sous son doigt quand, avant la tétée, elle lui *« frotte la gencive, à l'endroit où elle est mince et blanche, avec du miel pour engourdir la douleur, et hâter la sortie. » « Les femmes ont attaché à son cou, un hochet tant pour le divertir (...) que pour l'inciter à le porter à sa bouche, et à se procurer, par ce moyen, un rafraîchissement des gencives qui sont enflammées par les irritations que causent aux fibres nerveuses, les dents qui percent, à quoi remédie le froid du cristal qui est au bout du hochet, et un moyen de faciliter la sortie d'une dent qui est prête à percer, en pressant le cristal du hochet entre ses gencives, procurant par cette pression, le moyen aux dents de les couper plus tôt. »* À l'apparition de la première dent, Marie-Madeleine doit faire attention à son régime avec grande rigueur, car l'enfant *« étant fort altéré tarit sa nourrice en peu de temps. Il ne faut point qu'elle mange ni poivré, ni salé et qu'elle prenne force bouillons rafraîchissants afin d'avoir un lait bien tempéré qui puisse calmer l'ardeur de la fièvre en cas qu'elle survienne... »* De cet effort, la nourrice est bien récompensée. En effet, elle a reçu des louis d'or du roi et de monseigneur, comme les bijoux qui lui sont remis par le duc et la duchesse de Bourgogne, à la percée de la première dent du futur roi. Ses vingt dents de lait, il ne les aura qu'à deux ans. Ainsi, en 1712, chaque dent qui perce apporte des fièvres violentes et des vomissements. *« Le 4 mai, il est très mal, le 5, le dauphin se portoit mieux, et le 8, c'est encore pire. Monsieur le dauphin (depuis le 8 mars 1712) fut assez mal et cria tout le jour, et ce qu'on s'aperçut qu'il avait une tumeur sur la gencive, Maréchal, Premier chirurgien du Roi, y mit le doigt, et l'ayant pressée, il en sortit quantité de sang fort noir, et après cela, le prince fut plus tranquille, et la nuit d'après, il lui perça une grosse dent qui était la vingtième, ainsi il ne lui en restoit plus que deux à percer. »*
En 1722, le roi a une grosse dent qui est extraite par un dénommé Landumier. En 1742, Capperon trouve le moyen de lui casser deux dents pendant qu'il lui

---

[1] Cf. Riaud Xavier, « Louis XV le Bien-Aimé (1710-1774) », in *Indépendentaire*, n°145, février 2017, pp. 68-69.

nettoie la bouche. Le roi a montré une patience admirable, semble-t-il. *« ...et l'on a admiré la patience de Sa Majesté qui a souffert extraordinairement sans se plaindre et sans dire des choses trop désagréables à ce dentiste. Ce n'est pas la première fois qu'on se plaint de lui dans le monde sur de semblables sujets. »* D'après le marquis d'Argenson, la perte de ces dents, dont une dent de l'œil, a défiguré le visage du roi lorsqu'il parlait ou riait. Ce dernier a été contraint de rester à domicile deux jours complets.

Le mercredi 28 novembre 1742, *« jour du départ du Roi pour Choisy, il devoit aller à la chasse ; il faisoit un si vilain temps qu'on lui représenta qu'ayant une fluxion sur les dents, ce seroit le moyen de la faire augmenter ; il parut avoir de la peine à se rendre à ces représentations, cependant il consentit à la fin à ne pas se rendre à la chasse, et partit de meilleure humeur pour Choisy. Il joua à cavagnole en arrivant, à côté de Mme de Tournelle, et en société avec elle et M. de Soubise. Son mal de dents continuoit, et il avoit résolu de s'en faire arracher une qui avoit déjà été coupée et qui le faisoit souffrir. Il quitta le jeu sur les six heures, et passa dans sa chambre ; il revint un quart d'heure, ou une demi-heure après, étant fort pâle ; il dit qu'il avoit peu souffert, mais qu'il s'étoit trouvé mal. Il se trouva fort mal effectivement, et son visage fut fort longtemps à revenir (...). Le jeudi, le Roi ne put presque pas sortir à cause du temps, et du reste de mal qu'il avoit encore aux dents ; il joua à l'hombre et au trictrac, mais encore plus à cavagnole (...). Le vendredi, le Roi fut à la chasse. (...) Mme de Tournelle rougit quand elle sut que le Roi s'étoit trouvé mal, et parut même fâchée contre l'arracheur de dents, de ce qu'il n'avoit pas pu arracher la dent que le Roi vouloit se faire ôter. (...) »*

En 1746, alors dans les Flandres, Louis XV fait mander Capperon.

Sa Majesté était fournie par son dentiste en éponges pour les dents et en racines préparées.

Au seul aspect des gencives, Étienne Bourdet, son dernier dentiste, a reconnu les premiers symptômes du mal qui devait l'emporter : la petite vérole.

Voltaire rapporte : *« Sur la fin d'avril 1774, son chirurgien-dentiste examinant ses gencives y trouve un caractère qui annonce une maladie dangereuse, il y avertit un homme attaché au Roi, sa remarque est négligée ; la petite vérole la plus funeste se déclare... »*

Jean-François Capperon a été le dentiste de Louis XV, de 1722 à 1757. Il entre au service de la maison royale en 1719. Il apparaît en 1757, pour la dernière fois, avec la mention de sa charge lors d'une communication faite à l'Académie royale de chirurgie. Il percevait une rémunération annuelle de 2 000 livres. Tout ce temps, il n'habite pas Versailles et réside chez lui, rue de colombe à Paris, en la paroisse Saint-Landry. Louis XV, friand de la lecture des rapports circonstanciés de la police des mœurs, se délectait des frasques de son dentiste. Capperon est anobli par le roi, en décembre 1745. Il reçoit de nombreuses récompenses de ce dernier, en remerciements pour ses services.

Le 5 février 1747, la survivance de sa charge doit revenir à Robert Bunon (1702-1748), mais celui-ci meurt trop tôt. C'est donc Claude Mouton (?-1760), dentiste à l'École militaire, puis dentiste opérant du dauphin et de mesdames, qui prend sa suite à partir de 1757.
Succédant à Mouton, Bourdet a pris ses fonctions auprès du roi en 1760. Il apparaît dans le Tableau de Paris des Experts pour les dents de 1759. Louis XV l'anoblit quelques années plus tard, en 1768, à l'occasion de l'ouverture du Collège royal de chirurgie à Paris. Le 25 février 1793, il demande la liquidation de sa charge et le paiement de ce qui lui est dû. Ce souhait est transmis à la commission de liquidation. Ainsi, il peut vendre la survivance de sa charge à Dubois-Foucou pour la somme de 120 000 livres.
Au XXe siècle, des illustrateurs comme Grand'Aigle n'ont pas hésité à associer l'image de Louis XV à des publicités dentaires.

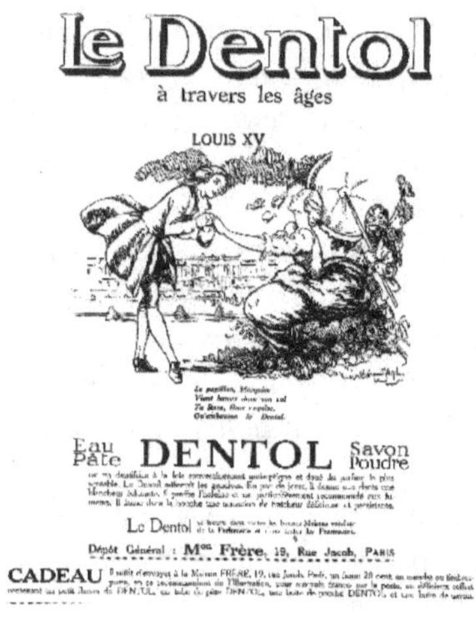 [1]

Publicité dessinée par Grand'Aigle, pour le dentifrice Dentol mettant en scène Louis XV (1925) avec la mention écrite en vers :

« Le papillon, Marquise,
Vient humer dans son vol
Ta lèvre, fleur exquise,
Qu'embaume le Dentol. »

[1] Cf. Riaud Xavier, collection privée, 2017.

Anniversaires des 250 ans de la mort de Pierre Fauchard et des 75 ans de la Pierre Fauchard Academy

Quid de Pierre Fauchard et de son livre fameux ?

En 1677/1678, Pierre Fauchard naît en Bretagne. De 1693 à 1695, il aurait été l'élève d'Alexandre Poteleret qui est supposé avoir été un chirurgien de la Marine, mais qui n'apparaît sur aucun registre maritime connu[1]. En 1696, Fauchard opère à Angers. En 1699, il se marie pour la première fois. De 1708 à 1712, il navigue entre Paris et Nantes. Entre 1713 et 1717, il officie à Rennes, à Tours et enfin à Angers. De 1718 à 1719, il s'installe rue des Fossés-Saint-Germain à Paris. En 1728, *Le Chirurgien Dentiste ou Traité des dents*, achevé en 1723, paraît en 2 tomes. Le 20 mars 1729, sa 1re femme meurt. Le 17 août, il convole de nouveau. En 1733, son livre est traduit en allemand. Le 20 août 1734, il achète son château du Grand-Mesnil, ce qui lui fait connaître de sérieuses difficultés financières. Le 19 mars 1737, Pierre Fauchard devient père pour la 1re fois. Le 5 avril 1738, il signe un contrat de formation avec Pierre-Nicolas Gaulard qui se suicide en 1740. Le 10 novembre 1739, sa 2e épouse disparaît. En 1741, il s'occupe de la formation d'un seul élève, Laurent Tugdual Chemin. En 1746, son ouvrage est réédité. Le 1er janvier 1747, Fauchard s'installe rue des Cordeliers à Paris. Le 5 juin, il se remarie. Le 10 juin, son fils Jean-Baptiste est mis sous tutelle. Il le reste jusqu'en 1755. Le 23 juin 1747, il signe un contrat de formation avec Antoine Laudumiey qui a extrait une dent à Louis XV en 1722. Le 19 janvier 1751, il se sépare de sa 3e compagne. Le 11 avril 1760, son fils se marie.

Le 21 mars 1761, Pierre Fauchard décède et le 23, il est enterré à l'église Saint-Cosme-et-Saint-Damien. Son manuscrit connaît une 3e édition en 1786.

Son ouvrage, aujourd'hui mondialement connu, a été retrouvé par Georges Viau dans un recoin perdu de la bibliothèque de la Faculté de médecine de Paris, en 1892. Il aurait été écrit par trois personnes : un copiste sur la majeure partie de l'œuvre, Pierre Fauchard et Devaux, spécialiste dans la correction de textes médicaux. Grâce à lui, Pierre Fauchard est considéré comme le père de la dentisterie moderne par la richesse et la clairvoyance de ses analyses, et des protocoles dentaires qu'il y propose. Son contenu, novateur pour l'époque, touchant à toutes les disciplines, a suscité tellement de vocations que l'odontologie française s'est assuré une hégémonie unique en Europe tout au long des deux siècles suivants.

---

[1] Cf. Riaud Xavier, « Mieux connaître Fauchard », in *Indépendentaire*, juin 2011, n° 89, pp. 98-99.

Qu'est-ce que la Pierre Fauchard Academy ?
La Pierre Fauchard Academy a été fondée en 1936, par Elmer S. Best, dentiste à Minneapolis (USA). Best lui a donné ce nom en hommage au modernisme de l'œuvre de Fauchard qui a été la 1re scientifique du genre. En créant cette institution honorifique internationale, il a voulu assurer, à la profession, un parfait contrôle de sa propre littérature et l'affranchir de tout intérêt commercial. Sa quête de savoir l'a vite convaincu de n'accueillir que des professionnels de haut rang dans le but de créer une émulation au service de l'odontologie. Pour en devenir membre, il faut avoir apporté une contribution réelle à la chirurgie dentaire : publications, recherches, enseignements, etc. Des prix y sont aussi délivrés pour services rendus à la dentisterie. Actuellement, la PFA comprend 119 sections dans le monde et 8 200 membres. En 2000, elle a contribué à la création du musée Pierre Fauchard qui s'est ouvert dans le Nevada. Il existait un musée semblable en France qui a fermé ses portes et confié ses collections à l'Assistance publique – Hôpitaux de Paris.

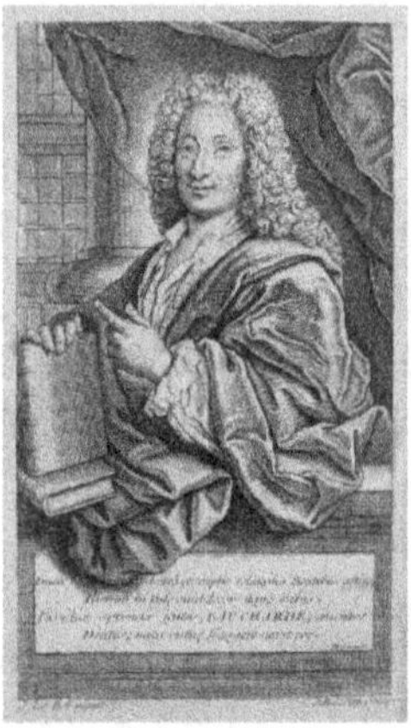

Pierre Fauchard (1677/1678-1761)[1].

[1] Cf. Bibliothèque interuniversitaire de Santé, communication personnelle, Paris, 2011, © BIUS.

Madeleine Calais, première femme dentiste

En 1484, Charles VIII retire aux femmes[1], le droit d'exercer la chirurgie. Tout acte de chirurgie leur est ainsi proscrit. En 1728, Pierre Fauchard publie *Le Chirurgien dentiste ou Traité des dents.*

En 1740, une jeune femme de Paris, Madeleine-Françoise Calais a résolu de devenir « experte pour les dents » dès 1732. Elle a servi 3 ans chez Géraudly comme apprentie, puis elle a travaillé chez lui comme employée et presque associée « à la satisfaction et aux applaudissements universels du public. » En 1740, à 27 ans, la jeune opératrice décide d'exercer son art en indépendante. Pour y parvenir, elle passe l'examen rendu obligatoire par les statuts de la communauté des chirurgiens. Une fois obtenu, elle veut pratiquer sous son nom propre. Elle subit avec succès les épreuves et est « unanimement agréée. » Ses juges sont pris de scrupules. Aucune « réception de fille » n'a jamais eu lieu dans ces professions médicales annexes. Il n'y a pourtant aucun obstacle dans les statuts de l'école qui ne prévoient bien sûr pas le cas. Cependant, les chirurgiens hésitent et décident d'adresser une requête au procureur général du parlement de Paris, Guillaume-François Joly de Fleury, pour trancher la question. Mme Calais adresse donc au magistrat une supplique où elle expose l'affaire et revendique des droits pour être reçue « maîtresse-dentiste », exercer sans entrave sa profession, en se soumettant aux lois strictes exigées par les règlements. Le procureur général étudie l'affaire avec attention. La postulante, dont les talents sont appréciés, trouve aussitôt des protecteurs. Un procureur au Parlement, Pelletier, et un des valets de chambre de Louis XV, Gabriel Bachelier, interviennent en sa faveur. De son côté, le chirurgien du roi, La Peyronie, consulté par les examinateurs, estime d'abord la demande inacceptable. Selon lui, un arrêt du Parlement doit être rendu pour que cela puisse se produire.

Joly de Fleury continue à hésiter. Mais, Bachelier insiste. « Pour lever le petit scrupule d'indécence qui pouvait se faire », il rappelle alors que les accoucheurs opèrent les parturientes « sans que le beau sexe s'effarouchât ». Selon ce dernier, il semble donc naturel et évident d'autoriser les filles à soigner les dents des individus des deux sexes. Face à ce raisonnement cohérent, le procureur se range à la raison. Après avoir rencontré Mme Calais, s'il constate que « sa jeunesse et son agrément » peuvent servir d'arguments contre sa demande, il doit bien admettre aussi que « son maintien, sa physionomie, ses discours annonçaient la sagesse et la modestie ». En définitive, il approuve la demande et rédige un rapport en ce sens. Le magistrat y écrit qu'il serait injuste de faire perdre à la jeune femme le bénéfice de ses études et des frais qu'elle

[1] Cf. Riaud Xavier, « Madeleine Calais, première femme dentiste », in *Solutions cabinet dentaire*, n°29, octobre 2020, p. 82.

a dû supporter. Il ajoute que s'il ne semble pas que la chirurgie puisse être exercée par des femmes, certaines disciplines peuvent malgré tout leur convenir, ceci d'autant plus que l'art du dentiste, à cette époque, consiste moins à guérir qu'à « entretenir la propreté » par l'emploi de procédés hygiéniques. Selon Joly de Fleury, ce travail n'exige qu'une capacité « médiocre » et quelque peu d'adresse, ce qui convient parfaitement aux personnalités féminines. Il conclut qu'il a toujours été permis aux femmes de s'adonner aux arts plastiques et que les Sœurs de la Charité ont pratiqué régulièrement la saignée, une opération qui nécessite de vraies qualités d'exécution. Un arrêt est alors rendu et la première femme dentiste, Madeleine-Françoise Calais, a pu exercer son art en toute tranquillité.

Tiradentes (1746-1792)

Joaquim José da Silva Xavier[1] naît le 16 août 1746, dans la zone rurale de Pombal, dépendant de l'ancienne municipalité de São José del-Rei devenue actuellement celle de Tiradentes du surnom de notre protagoniste. Dernier d'une fratrie de quatre frères, il a 9 ans quand sa mère meurt. Son père décide de partir à Vila São José. Deux ans plus tard, c'est au tour de son père de disparaître. Joaquim est orphelin. Démuni, Joaquim ne suit aucun enseignement et reste attaché à son parrain qui est chirurgien. Pourtant, il se met à travailler à la mine (ou capitainerie). Par la suite, il se rend à Vila Rica. Il y tient une échoppe où il exerce en tant que pharmacien et en tant que dentiste, ce qui absorbe l'essentiel de son énergie. Son travail dentaire se résume bien souvent exclusivement à l'avulsion des dents. C'est pourquoi il reçoit le surnom de *Tiradentes* (= arracheur de dents).

Son labeur à la mine lui ayant octroyé des connaissances indéniables sur les minerais, il met ses talents au service des Portugais. En 1780, il s'engage dans la milice de la capitainerie du Minas Gerais. En 1781, il commande la patrouille qui a pour mission de convoyer les transferts d'or et de diamants de la mine vers Rio de Janeiro. Devant l'avidité portugaise et la pauvreté ambiante du peuple brésilien, Joaquim commence à déplorer l'inégalité qui se fait jour à ses yeux. Bien évidemment, ses commentaires sont déplorés par la hiérarchie, ce qui lui vaut de ne pas être promu. En 1787, il décide de quitter la cavalerie.

La colère du peuple gronde. Le paroxysme est atteint lorsqu'un nouvel impôt, appelé la *derrama*, est instauré qui réclame un arriéré d'impôts non perçus depuis 1762, payable immédiatement au gouverneur de la mine, le vicomte de Barbacena. Une insurrection, très vite dénommée conjuration Mineira, éclate. Ses membres, descendant dans les rues de Vila Rica, n'hésitent pas à demander l'instigation d'une République. La population adhère aussitôt. Mais, alors qu'elle est embryonnaire, suite à une dénonciation, la révolte est étouffée aussitôt par les autorités portugaises. En 1789, la *derrama* est abrogée et l'arrestation des insurgés est immédiatement ordonnée. Les conjurés sont avertis très vite et partent se cacher dans Rio de Janeiro où ils sont traqués, et arrêtés. Composé de nombreux notables, ce complot a voulu mettre en place un gouvernement affranchi du pouvoir monarchique portugais, une université à Vila Rica, développer l'industrie et déplacer le siège de la capitainerie.

Joaquim fait partie de la conjuration, mais est le seul à assumer pleinement sa responsabilité, et n'hésite pas à innocenter ses compagnons. Tous les prisonniers restent incarcérés pendant trois longues années, attendant un procès qui

[1] Cf. Riaud Xavier, « Joaquim José da Silva Xavier le Tiradentes », in *Indépendentaire*, n°137, avril 2016, p. 82.

ne vient pas. À l'issue de celui-ci, des condamnations à mort ou à l'exil sont prononcées. La reine Marie 1re du Portugal commue toutes les peines en exil, sauf celle de Tiradentes qui est maintenue. Le 21 avril 1792, Tiradentes est exhibé à la foule dans les rues de Rio de Janeiro, jusqu'au lieu de son exécution. Après qu'il ait été exécuté, écartelé, que sa mémoire ait été déclarée infâme, que sa maison ait été rasée, sa tête est mise sur un pieu à Vila Rica et ses restes sont dispersés sur la route menant de Rio de Janeiro à la capitainerie. Jusqu'à l'indépendance du Brésil prononcée en 1825, lors du Traité de Rio de Janeiro, Tiradentes est oublié. Lorsque la République est mise en place, Joaquim devient la figure de proue de l'identité républicaine du Brésil, au point que sa représentation l'assimile vaguement à Jésus-Christ.
Jamais marié, notre homme a eu pourtant deux fils.
« Figure brésilienne de la résistance à l'oppresseur, Tiradentes est aujourd'hui considéré comme le patron civil du Brésil. La date de sa mort, le 21 avril, est célébrée tous les ans, par un jour férié et les pièces de cinq centavos brésiliennes sont frappées à son effigie. »

Paul Revere (1735-1818), le Cavalier de minuit – 1re partie

Paul Revere[1] est un des précurseurs de la dentisterie aux U. S. A. L'armée américaine lui attribue la première action de son service dentaire qui ne voit le jour officiellement que le 3 mars 1911. Il est de fait qu'aujourd'hui Revere est considéré comme un héros dans son pays où un musée au nom éponyme de The Paul Revere House lui est entièrement consacré à Boston.
Paul Revere naît à Boston en décembre 1734. Son père, Apollos Rivoire, est un Français, huguenot immigré. Sa mère, Deborah Hichborn, est la fille d'un artisan local. Apollos a changé son nom en Revere peu de temps après son arrivée sur le sol américain. Il occupe la fonction d'orfèvre et est le père de nombreux enfants. Paul est le second. Il suit les cours de la North Writing School. Mais, il apprend l'art de travailler l'or et l'argent auprès de son père qui meurt alors que Paul n'a que 19 ans. Sa famille est sans le sou. En 1756, Paul s'engage en tant que volontaire pour combattre les Français. Il est très vite sous-lieutenant de l'artillerie coloniale. Il ne sert que très peu de temps. En 1757, il se marie avec Sarah Orne de qui il a sept enfants. Puis, en 1773, lorsque cette dernière meurt, il se remarie avec Rachel Walker avec qui il a huit autres enfants. Ayant tout appris de son père, il s'occupe d'orfèvrerie. Son échoppe constitue la pierre d'angle de 40 années de carrière. En tant que responsable de son magasin, il gère la qualité des matériaux utilisés. Il emploie des apprentis et fabrique des objets allant de simples cuillères à des services de thé. Sa production très prisée pendant sa vie constitue une œuvre de référence des arts décoratifs américains. À la suite de la guerre contre les Français et les Indiens, l'économie coloniale suit les fluctuations de celle européenne qui se porte mal. Aussi, en complément de son travail, pour gagner sa vie, il n'hésite pas à se diversifier. Il est tour à tour graveur d'assiettes en cuivre, illustrateur pour des livres et des magazines, des cartes professionnelles, des tracts politiques et même des factures de tavernes. À cette époque, la dentisterie américaine est très en retard par rapport aux pratiques anglaises et françaises. Quelques dentistes bien entraînés apparaissent au milieu du XVIIIe siècle. C'est le cas de John Baker qui est venu d'Angleterre en 1767 et exerce à Boston jusqu'en avril 1768. Avant de partir, il apprend à Revere différentes choses quant à la pose et aux réglages de fausses dents. Lorsqu'il rentre en Angleterre, Baker laisse derrière lui un marché ouvert pour la dentisterie sur la place de Boston. Revere ne résiste pas à la tentation et commence l'exercice de ce métier.
La dentisterie au XVIIIe siècle combine des traditions folkloriques (charlatans, *teeth breakers*,...) du XVIIe siècle avec celle des récents développements

[1] Cf. Riaud Xavier, « Paul Revere (1735-1818), Cavalier de minuit – 1re partie », in *Indépendentaire*, n°135, février 2016, pp. 68-69.

technologiques. La dent d'un homme mort était mise dans une poche, pour soigner une rage de dents. Les chirurgiens utilisaient des instruments rudimentaires pour traiter des dents ou des mâchoires cassées. De l'observation des Européens venus en visite dans les colonies, de nombreux Américains étaient édentés. Une alimentation déséquilibrée, voire très légère, le temps, les maternités nombreuses et la surconsommation de thé en sont responsables. Avec de nombreux patients dépourvus de dents, les artisans dentistes comme Revere ont de nombreuses opportunités.

En septembre 1768 paraît une annonce dans le *Boston Gazette. « Sont concernées toutes les personnes ayant perdu leurs incisives par accident ou quelle que soit la façon pour leur plus grand malheur, pas seulement dans la manière de parler, mais également dans leurs relations avec autrui. Ceci pour les informer qu'ils peuvent les remplacer avec des fausses qui ressemblent à des naturelles et répondre que cela a été réalisé par Paul Revere, orfèvre à Boston. Ceux ayant eu de fausses dents fixées par John Baker, chirurgien-dentiste, et les ayant perdu, peuvent les attacher de nouveau par celui qui tient sa technique de ce dernier. »*

Revere ne promet aucun succès dans ce domaine. Il ne parle pas non plus de remplacer d'autres dents que des incisives. Enfin, il n'essaie pas de se faire passer pour un chirurgien-dentiste, mais conserve sa qualification d'orfèvre. En 1770, deux ans après sa première annonce, une publicité paraît dans un autre journal, consacrant l'exercice de Paul. *« Grâce aux Messieurs et aux Dames qui l'ont employé pour soigner leurs dents, il* (Paul Revere) *veut les informer ainsi que d'autres, qui ont perdu malencontreusement leurs dents par accident ou autrement, qu'il* (Revere) *poursuit son exercice de dentiste et se flatte, avec un recul de deux ans pendant lequel il a mis en place une centaine de dents, de pouvoir leur en fixer d'autres ainsi que n'importe quel chirurgien-dentiste venu de Londres, de pouvoir les fixer de manière à ce qu'il ne soit pas qu'un ornement, mais qu'ils servent bien à parler et à manger. Il nettoie les dents et accepte de se déplacer aux logements de ces Messieurs et de ces Dames. Ils peuvent lui parler à son magasin en face du Dr Clarke dans le North End. »*

À cette fin, Revere sculpte des défenses d'hippopotame u des dents d'autres animaux qu'il immobilise dans la bouche de ses patients. Les dents sont attachées entre elles avec un fil d'argent ou d'or produit par Revere lui-même. En deux ans, Revere a acquis une grande confiance en son habileté.

Son engagement politique vient de ses contacts avec des membres d'organisations locales ou de patrons. En tant que membre de la loge maçonnique de St-Andrew, il est très ami avec des personnes comme James Otis et le Dr Joseph Warren. Un an avant la guerre, il collecte des informations sur les mouvements de troupes britanniques. Il est courrier pour le Comité de Correspondance de Boston ainsi que pour celui du Comité de Sécurité du Massachusetts, chevauchant au galop pour rejoindre le Congrès continental de Philadelphie.

Il est régulièrement chargé de transporter des nouvelles, des messages et des copies de résolutions.
La guerre d'Indépendance (1775-1783) éclate et Revere sert en tant que lieutenant-colonel dans le train d'artillerie du Massachusetts. Il est également commandant de Castle Island dans le port de Boston. Paul et ses hommes y ont vu peu d'action. Toutefois, ils ont participé à de petites opérations comme Newport, Rhode Island et Worcester. La carrière militaire du dentiste s'est achevée avec l'échec de l'expédition de Penobscot.

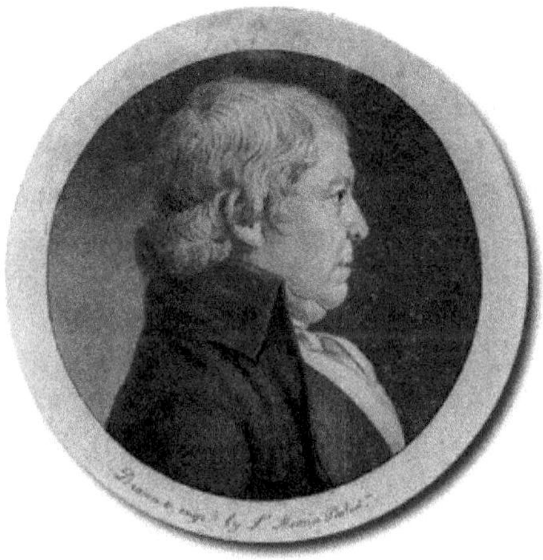

Paul Revere[1].

[1] Cf. Paul Revere Memorial Association, Boston, 2006.

Paul Revere (1735-1818), le Cavalier de minuit – 2e partie

Au soir du 18 avril 1775, Revere est missionné par le Dr Joseph Warren pour gagner Lexington afin d'y avertir Samuel Adams et John Hancock que les soldats britanniques sont en route pour les arrêter. Après avoir traversé la Charles River en bateau, Paul emprunte un cheval à un de ses amis, Deacon John Larkin. Une fois à Charlestown, il prend le temps de vérifier que les membres du comité Sons of Liberty ont bien reçu son signal. Il était convenu qu'il accroche au sommet du clocher de la Christ Church de Boston, deux lanternes qui devaient indiquer que les troupes anglaises franchissaient la Charles River en bateau. Sur le chemin de Lexington, Revere alarme toute la contrée, s'arrêtant à chaque maison. Il finit par arriver à Lexington à minuit. À l'approche de la maison où sont stationnés Adams et Hancock, une sentinelle l'aurait averti de faire moins de bruit. Le cavalier se serait alors exclamé : « Du bruit ! Vous aurez assez de bruit avant longtemps. Les soldats de Sa Majesté arrivent. »

Après avoir remis son message, Revere est rejoint par William Dawes, qui avait été chargé de la même mission que le dentiste, mais qui avait galopé le long de chemins différents. Convaincus qu'ils doivent se rendre à Concord dans le Massachusetts, où des armes et des vivres sont cachés, les deux hommes sont bientôt rattrapés par un troisième cavalier, le Dr Samuel Prescott. Peu après, les trois hommes sont arrêtés par une patrouille anglaise. Prescott s'échappe presque aussitôt et Dawes y parvient également. Revere quant à lui, est emprisonné, puis relâché. Privé de sa monture, il retourne à Lexington à pied et y arrive à temps pour prendre part à la bataille qui se prépare.

Joseph Warren (1741-1775) est un éminent chirurgien et un leader indépendantiste à Boston. Il devient major général le 14 juin 1775. Il se porte volontaire à Bunker Hill et combat le 17 juin 1775 contre les forces de Sa Majesté. Warren est un des derniers à se retirer de Breed's Hill. Il est tué d'une balle dans la tête. Les Anglais ne l'ayant pas reconnu l'enterrent dans une fosse commune avec quatre ou cinq autres. Des proches décident de localiser sa tombe et de donner une sépulture appropriée à son statut. Les recherches n'aboutissent que dix mois après. Les corps sont exhumés en avril 1776 et Paul Revere, le dentiste est appelé pour identifier le cadavre nu et en décomposition du général. Jusque-là, toutes les questions étaient permises et Revere y apporte une réponse claire et définitive. Il s'agit bien de Joseph Warren. En effet, le dentiste a reconnu une prothèse dentaire sculptée dans l'ivoire et fixée avec un fil en argent qu'il lui a posée peu avant Lexington (avril 1775). Elle remplace une ou deux dents du haut, dont une canine, semble-t-il. À l'époque, une prothèse dentaire est un produit de luxe. Il est ainsi d'autant plus aisé pour Paul Revere de reconnaître son travail et son patient.

Le *New England Chronicle* d'avril 1776 fait allusion aux dents artificielles qui ont facilité l'identification de Warren. Le journal fait état de l'incertitude quant aux éléments qui ont permis celle-ci. En effet, quelquefois, il est stipulé qu'il s'agit d'une prothèse d'une dent et d'autres fois, deux. Quelques fois il est fait état de la canine et de sa voisine, d'autres fois, d'une dent et d'un ongle. Le corps de Warren est aujourd'hui, et ce depuis 1855, enterré à Forest Hills. À cette époque, une photo a été prise. Les deux dents de Revere semblent être restées en place plus longtemps que les dents naturelles du défunt. Dans son article, Ring affirme que la photo des restes de Warren semble être dépourvue de ses dents artificielles. S'agit-il de la même ? Il affirme également que la seule prémolaire absente est celle derrière la canine supérieure gauche. Ce serait elle qui aurait été remplacée. Le même article du *New England Chronicle* certifie que Revere aurait récupéré son fil d'argent sur le corps de son héroïque patient. Sans ce dernier, comment la prothèse pourrait-elle tenir ? Alors, que croire ?

Dans le registre de consultations de Paul Revere, le nom de Warren est répertorié en date du 22 février 1773. Il est venu ce jour-là se faire enlever une prémolaire.

Après la guerre d'Indépendance américaine (1775-1783), Revere ne reprend pas ses activités de dentiste, semble-t-il. Il se lance dans le commerce. Il importe des produits divers depuis l'Angleterre et ouvre une petite quincaillerie à partir de 1789. En 1788, il avait déjà ouvert une fonderie qui fournissait les chantiers navals du Nord, en boulons, clous et pointes, qui fabriquait des canons et après 1792, des cloches. Une d'elles sonne toujours dans la Kings Chapel de Boston. Conscient que les États-Unis doivent importer des feuilles de cuivre depuis l'Angleterre, Revere décide d'ouvrir le premier moulin à cuivre en 1801, dans le nord de l'Amérique. Avec le produit fourni par son entreprise, il habille des vaisseaux de guerre. Son entreprise prospère et devient la Revere Copper and Brass, Inc. Il est un artisan très productif. En plus de fabriquer des objets en argent, il grave des motifs sur l'argent à la demande de ses clients, comme des armoiries familiales ou des monogrammes. Il fait la même chose sur du cuivre ou d'autres métaux. Disposant dans son magasin d'une petite presse, il produit des centaines de gravures comme la monnaie qu'il réalise à la demande de l'État du Massachusetts. Il imprime aussi des illustrations pour des livres, des magazines ou des journaux. Sa plus célèbre est sa peinture du *Massacre de Boston* en mars 1770. Son activité comprend deux périodes : une avant la guerre et celle qui lui succède. Deux registres ont survécu au magasin qui font état de 5 000 objets en argent et de 24 000 impressions sur une période s'étalant de 1761 à 1797. Revere n'hésite pas à anticiper les requêtes de ses

clients. Son affaire de famille a produit pas moins de 90 objets divers comme des bols, des tasses, des cuillères, mais aussi des instruments chirurgicaux.
Les revenus de Paul Revere sont estimés à 85 pounds par an. Par exemple, une théière faite par lui coûte 10 pounds, 16 shillings et 8 pence en 1762. En 1782, la même coûte 9 pounds et 12 shillings. La marque « REVERE » ou « PR » apparaissant dans un rectangle garantit la qualité du produit acheté dans l'échoppe de l'orfèvre américain. En 1811, à l'âge de 76 ans, Revere se retire et transmet son commerce à ses fils et petits-fils. Il meurt le 10 mai 1818, à 83 ans. Il est enterré au Granary Burying Ground de Boston.
Aujourd'hui, par sa chevauchée fantastique, Revere est une figure de l'histoire américaine au même titre que Georges Washington. C'est de cette manière qu'il est entré dans la légende et qu'il est devenu pour tous, le Midnight rider (= le Cavalier de minuit).

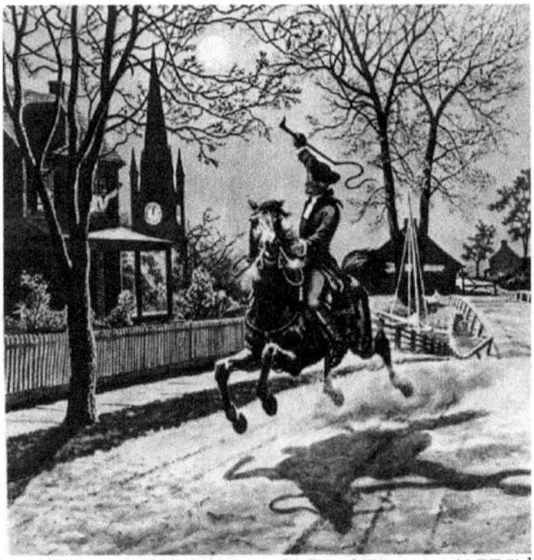

La chevauchée héroïque de Paul Revere (1775)[1].

[1] Cf. Paul Revere Memorial Association, Boston, 2006.

Les dentistes dans l'histoire : l'influence de Jean Gardette (1756-1831)

Jean Gardette[1] est le 2d fils de Jean Blaise Gardette et est né 13 août 1756, à Agen. Son père meurt alors qu'il est encore un petit garçon. Il y a peu de renseignements sur cette période. Son héritage est insuffisant pour lui permettre de survivre. Il rejoint son oncle Blaise, également à Agen, qui y officie en tant que procureur. Son oncle le destine vite à la profession médicale. Après des études sommaires sur place, Jean part pour Paris où il y séjourne pendant 2 ans, de 1773 à 1775. Il étudie l'anatomie et la chirurgie à l'École royale de Médecine. Il a reçu une formation en chirurgie dentaire des plus grands, Louis Laforgue et Le Roy de la Faudinière, eux-mêmes dentistes réputés à Paris. Jean étudie l'art dentaire dans les livres de Fauchard et Bourdet. Il est envoyé pendant 18 mois à l'hôpital de Toulouse. Après, il se rend à Bayonne où sa candidature pour devenir chirurgien de la Marine française est examinée par des chirurgiens de l'Amirauté. Après avoir obtenu leur approbation, il embarque sur un navire de guerre en direction de Boston, qui largue les amarres en octobre 1777. À bord, il y a le marquis de La Fayette et le comte de Rochambeau. Ils arrivent à Plymouth en janvier 1778, après 4 mois de voyage et un combat contre 2 navires britanniques où il officiera sur les blessés. En 1780, il débarque à Newport. Après avoir visité la ville, il ouvre un cabinet dentaire où il reçoit tous les officiers en garnison. En 1781-1782, il travaille avec un jeune soldat américain Josiah Flagg qu'il forme et à qui il inculque la dentisterie française. Flagg deviendra l'un des plus grands dentistes américains. Il retourne alors à Boston et gagne Washington à l'automne 1783. Son succès comme dentiste semble avoir été plutôt limité jusque-là par sa méconnaissance de la langue. C'est en 1784, à Philadelphie, qu'il devient un dentiste reconnu. Il y exerce de 1784 à 1830. En 1796, Jean réalise un appareil dentaire en dents d'ivoire à Georges Washington qui a dit de lui : *« Facile à mettre »*, *« On ne distingue pas ses dents des vraies »*. Qualifié de gentleman pour ses manières, Gardette se dévouera pour le développement de sa profession et le perfectionnement de ses connaissances. Il n'aura de cesse d'inventer des instruments pour gagner la confiance de ses patients. Certains même voyageront en Europe et lui vaudront quelques honneurs (1822). Il a été le premier à privilégier l'usage de matériaux élastiques dans les attaches d'appareils amovibles plutôt que des fils d'or et à définir un montage des dents idéal sur une plaque en or qui permette le maintien des dents sur la gencive. Il est aussi le premier à utiliser les phénomènes de succion dans le maintien des appareils amovibles au maxillaire dans les années 1800. En 1827, il publie son

---

[1] Cf. Riaud Xavier, « Les dentistes dans l'histoire : l'influence de Jean Gardette (1756-1831) », in *Solutions cabinet dentaire*, n° 18, septembre 2019, p. 110.

unique article intitulé « Transplantations de dents humaines » dans le *Medical Recorder* (7 p.). Doué d'un grand jugement, d'une grande habileté, d'une empathie réelle pour ses patients, il brille par ses innovations, son inventivité, dans sa recherche du « meilleur » pour ses patients. Il est l'un des premiers à utiliser de l'or pour ses obturations dentaires. Il ira jusqu'à fondre des ducats hollandais pour fabriquer son propre or d'obturation. Il souffre de la goutte et rêve de retourner en France finir sa vie. Il n'y revient qu'en 1829. Déçu par sa visite d'Agen, il s'installe à Bordeaux où il y meurt en août 1831. Jean (ou Jacques) Gardette, dentiste français, est considéré comme le père de la dentisterie américaine.

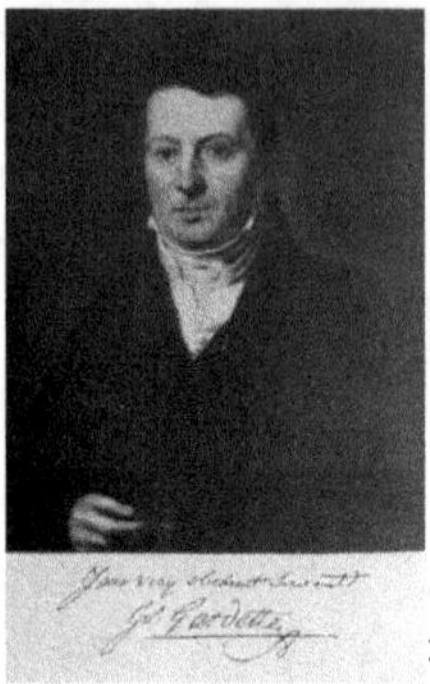
[1]

[1] Cf. Gardette Emile B., « Bibliographical notice of the late James Gardette », in Am. J. Dent. Science, April 1851 : 375-382.

Techniques dentaires au XVIIIe siècle

La nécessité d'une hygiène dentaire et les problèmes liés à la consommation du sucre sont déjà connus. Robert Bunon[1], pressenti pour la survivance de la charge de Capperon en tant que dentiste du roi en 1748, mais décédé avant, dans son *Essay sur les maladies des dents* paru en 1743, en interdit la consommation aux enfants parce que, dit-il : *« la viscosité du sucre s'attache aux gencives et en bouche les pores ; et qu'il y a d'ailleurs un sel corrosif, fort pernicieux pour les dents. »*
Bourdet nous informe, dans son livre intitulé *Soins faciles pour la propreté de la bouche et la conservation des dents* (1759), que l'usage excessif de sucre contribue à la destruction des dents et insiste également sur le fait qu'après en avoir consommé, il faut se rincer la bouche avec de l'eau tiède afin *« d'enlever le suc visqueux qui s'attache aux dents et dont l'acidité les gâte. »* Le même donne des consignes d'hygiène dentaire très précises qui seront reprises plus tard pour beaucoup par Napoléon. *« Il faut tous les matins commencer par bien se gratter la langue. Il faut passer un cure-dents de plume entre toutes les dents pour enlever le sédiment qui s'y forme pendant le sommeil et pour dégorger le sang arrêté dans les pointes des gencives. On doit ensuite se bien nettoyer les gencives et les dents avec une petite éponge que l'on aura trempée dans de l'eau tiède. Il est bon, tous les trois ou quatre jours, de se servir d'une petite racine, bien douce, pour emporter la crasse qui ternit la dent. Les personnes qui ont à portée d'avoir du bon vin blanc s'en serviront au lieu de l'eau pour se laver la bouche. Elles porteront le doigt pour frotter la gencive. On usera d'un opiat fait avec de l'os de seiche incorporé avec du miel de Narbonne et on en prendra sur le bout du doigt. Les gencives ainsi frottées se dégageront. »* Les réimplantations et transplantations dentaires sont courantes et décrites dans toute l'Europe par tous les dentistes connus. En 1754, Lécluse obture avec du plomb des molaires extraites qu'il réimplante ensuite. Il aurait fait 300 opérations du même type la même année. En 1771, John Hunter, dans *The Natural History of the Human Teeth*, transplante la dent saine d'une personne vivante dans la crête d'un coq. Quelques mois après, le coq est tué et Hunter remarque que la dent est fixée au tissu et la circulation. Il vient de découvrir l'ostéointégration sans en comprendre l'implication. En 1786, Bourdet, dans son livre *Recherches et observations sur l'art du dentiste*, publie quatre observations. Les dents sont plombées hors de la bouche sans traitement canalaire et réimplantées. Il faut des sujets en bonne santé. Les prothèses dentaires se développent. En 1756, Philipp Pfaff, dentiste allemand, coule les premiers modèles en plâtre. En 1788, Dubois de Chémant publie sa

[1] Cf. Riaud Xavier, « Techniques dentaires au XVIIIe siècle », in *Indépendentaire*, n°141, octobre 2016, pp. 78-80.

Dissertation sur les avantages des nouvelles dents et rateliers artificiels incorruptibles et sans odeurs où il fait état de son invention des dents en porcelaine. Cette invention sera contestée par Dubois Foucou, dentiste du roi, devant les tribunaux. Ce dernier est débouté le 26 janvier 1792. Il doit même payer les frais de procédure. Laforgue publie *Théorie et pratique de l'art dentaire. L'art du dentiste ou manuel des opérations qui se pratiquent sur les dents, et de tout ce que les dentistes font des dents artificielles, obturateurs et palais artificiels* en 1802. Fauchard, en 1728, dans *Le Chirurgien Dentiste ou Traité des dents,* avait déjà décrit les contentions et les obturateurs palatins. En 1740, ce dernier recommande les dentiers à ressorts. Les implants connaissent aussi quelques avancées. En 1804, Bell étudie les réactions tissulaires à divers métaux. En 1807, lors de la parution de son livre *Manuel de l'art du dentiste*, Maggiolo décrit l'implantation d'une dent conçue avec un alliage d'or à 18 carats. Pour calmer la douleur, des saignées dentaires sont réalisées pour soulager. Un emplâtre à base d'un grain d'opium est placé directement dans la dent douloureuse. Des bains de bouche à base de grain d'opium, de pyrèthre cuite dans du vinaigre sont préconisés. La fameuse mouche sur le visage des nobles est à la base un emplâtre dentaire : un grain d'opium est placé à hauteur de la dent douloureuse et recouvert d'un morceau de taffetas noir. Bourdet (1759) préconise l'emploi du clou de girofle comme calmant et antiseptique. Si l'avulsion dentaire est évidemment fréquente, les caries sont aussi soignées. Ainsi, *« Bunon affirme que : "Les dents touchées de carie étant limées et plombées, à propos, sont préservées de ses progrès et sauvées. Si elle est profonde, il faut en arrêter la progression, en grattant avec des excavateurs les parties noires, molles. La partie malade éliminée, on la nettoie et on imprègne la cavité d'essence de cannelle ou de girofle, à l'aide d'un coton." » « Certains dentistes parisiens, particulièrement adroits, appliquaient le fer rouge sur la partie limée. On la desséchait et on la rendait insensible. La cavité bien préparée, on la comblait avec du plomb ou de l'étain bien tassé. Le plombage, à l'aide de feuilles d'or bien pressées, donnait de bons résultats, fonctionnels et esthétiques. Cette manœuvre demandait beaucoup de soins si on voulait que le plombage tienne bien. Si la carie est profonde, que le fond de la cavité est douloureux, le "bouton de feu" brûlera la "superficie du nerf", après quoi, on pourra plomber. »* Bourdet (1759) est favorable à l'aurification des dents. *« Après avoir nettoyé la cavité, on la remplit avec de l'étain ou du plomb, mais je préfère des feuilles de l'or le plus fin, qu'on fait battre exprès et, chaque fois qu'on les emploie, on les fait chauffer sur une pelle. Les feuilles d'or dont se servent les doreurs sont beaucoup trop minces ; il faut que le nôtre ait plus d'épaisseur. L'or quand il est doux, bien battu et qu'on a soin de le chauffer, tient aussi bien que l'étain ; il a de plus l'avantage de ne pas noircir et de ne pas altérer la couleur des dents... Pour les dents antérieures, il faut encore préférer l'emploi de l'or. »* Il généralise l'utilisation de l'or aux prothèses dentaires. Quant au détartrage, il se fait alors manuellement avec des rugines. La notion d'éthique médicale est clairement abordée par Laforgue (1763-1823), dentiste français, en 1802, dans son livre intitulé *Théorie et pratique de l'art dentaire. L'art du dentiste ou manuel des opérations qui se pratiquent sur les dents, et de tout ce que les dentistes font des dents artificielles, obturateurs et palais artificiels. « Les petits ramoneurs à Paris sont ordinairement d'excellente santé, la pauvreté et l'ignorance du prix de leurs dents les portent à se les laisser arracher pour de l'argent. S'il y a probité chez les dentistes, ils n'entreprennent point ces opérations. Ils évitent les mutilations dont la justice devrait les punir. »* Pour ce qui est de la publicité, *« La médecine du XIXe siècle est parfois une science, peut-être un art et certainement un commerce où se côtoient honnêtes praticiens et charlatans douteux. Nombreux sont les médecins, les dentistes plus encore, à recourir aux ressources de la publicité : pour ce qui concerne la publicité « déclarée », affiches murales, annonces dans la presse et prospectus ; du côté de la publicité déguisée, les fameuses « réclames », terme qui désigne à l'origine les articles élogieux insérés – au prix fort pour l'annonceur – dans la partie éditoriale du journal. Ni loi ni code de déontologie ne les interdisent formellement... » « Les livres eux-mêmes accueillent des annonces en fin de volume ou, publications opportunistes à visée vulgarisatrice, construisent des renommées. »* En 1825, Julien Marmont, par exemple, publie *L'Odontotechnie ou l'art du dentiste, poème didactique et descriptif en quatre chants dédiés aux dames*. En le dédiant *« aux dames »*, Marmont souhaite bien évidemment s'adresser à cette clientèle tout spécifiquement. La mention « chez l'auteur » avec l'adresse personnelle démontre que ce poème est une publication autopromotionnelle.

Les problèmes dentaires de Louis XVI (1754-1793)

Louis XVI serait né avec 1 dent[1]. « La bouche de Louis XVI a un caractère tout particulier. Les lèvres fortement dessinées, mais avec peu de délicatesse, indiquent de la bonté, même de la bonhomie ; si la lèvre inférieure n'est pas un peu pendante, ce qui indique un tempérament lymphatique et une faiblesse de caractère, l'ensemble de la conformation buccale présenterait une certaine majesté. Mais le caractère de la faiblesse, de l'indécision y domine ; de plus, les lèvres révèlent un penchant pour la gourmandise… » Ses dents sont mal alignées. Son rire est sans grâce. Etienne Bourdet (1722-1789) est son dentiste de 1763 à 1789. Il pratique l'aurification des dents. Le roi a pu avoir des obturations en or. Dans les États de 1770, Bourdet est dentiste du roi et de la reine. Le 25 février 1793, Étienne est remplacé par Louis-Guillaume Le Monnier (1717-1799). Du 1er au 4 août 1790, le médecin rédige des « bulletins de santé » pour l'Assemblée nationale constituante sur un abcès dont Louis XVI souffre à Saint-Cloud. « Depuis plusieurs jours, le Roi est incommodé d'une fluxion occasionnée par une douleur de dent incisive supérieure ; Sa Majesté a le visage gonflé. Il s'est joint quelque mouvement de fièvre et un peu de chaleur d'entrailles ; ces symptômes continuent aujourd'hui. La fièvre nous paraît plus modérée et le dentiste juge qu'il y a peu de fluxion autour de la gencive (1er août). » Le lendemain, l'abcès s'est vidé et « il s'en est suivi le dégonflement du visage, mais il reste encore quelques duretés qui vont dégorger insensiblement (2 août). » « La fluxion se dissipe à vue d'œil ; il est sorti ce matin un peu de matière louable (de la qualité requise) du fond de l'abcès ; il subsiste encore un bourrelet qui se dissipera bientôt… (3 août). » « Le Roi s'est trouvé bien hier toute la journée et ayant très bien passé la nuit… il n'y aura plus de bulletin (4 août). » Sa lecture est faite par l'un des secrétaires de l'Assemblée constituante, le compte rendu officiel indique : « L'Assemblée applaudit… ! » En novembre 1792, Le Monnier remplace Dubois-Foucou, son dentiste depuis 1790. À son entrée au Temple, le 10 août 1792, Louis XVI demande à Jean-Joseph Dubois-Foucou (1747-1830) « une éponge pour les dents ». La famille royale n'a pas emmené d'objets de 1re nécessité. Cette « éponge » lui est fournie. Le 7 décembre, le Conseil du Temple saisit tous les « instruments tranchants et armes offensives » des détenus. Cléry, le valet de chambre, remet aux commissaires, « un crochet servant au netoyement des dents, en acier. » En décembre 1792, « Louis Capet en présence des commissaires de garde auprès de lui, a demandé, en raison d'une fluxion des dents dont il est attaqué depuis quelques jours, que l'on fasse venir un dentiste qu'il consulterait pour son mal, et il a

[1] Cf. Riaud Xavier, « Les problèmes dentaires de Louis XVI (1754-1793) », in *Solutions cabinet dentaire*, n°66, novembre 2024, p. 64.

désigné, à cet effet, le citoyen Dubois-Foucou. » Dans les procès-verbaux de séance : « En tout temps, Louis boit à la glace ; qu'il renonce à ce régime et bientôt la fluxion cessera. » « Non seulement, pour soulager Louis Capet, l'humanité exigeait que l'on accédât à sa demande, mais qu'il le fallait encore pour éviter que l'on fît à cet égard des reproches au Conseil. » « S'agissant d'une fluxion, qui est un accident passager et de courte durée, le secours d'un dentiste ne serait d'aucune utilité ; qu'il en pouvait même résulter l'inconvénient que le mal augmentât, ou que l'on supposerait ce prétexte, ce qui occasionnerait des propos bien plus à craindre que les propos dont il vient d'être parlé ; que d'ailleurs Louis Capet avait observé journellement que cette fluxion ne lui causait aucune souffrance. » Jacques Roux, officier municipal chargé de la police du Temple, « refusa un dentiste à Louis XVI qui éprouvait un mal de dents des plus violens et ajoutant l'ironie à l'inhumanité, il lui aurait dit : « Bah ! Il faut s'accoutumer à tout. ». » Le 22 décembre 1792, le Conseil général de la Commune refuse à Louis XVI le secours d'un dentiste. Hommage posthume du lendemain : « Il n'aura plus mal aux dents. »

Dentistes à l'aube de l'Empire

En 1768, un extrait des lettres patentes de mai sur l'art dentaire en France[1] dit que pour exercer cette spécialité, il faut avoir été reçu expert pour les dents par le Collège de chirurgie à la suite d'épreuves théoriques et pratiques. *« Art. 126 : Ceux qui voudront ne s'appliquer qu'à la cure des dents seront tenus avant d'en faire l'exercice, de se faire recevoir au dit Collège de chirurgie en la qualité d'expert. Art. 127 : Aucun aspirant ne pourra être admis à ladite qualité d'expert s'il n'a servi 2 années entières et consécutives chez l'un des maîtres en chirurgie ou chez l'un des experts établis dans la ville et faubourgs de Paris, ou enfin, sous plusieurs maîtres ou experts des autres villes pendant 3 années. Art. 128 : Seront reçus lesdits experts en subissant 2 examens en 2 jours différents dans la même semaine, ils seront interrogés le 1er jour sur la théorie et le 2d sur la pratique des dits exercices. S'ils sont jugés capables dans ces examens, ils seront admis à ladite qualité d'expert en payant des droits et en prêtant serment entre les mains de notre Premier chirurgien ou de son lieutenant. »* Le 2-17/03/1791, la loi d'Allarde supprime les corporations et accorde le libre exercice de toutes les professions. Art. 7 : *« Il sera libre à toute personne de faire tel négoce ou d'exercer telle profession, art ou métier qu'elle trouvera bons ; mais elle sera tenue de se pourvoir auparavant d'une patente, d'en acquitter le prix suivant les taux ci-après déterminés et de se conformer aux règlements de police qui sont ou pourront être faits. »* Le 14/06/1791, la loi Le Chapelier prolonge ce décret de façon répressive et dans ses objectifs. *« N'importe qui, s'il a une patente* (payée au préalable), *pourra, du jour au lendemain, exercer la médecine, se dire chirurgien, se dire dentiste. Ce sera la porte ouverte à des abus sans nombre. »* La notion de formation et celle de compétence laissent la place à la liberté d'entreprendre et de concurrence. Cette loi contribue, avec celle du 18/08/1792, à la dissolution de l'Université et des facultés de médecine, au nom du libre exercice de la médecine, sans nécessité d'avoir fait des études médicales ou d'avoir un diplôme, jusqu'à celle créant les écoles de santé de Paris, Montpellier et Strasbourg, le 04/12/1794. L'art dentaire est abandonné au charlatanisme. *« La loi de l'an III va aussi permettre le contrôle des empiriques. La commission d'instruction publique réunie le 13 vendémiaire an VI, décide que tous ceux qui exercent actuellement l'art de guérir, sans avoir été reçus dans les formes prescrites par les lois anciennes, seront tenus de se présenter dans les 3 mois devant un des jurys ou devant une des écoles de Paris, Montpellier ou Strasbourg, pour y subir les examens. Les élèves reconnus capables recevront un certificat ou diplôme signé par les examinateurs. »* Tous les

---

[1] Cf. Riaud Xavier, « Dentistes à l'aube de l'Empire », in *Solutions cabinet dentaire*, n°22, janvier 2020, p. 86.

anciens médecins, chirurgiens et experts pour les dents voient leurs diplômes reconnus. Cette loi profite aux charlatans qui reçoivent un statut de praticien « légitime ». Pour pallier les carences établies de la loi du 04/12/1794, Fourcroy parvient à faire voter la loi du 10/03/1803, qui impose à ceux qui souhaitent exercer la médecine d'*« être examinés et reçus dans l'une des 6 écoles de santé »*. Ayant satisfait à cet examen, il portera le titre de docteur en médecine ou en chirurgie. Dans ces 2 lois, le dentiste n'est jamais mentionné. De fait, il sera à l'abri de toutes poursuites judiciaires pour les 23 années qui suivront la loi de 1794. De nombreux experts pour les dents en profitent pour devenir des officiers de santé, ce qui fait apparaître un conflit d'intérêts entre *« les médecins-dentistes et les dentistes patentés »* qui ne prendra fin qu'en 1892, avec la loi Brouardel donnant un vrai statut aux dentistes français.

Napoléon Ier (1769-1821) et sa bouche

Napoléon serait né avec des dents[1]. Dans sa jeunesse, sa bouche semble *« belle avec des lèvres égales et serrées, tout particulièrement dans la mauvaise humeur. Elle sait par contre s'ouvrir dans un large sourire lorsqu'il veut séduire. Ses dents sans être rangées régulièrement sont très blanches et en très bon état. »*

L'hygiène corporelle de Napoléon est très méthodique et méticuleuse. Le brossage des dents est une étape particulièrement prisée. Las Cases, son biographe officiel, décrit les détails minutieux de la toilette de Napoléon. Après la barbe et le nettoyage du visage, en dernière partie, *« ... Vient ensuite l'histoire des dents... »* Masson, grand historiographe de Napoléon, précise : *« ...Il curait soigneusement ses dents avec un cure-dents en buis, puis les brossait longuement avec une brosse trempée dans de l'opiat, revenait avec du corail fin, et se rinçait la bouche avec un mélange d'eau-de-vie et d'eau fraîche. Il se raclait enfin la langue avec un racloir d'argent, de vermeil ou d'écaille. »* L'Empereur dispose à cet effet de plusieurs nécessaires à dents. Il achète le premier en 1798. À Ulm et à Austerlitz, Napoléon dispose d'une cassette de campagne pour l'entretien de ses dents. C'est le plus important jamais utilisé par lui. Il est composé de 103 pièces. En 1810, l'Empereur en possède un essentiellement composé de rugines à détartrer, réparé d'ailleurs par Grangeret, le célèbre coutelier, cette année-là. Un autre est dérobé en 1815, à Waterloo, par un soldat dans les bagages du train du Corse. D'ailleurs, « l'État B » du testament de l'Empereur écrit le 24 avril 1821, à Longwood, qui fait l'« Inventaire des effets laissés chez M. le comte de Turenne », stipule : *« Je donne à mon fils le nécessaire d'or, pour les dents, resté chez le dentiste. »*

Son dentiste personnel de 1806 à 1813, Jean-Joseph Dubois-Foucou, n'a rien à faire dans sa bouche, excepté des nettoyages et lui prodiguer des consignes d'hygiène.

En 1815, à son arrivée à Sainte-Hélène, les officiers anglais le décrivent avec un sourire sale et noir. Faut-il y voir la coloration de la réglisse dont l'Empereur raffole ? Du 26 octobre 1816 au 9 novembre 1816, Las Cases relate l'apparition, puis la rémission du premier abcès dentaire de Napoléon. Le 26 octobre, *« Je l'ai trouvé, la tête empaquetée d'un mouchoir... « Quel est le mal le plus vif, la douleur la plus aiguë ? » demandait-il. Je répondais que c'était toujours celle du moment. « Eh bien ! C'est donc le mal de dents », m'a-t-il dit. En effet, il avait une violente fluxion ; sa joue droite était enflée*

---

[1] Cf. Riaud Xavier, « Napoléon (1769-1821) et sa bouche », in *Indépendentaire*, janvier 2011, n° 84, pp. 102-103 ; cf. Riaud Xavier, « Napoléon (1769-1821) et sa bouche », in *Solutions cabinet dentaire*, n°37, juin 2021, p. 92.
Article réédité en hommage bicentenaire de la mort de Napoléon Ier.

et fort rouge... Je me suis mis à lui chauffer alternativement une flanelle et une serviette qu'il appliquait tour à tour sur la partie souffrante, et il disait en ressentir beaucoup de bien. » Le 9 novembre, *« ...L'Empereur, à dîner, était fort bien, très content et même gai ; il se félicitait d'avoir passé sa dernière crise sans s'être soumis à la médecine, sans avoir payé tribut au docteur... »*
En 1817, son médecin irlandais, Barry O'Meara, qui fait aussi, sur l'île, office de dentiste, signale des atteintes scorbutiques de ses gencives. En juillet, nouvel abcès. Le médecin veut lui enlever une dent. Napoléon, craintif, refuse. Le 16 novembre, l'extraction, sa première, est faite. Dans un rapport du 9 juillet 1818, O'Meara mentionne la gravité des lésions scorbutiques présentes dans la bouche du captif. Il précise aussi que trois dents sont touchées et qu'il a dû les enlever à intervalles convenables. Après janvier 1818, le maréchal Bertrand décrit d'autres problèmes dentaires.
Dans la nuit du 4 au 5 mai 1821, Napoléon décède.

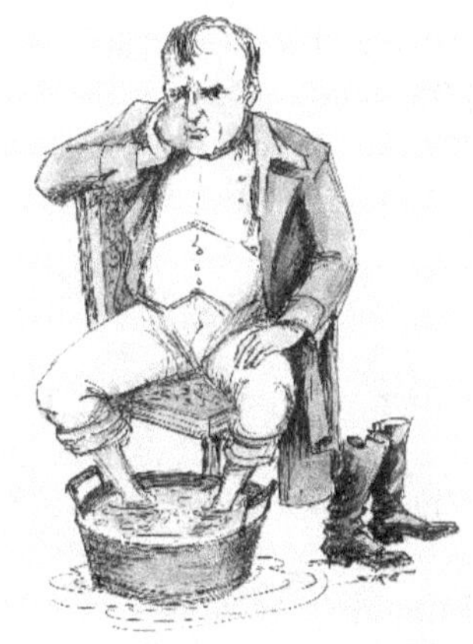

Napoléon Ier avec un abcès dentaire à Sainte-Hélène en 1816[1].

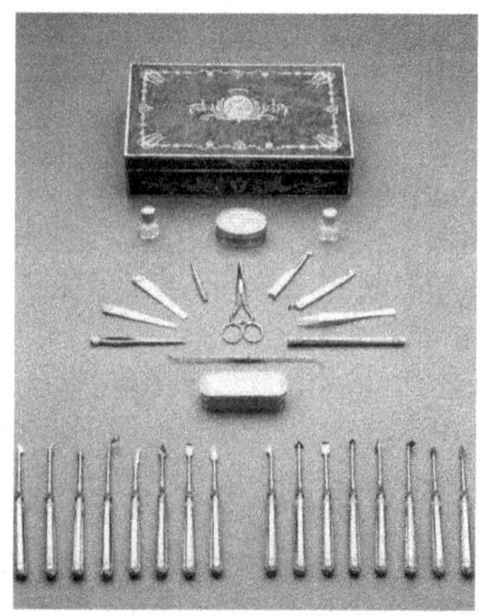

Nécessaire à dents de Napoléon[2]

[1] Cf. Sire Robert, communication personnelle, Orléans, 2009, © Robert Sire.
[2] Cf. Fondation Napoléon, catalogue *"Trésors de la Fondation Napoléon"*, Paris, 2007, © Fondation Napoléon.

Connaissez-vous Jean-Joseph Dubois-Foucou ?

Jean-Joseph Dubois-Foucou[1] est né à Toulon, le 19 février 1748. Il est élève en chirurgie à l'hôpital de la même ville et à celui de la Charité de Paris. Il est qualifié maître chirurgien en 1766. Le 22 juillet 1771, il devient membre du collège royal de chirurgie de la capitale. À partir de ce jour, il officie en tant que chirurgien-dentiste. Son nom est Dubois, mais il lui adjoint Foucou, l'un de ses parents qui était un artiste. Le 22 juillet 1775, Dubois-Foucou est maître en l'art et science de chirurgie de Paris, ayant soutenu une thèse intitulée *De dentis vitiose positorum curatione*. De 1783 à 1785, il exerce rue Sainte-Marguerite à Paris, avec son oncle Vincent. De 1785 à 1796, il officie dans la même maison que Bourdet, dentiste du roi Louis XV, rue Croix-des-petits-champs. De 1797 à 1805, il est au 1325/6, rue des bons enfants, butte des moulins. De 1806 à 1807, il s'installe au 1, rue des bons enfants. Enfin, de 1808 à 1830, il termine sa carrière au 2, rue Caumartin. En mars 1783, Bourdet lui vend la survivance de sa charge auprès du roi pour la somme de 150 000 livres. Louis XVI le nomme son opérateur pour les dents par brevet, le 4 mai 1783, décerné à Versailles. À cette époque, il soigne déjà le futur Louis XVIII depuis le 6 avril 1783, le futur Charles X, et la famille royale. Dubois-Foucou succède à Bourdet après sa mort en 1789, auprès du roi, mais n'apparaît dans l'*Almanach royal* qu'en 1791. Le 1er août 1790, il est appelé par Louis XVI pour un abcès dentaire. Alors au Temple, Louis XVI demande le 10 août 1792, une « éponge pour les dents » à son dentiste qui la lui fournit. Enfermée précipitamment, la famille royale est démunie de tout. En décembre 1792, nouvelle fluxion du roi qui appelle Dubois-Foucou. Le Conseil général de la Commune refuse, le 22 décembre 1792. Procédurier, Dubois-Foucou attaque en justice Dubois de Chémant, autre dentiste, au sujet de l'invention des dents minérales. De nombreux échanges dans les journaux, dont le *journal de Paris* de 1789, précèdent cette démarche (numéros du 26 avril 1788, 22 avril 1789, 26 avril 1789, etc.). Le 26 janvier 1792, il est débouté et doit payer les frais de procès. Plus tard, lorsque Dubois de Chémant est parti en Angleterre, Dubois-Foucou poursuit ses recherches et réalise ses propres dentiers en porcelaine. Le 25 février 1793, Dubois-Foucou demande la résiliation de sa charge. Le 12 mai 1794, il assigne en justice la veuve Bourdet et lui demande le remboursement de 120 000 livres. Le 2 novembre 1794, le dentiste perd son procès et la veuve ne lui rend pas un centime.

En janvier 1805, une proposition lui est faite pour occuper la fonction de chirurgien-dentiste de l'Empereur sans traitement. Dubois-Foucou est cité pour la première fois dans l'*Almanach impérial* de 1806. En 1806, Gervais-Chardin, « parfumeur de Leurs Majestés Impériales et Royales », livre 52 boîtes d'opiat

[1] Cf. Riaud Xavier, « Connaissez-vous Jean-Joseph Dubois-Foucou ? », in *Indépendentaire*, n°127, avril 2015, pp. 64-65.

dentifrice pour un montant de 306 francs, 15 douzaines de cure-dents en buis et en ivoire. Le 25 octobre 1808, il livre 24 douzaines de cure-dents en buis, 6 boîtes de corail fin pour les dents au prix de 36 francs et 28 boîtes d'opiat superfin facturées 168 francs. Le 20 mars 1815, le parfumeur Teissier fournit 3 boîtes d'opiat en bois d'ébène pour la somme de 18 francs et 28 pots d'opiat à la rose au coût de 56 francs. Tous ces produits sont destinés à l'hygiène bucco-dentaire de l'Empereur. Chaque opérateur pour les dents conseille au roi l'usage de ses onguents et de ses potions personnelles. Dubois officie sur la personne de Napoléon de 1806 à 1813. Jamais durant son règne, le monarque ne semble avoir eu recours aux services de Dubois-Foucou, excepté pour des nettoyages. Ses émoluments se montent à 600 francs par an et ne sont mentionnés pour la première fois qu'en 1808. Corvisart, par exemple, médecin personnel de l'Empereur, perçoit la somme modique de 30 000 francs par an. En 1808, Dubois-Foucou publie *Exposé de nouveaux procédés pour la confection des dents, dites de composition »* et *« Lettre adressée à MM. les dentistes sur les dents minérales.* Les attributions et obligations du chirurgien-dentiste personnel de Napoléon sont mentionnées au titre 8 dans le *règlement pour le service de santé de la maison de Leurs Majestés Impériales et Royales* qui est rédigé en 1811. *« Art. 1er : Le chirurgien-dentiste est tenu de se présenter à la cour lorsqu'il est appelé immédiatement ou par le premier médecin ou par le premier chirurgien.*
Art. 2 : Il est également tenu de se présenter à l'infirmerie impériale lorsqu'il en est requis par le premier médecin ou d'après la demande du premier chirurgien ou du chirurgien de quartier pour y faire quelque opération de son ministère dans les cas urgents il s'y rendra sur leur invitation immédiate. » Dans un mémoire de réparation d'un nécessaire à dents de Napoléon, sur la quittance en date de 1810, sa signature apparaît. Ces instruments semblent avoir pour objectif la réalisation sur la personne de Napoléon de soins conservateurs. Dubois-Foucou intervient dans une autre réparation du nécessaire le 27 mars 1815. Napoléon a donc grande confiance en son dentiste. L'Empereur lui laisse toute liberté quant à la confection, les réparations éventuelles et l'entretien des coffrets impériaux, pour ceux destinés à l'hygiène dentaire tout du moins. Ces 2 mémoires faisant état de réparations sur des rugines à détartrer démontrent les sollicitations fréquentes du dentiste par Napoléon pour des détartrages. Toutefois, si Dubois-Foucou est libre de ses choix, ceux-ci sont visés par Corvisart. Dubois-Foucou sera aussi le dentiste personnel de Louis XVIII qui le garde uniquement parce qu'il s'est occupé du roi décapité, et de Charles X. Louis XVIII le rappelle aux mêmes fonctions à partir du 9 janvier 1815. Le 14 janvier 1815, dans une lettre au ministre de la maison du roi, Dubois-Foucou atteste avoir conçu et fait la commande, en lieu et place de Louis XVIII, d'un nécessaire à dents avant avril 1814. En 1826, Jean-Joseph Dubois-Foucou cesse toute activité, mais au 15 décembre 1826, il est encore autorisé à conserver son titre. De fait, son nom est toujours cité dans l'*Almanach royal* de 1830, année de sa mort à Paris. Dubois-Foucou a été marié. Il n'a pas reçu la Légion d'honneur et n'a pas été élevé à la noblesse d'Empire.

Napoléon II et ses dents

Né en 1811, fils de Napoléon Ier et de Marie-Louise d'Autriche, il devient roi de Rome. Sa bouche est belle et en arc[1]. À Saint-Cloud, Napoléon demande à Mme de Montesquiou si son fils se porte bien. La gouvernante répond : *« Il se montre grognon, pleure. Ses dents le tourmentent... »* Le 25/10/1811, le *Moniteur* annonce : *« [Le] Roi de Rome est à Saint-Cloud depuis le retour de Compiègne ; sa 1re dent de lait vient de percer. Le travail de la dentition s'est fait sans occasionner aucune altération de sa santé. »* Au retour d'un séjour en Belgique, Marie-Louise retrouve son fils *« bien fortifié, ayant 4 dents, mais maigre et pâle, ce qui provient de la dentition. »* L'Empereur, malgré sa campagne de Russie, demande des nouvelles de son fils à la gouvernante : *« J'espère que vous m'apprendrez bientôt que ses 4 dernières dents sont faites. »* Revenue de Dresde, Marie-Louise voit son fils à Saint-Cloud. *« Il a 15 dents, mais ne parle pas. »* En 1813, elle écrit : *« Il a toutes ses dents depuis 3 mois. »* De 1813 à 1814, l'Impératrice écrit à Napoléon où elle fait état des problèmes dentaires de son fils. 8/02/1814 : *« Il a eu une rage de dents ce matin, elle l'a fait souffrir pendant plus de 3/4 d'heure. Il a 2 dents gâtées, cela me désole. »* 25/02/1814 : *« Il a eu ce soir une rage de dent assez forte qui l'a fait souffrir, mais il n'y a pas de remède à cela, cela vient d'une dent gâtée. Dubois-Foucou parle de l'arracher, mais il n'y aura jamais moyen de le déterminer à cette opération, car quand on lui parle de mettre du coton dans la dent, il pousse des cris affreux. »* 27/02/1814 : *« Il étoit grognon, je l'ai attribué à son mal aux dents qui le prend souvent... »* 28/02/1814 : *« Il a encore un peu de malaise hier soir, mais cela n'a été l'affaire que d'une ½ heure. »* 29/02/1814 : Il ne souffre plus. 02/03/1814 : *« Ce matin, ses dents le tourmentent, il a des rages de dents à chaque instant, je crains que ses dents gâtées ne lui préparent de longues souffrances. »* 03/03/1814 : *« Je crois que sa petite indisposition est guérie, pourvu que ses vilaines dents le laissent en repos, car elles l'ont fait souffrir depuis quelque temps. »* 13/03/1814 : *« Il a eu des rages de dents dans la journée, mais ce soir, il se porte bien. »* 14/03/1814 : *« Ses rages de dents sont passées. »* 16/03/1814 : *« Il a toujours mal aux dents. »* 18/03/1814 : *« Ton fils souffroit des dents, nous avons découvert que souvent, il se plaignoit sans avoir un mal réel, mais depuis que je lui ai déclaré que la promenade étoit fort contraire aux fluxions et que l'on seroit obligé de l'en priver, son mal a disparu d'un coup, envolé, et il n'en est plus question ce soir. »* 20/03/1814 : *« Ton fils a encore des rages de dents, mais ce sont des dents gâtées qui le feront souffrir souvent. »* 25/03/1814 : *« Il a parlé plusieurs fois de ses maux de dents, mais comme il s'en plaignoit tout*

---

[1] Cf. Riaud Xavier, « Napoléon II et ses dents », in *Indépendentaire*, février 2013, n° 105, pp. 88-89.

en riant, je n'y avois pas ajouté grande foi, car l'expérience a prouvé que c'étoit probablement un prétexte, sinon un tour d'espiègle. » 03/08/1814 : *« Il ne s'est jamais mieux porté qu'à présent ; excepté les maux de dents qui le tourmentent.* » En juillet 1817, la baronne de Montet écrit du jeune prince : *« C'est dommage que ses dents soient noires et affreuses.* » Il a un menton fort, propre aux Habsbourg. Enfin, l'« État B » du testament de l'Empereur écrit le 24/04/1821, à Longwood, stipule : *« Je donne à mon fils le nécessaire d'or, pour les dents, resté chez le dentiste.* » À la mort de l'Aiglon, en 1832, des rumeurs auraient couru sur son empoisonnement par le dentiste autrichien Carabelli, lors de ses soins, à la demande de Metternich.

« Les dents du bonheur »

La langue française[1] comprend de nombreuses expressions qui sont utilisées au quotidien sans pour autant qu'on en connaisse les origines, voire les étymologies. Parfois, celles-ci réservent des surprises… De tout temps, depuis que les armes à feu existent, il a été demandé que les hommes aient de bonnes dents. Sans aucune incisive devant, ils ne peuvent pas déchirer les cartouches de poudre qu'ils doivent tasser dans le canon de leurs fusils avant d'y introduire la balle meurtrière. Aussi, les hommes dépourvus d'incisive(s) supérieure(s) étaient-ils réformés automatiquement. Pour information, un espace entre les incisives supérieures est appelé communément un « diastème ». De nombreuses célébrités en ont un. C'est le cas notamment de Yannick Noah ou encore de Vanessa Paradis. On dit de ces personnalités qu'elles « ont les dents du bonheur ». Cette expression tire son origine de l'épopée napoléonienne. Pour s'engager dans la Grande Armée, il était impératif que les soldats aient des incisives en parfait état, car ils devaient ouvrir leur poudrière avec les dents afin de charger, puis de recharger leur fusil qu'ils devaient tenir à deux mains. Tous ceux qui avaient des dents écartées, ou absentes, étaient alors réformés, car inaptes au combat, ce qui évidemment ne manquait pas de contribuer à « leur plus grand bonheur ». Plus sérieusement, l'instruction générale sur la conscription du 1er novembre 1811, dans son article 176, présente deux tableaux de motifs médicaux susceptibles d'aboutir à l'exemption du conscrit. Dans ceux du deuxième tableau, figure « la perte des dents incisives ». Mais, le premier texte fixant les causes de réforme en vigueur dans les armées de la République a été écrit par le Conseil de santé à la demande de la Convention, le 15 brumaire an II (automne 1793). Il comprend 17 motifs possibles. Le 3e d'entre eux est *: « Le défaut des dents incisives et canines »*, car *« On ne peut déchirer la cartouche (de poudre). »* Face à la recrudescence des campagnes, les blessés et les morts abondent. Il faut recruter. Le pays et sa population se lassent de tous ces combats. *« Les réfractaires étaient de plus en plus nombreux. Des jeunes gens allaient jusqu'à se faire arracher toutes les dents (…) pour échapper à la conscription. » « Afin d'échapper à la conscription, les jeunes gens imaginent et utilisent tout un ensemble de moyens illégaux ; parmi les plus classiques, il convient de citer les faux certificats médicaux, les mutilations – qui vont des dents cassées pour ne pas pouvoir déchirer les cartouches (…). »* Le 13 avril 1809, Napoléon signe le décret visant à la formation de 10 compagnies dénommées *« compagnies d'infirmiers d'hôpitaux »* ou *« compagnies de soldats d'ambulance »*. Les infirmiers

---

[1] Cf. Riaud Xavier, « Les dents du bonheur », in *Solutions cabinet dentaire*, n°41, décembre 2021, p. 74.

voient ainsi le jour au sein de la Grande Armée. Cette démarche est d'abord l'œuvre de Percy, chirurgien en chef de la Grande Armée jusqu'en 1808, qui en a rédigé le projet. Vient l'heure du recrutement. Qui pour servir ces compagnies nouvellement créées ? Les retraités évidemment, mais aussi des réformés. Le 27 mai 1809, les inspecteurs de santé, d'une lettre signée par Coste, premier médecin de la Grande Armée de 1803 à 1807, précisent au directoire central des hôpitaux militaires la liste des infirmités *« qui ne permettent pas d'être soldat, mais permettent d'être infirmier ». « Celui qui est privé de dents incisives et canines, s'il n'est pas scorbutique, peut »* en faire partie. Les « dents du bonheur » ne permettront donc pas de prendre les armes et de combattre, mais n'empêcheront plus d'aller au front quand même pour aider la Grande Armée. Cette lettre est homologuée par une note ministérielle le 13 septembre 1809. Ces régiments subiront comme tant d'autres l'hécatombe du froid hivernal lors de la campagne de Russie.

Dentiste, Gueules cassées et Grande Armée (1re et 2e parties)

Il faut se souvenir que durant l'époque napoléonienne, les grands blessés de la face étaient achevés sur le champ de bataille pour abréger leurs souffrances et éviter les traitements palliatifs qui auraient certainement retardé le cheminement des troupes[1]. Quelle que soit la nature des blessures, les blessés avaient plus de chances de mourir d'épidémies. Napoléon ne voulait pas de frein à la bonne marche de ses soldats. À aucun prix. Il n'y a pas de dentiste au sein de l'armée napoléonienne. Ce sont donc les chirurgiens militaires qui se chargent de la chirurgie dentaire sur le front. Avec une tenaille de cordonnier, ils résolvent les maux dentaires des soldats souffrants.

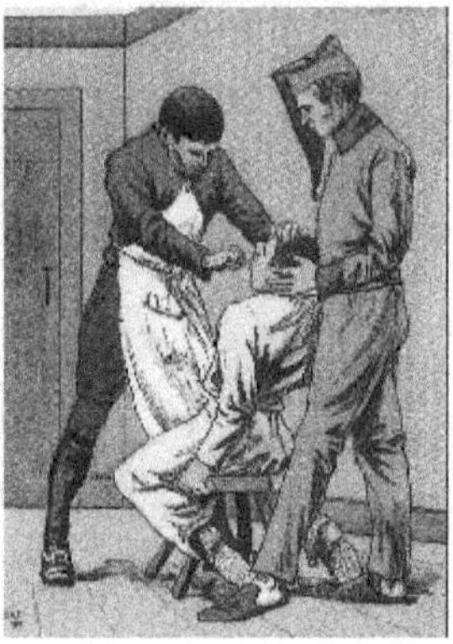

Élève chirurgien et chirurgien en tenue d'opération[2], 1805.

Chirurgien en chef de la Grande Armée en 1812, il a été présent lors de toutes les campagnes de la Grande Armée : soit 25 campagnes, 200 affrontements, 40 batailles. Il a été blessé à six reprises au feu. Il est le premier à recevoir le titre de docteur en chirurgie. Officier de la Légion d'honneur en 1804, fait commandeur à Eylau en 1807 par Napoléon sur le champ de bataille, membre de l'Académie royale de médecine en 1820, de l'Académie des sciences en 1829, il est fait baron d'Empire en 1809. *« Je salue l'honneur et la loyauté qui passent »* (Wellington à propos de Larrey, Waterloo, 1815).

[1] Cf. Riaud Xavier, « Dentiste, Gueules cassées et Grande Armée (1re partie) », in *Indépendentaire*, n°139, juin 2016, pp. 80-81.
[2] Cf. Musée du Service de Santé des Armées, Paris, 2012.

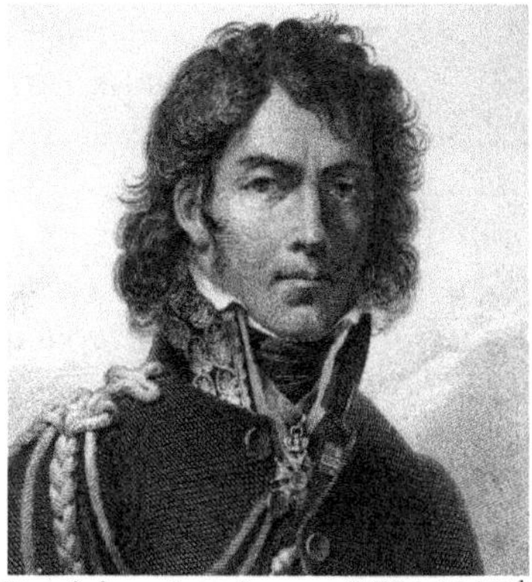
Dominique Jean Larrey (1766-1842)[1].

En 1793, notre chirurgien invente 3 types d'aiguilles à suturer les plaies du cou et de la face qui lui valent de recevoir la médaille d'or de l'Académie de chirurgie. À partir de cette année, il est présent sur tous les champs de bataille au milieu des soldats. Extrêmement rigoureux en matière d'hygiène, il se frictionne tous les jours le corps d'eau vinaigrée. En 1794, de retour à Paris, son système d'ambulances volantes est unanimement salué par la Comité de salut public. En 1795, il devient professeur à l'École de santé du Val-de-Grâce où il enseigne l'anatomie et la médecine opératoire. En 1801, alors qu'Alexandrie est assiégée par les Britanniques, une épidémie de scorbut apparaît. Les mesures alimentaires et hygiéniques préconisées par Larrey ont raison de tous les symptômes. Il déplore très peu de morts en définitive. Le scorbut dont un des symptômes est la perte des dents décimera la Marine napoléonienne. En 1805, il visite les hôpitaux de Vienne et met en place des mesures d'hygiène très strictes pour éradiquer toute épidémie. En 1806, à Iéna, Larrey instaure le tri et le classement des blessés en fonction de la gravité de leur état (toujours en vigueur aujourd'hui). À Wagram, en 1809, il utilise le froid pour anesthésier ses blessés et entreprend de les évacuer aussitôt que possible pour éviter les infections de leurs plaies.
Le Dr André Soubiran (1966) date l'épisode suivant au 24 août 1812, alors que le Dr Jean Marchioni (2003) affirme qu'il a eu lieu le 26 juillet de la même année. Dominique Larrey raconte. *« Un colonel russe, un des premiers portés à l'hôpital avait reçu de l'un de nos cavaliers un coup de sabre qui lui avait coupé le nez à la base dans toute sa longueur. On voyait d'une part toute l'étendue des fosses nasales et de la cavité de la bouche, sans arcade alvéolaire, de l'autre le lambeau de la totalité du nez, de la lèvre supérieure et de la voûte palatine, renversé sur le menton. J'eus quelque peine à enlever des caillots de sang qui remplissaient les fosses nasales et que la poussière avait rendus concrets. Je détachai ensuite la portion de la voûte palatine qui*

[1] Cf. Musée du Service de Santé des Armées, Paris, 2012.

tenait au lambeau. Elle se composait de la moitié antérieure de l'arcade alvéolaire supérieure. Elle avait été séparée du reste de la mâchoire, d'un côté entre la canine et la première molaire, et de l'autre, entre les deux premières molaires. Je détachai aussi du lambeau plusieurs portions des os propres du nez et des apophyses montantes des os maxillaires. Je remis en rapport le nez et la lèvre et je procédai à leur réunion par la suture entrecoupée, commençant par la racine du nez, et descendant successivement sur ses deux côtés, dont les bords furent réunis par dix points parallèles de suture. Un linge fin, trempé dans l'eau salée, fut appliqué sur toute l'étendue du triangle qui indiquait la plaie. J'introduisis dans les narines deux portions de grosses sondes de gomme élastique, pour en conserver la forme et le diamètre. Elles furent assujetties à l'extérieur au moyen d'un cordonnet de fil que j'avais passé à leur extrémité antérieure. Des compresses graduées furent placées sur les côtés du nez et un bandage contentif termina l'appareil. J'eus la satisfaction d'apprendre à mon retour de Moscou que cet officier supérieur était parfaitement guéri et sans nulle difformité. »

- Pour toute plaie de la face, quelle que soit son étendue, Larrey (1812) préconise une *« suture immédiate. » « La suture immédiate permet de rapprocher les berges de la plaie plus facilement, surtout au niveau de la face et de limiter ainsi les difformités. »* En cas de délabrement important au niveau de la face avec une perte conséquente des parties molles, Larrey effectue une suture en enroulant le fil en 8 autour d'une aiguille traversant de part en part les deux berges de la plaie, ce qui garantit une plus grande solidité de la suture. Larrey encore : *« Pendant la campagne d'Égypte, M***, aide de camp du général Verdier, fut atteint à la bouche d'un coup de pistolet qui lui emporta toute la joue gauche, depuis la commissure des lèvres jusqu'au masséter, en sorte que les deux arcades alvéolaires, la langue et une portion de ses muscles furent mis à découvert. Les bords de la plaie étaient renversés et noirâtres ; l'officier éprouvait de vives douleurs. Je me hâtai de rafraîchir les lambeaux, et de régulariser la plaie pour en mettre les lèvres en contact parfait, et je les fixai par neuf points de suture entrecoupée, soutenus par un bandage approprié. Le blessé fut mis à la diète et à l'usage des rafraîchissants qui prévinrent la fièvre et les autres accidents. Le traitement ne dura que dix-sept jours, et il y eut très peu de difformités. »*

- En cas de fracture au niveau de la face, Larrey prend le temps d'enlever patiemment toutes les esquilles osseuses. Puis, il réduit la fracture. Enfin, à l'aide de ligatures dentaires réalisées grâce à des fils d'or ou de platine, ou par l'entremise d'une gouttière intrabuccale et d'une mentonnière, il immobilise la mâchoire. Malheureusement, cette technique est peu payée de succès, puisque les séquelles sont récurrentes.

Les dents de Dominique Larrey (1766-1842)

Chirurgien en chef de la Grande Armée en 1812, il est de toutes les campagnes de la Grande Armée (25 campagnes, 200 affrontements, 40 batailles). Il est blessé à 6 reprises au feu. Il est le 1er à recevoir le titre de docteur en chirurgie. Officier de la Légion d'honneur en 1804, fait commandeur à Eylau en 1807 par Napoléon sur le champ de bataille, membre de l'Académie royale de médecine en 1820, de l'Académie des sciences en 1829, il est fait baron d'Empire en 1809. *« Je salue l'honneur et la loyauté qui passent »* (Wellington à propos de Larrey[1], Waterloo, 1815). En 1793, il invente 3 types d'aiguilles à suturer les plaies du cou et de la face qui lui valent de recevoir la médaille d'or de l'Académie de chirurgie. En 1794, ses ambulances volantes sont unanimement saluées par le Comité de salut public. En 1801, Alexandrie est assiégée par les Britanniques, une épidémie de scorbut apparaît. Les mesures alimentaires et hygiéniques de Larrey en viennent à bout, il déplore peu de morts. En 1805, il visite les hôpitaux de Vienne et impose des mesures d'hygiène très strictes pour éradiquer toute épidémie. À Wagram, en 1809, il utilise le froid pour anesthésier ses blessés et entreprend de les évacuer dès que possible pour éviter les infections de leurs plaies. Larrey érige de plus le tri et le classement des blessés par ordre d'urgence à leur arrivée, classement toujours en vigueur lors des 2 conflits mondiaux notamment du XXe siècle. Lors de la translation des restes de Dominique Larrey le 15 décembre 1992 du Père-Lachaise vers le Caveau des Gouverneurs aux Invalides, le Dr Claude Lavaste, dentiste et expert près la Cour d'appel de Versailles, a réalisé des plâtres de la bouche du chirurgien le 14 décembre à l'Institut médico-légal de Paris. Il constate : *« À 76 ans et malgré les tribulations d'un médecin militaire sous l'Empire, il conserve un coefficient masticatoire non négligeable : 2 molaires en occlusion, 4 prémolaires et tout le bloc incisivo-canin. L'état osseux alvéolaire est satisfaisant, les dents résiduelles sont bien implantées, ce qui fausse l'estimation de l'âge par la méthode de Lamendin (indice parodontal faible, transparence radiculaire peu élevée). La présence d'apex et de racines résiduelles montre que les soins dentaires, y compris les avulsions, ont été exclus et que les dents absentes ont dû se détruire petit à petit avant que les restes radiculaires ne soient éliminés naturellement par les tissus osseux et gingivaux. La persistance d'un coefficient relativement important laisse penser que notre homme n'a pas souffert de troubles digestifs dus à une mauvaise mastication des aliments. La présence de lésions apicales, modérée sur la 24 et conséquentes sur la 35 et la 44, doit être considérée avec attention. Ces lésions, en particulier sur 35 et 44, ont détruit la corticale osseuse vestibulaire, ce qui précise leur aspect ancien, chronique et*

[1] À paraître en 2025.

vraisemblablement constamment fistulisé. Ces foyers microbiens, à l'origine d'atteintes cardiaques et pulmonaires, responsables de ce qui est communément appelé des infections focales, peuvent avoir été, sinon à l'origine, ou tout du moins des facteurs aggravants dans ce que l'on connaît de l'affection qui a entraîné le décès du célèbre chirurgien de l'Empereur. »

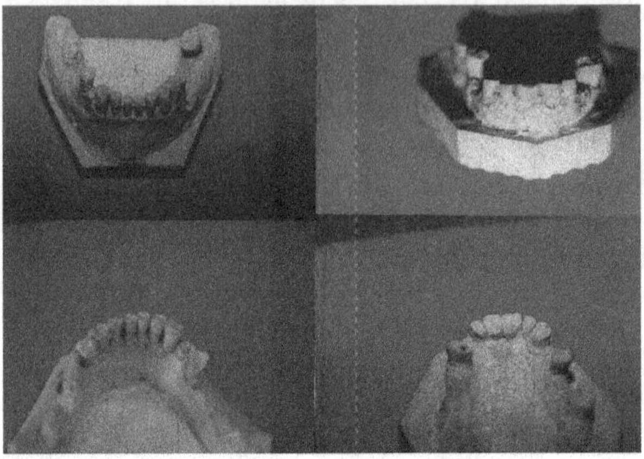

Les grandes expéditions maritimes, le scorbut et les dents

Au XVIIIe siècle, les marins[1] ne sont appelés qu'en période de guerre et elles ont été nombreuses. Sur mer, l'ennemi est l'Angleterre. La France lui dispute le commerce des colonies. La principale cause de mortalité n'est pas le combat avec l'ennemi, mais les maladies. En temps de paix, une moyenne de 30 % de morts par année de voyage sous les tropiques est recensée. Les conditions de vie à bord sont propices aux maladies : humidité, saleté, vaisseaux surpeuplés, infestés de vermine, conditions malsaines, fatigue de l'équipage, mauvaise alimentation, alcoolisme... Le scorbut est la maladie la plus virulente. Ses symptômes sont les suivants : gencives inflammatoires, perte de support osseux, mobilité, abcès, puis chute dentaire, douleurs intenses, hémorragies, amaigrissement, anémie, adynamie, troubles rénaux et cardiaques, puis mort. Des épidémies sont rencontrées dans les expéditions de Pythéas vers 340 – 325 av. J.-C. dans les mers du Nord, dans la 7e croisade de Saint Louis en 1249, au siège de Mansourah, dans les voyages de Vasco de Gama vers les Indes en 1497/1498, où il perd son frère atteint de scorbut, lors du 2e séjour au Canada de Jacques Cartier en 1536, où les Indiens ont sauvé ses hommes, lors des explorations de Vitus Béring en 1428, dans la navigation de La Pérouse en 1788, dans les expéditions de Christophe Colomb en 1492, de Magellan par le fameux détroit de 1519 à 1522 et de Drake par le cap Horn de 1577 à 1580, de Bougainville en 1766, de Sir John Franklin en 1845, dans l'Arctique. Pourtant, en 1593, Sir Richard Hawkins, un navigateur anglais, démontre que le citron est très efficace contre le scorbut, ce qui est confirmé en 1601, par son éradication pour la première fois dans un voyage intercontinental Angleterre-Indes et par l'amiral suédois Henrik Fleming en 1628. James Cook, célèbre marin anglais, parvient à le vaincre dans son périple de 1770. Il reçoit la médaille Copley en 1776, médaille scientifique délivrée par la Royal Society de Londres, pour avoir préservé la santé de son équipage. De 1740 à 1744, l'amiral George Anson, face à la perte de 1812 hommes sur les 2000 ayant embarqué avec lui, note l'importance d'utiliser des agrumes dans la prévention de cette maladie, ce qui contribue à sa guérison. Mais, c'est James Lind, médecin écossais et pionnier de l'hygiène dans la marine royale britannique, qui trouve le remède à cette pathologie. Il mène ce qui est considéré aujourd'hui comme un des premiers tests scientifiques. Embarqué à bord du Salisbury, le 20 mai 1747, ayant divisé un groupe de 12 marins atteints du scorbut en six groupes de deux, il administre à chacun, différentes substances : du cidre, de l'élixir de vitriol, du vinaigre, une concoction d'herbes et d'épices (laxative), de l'eau de mer et des oranges, et des citrons.

[1] Cf. Riaud Xavier, « Les grandes expéditions maritimes, le scorbut et les dents », in *Solutions cabinet dentaire*, n°50, novembre 2022, p. 80.

Seul, le dernier groupe ayant consommé des agrumes a vite guéri du scorbut, les stigmates de la maladie ayant disparu de la peau et des gencives en quelques jours. Il publie ses résultats en 1753. Mais, ce n'est qu'à partir de 1795, que la Royal Navy suit les recommandations du médecin écossais en faisant distribuer du jus de citron vert sur tous ses vaisseaux. C'est une des raisons de l'hégémonie de la flotte anglaise durant les guerres navales de l'Empire, l'armée française n'appliquant que très sporadiquement ces préceptes.
Dans sa dernière lettre écrite pour sa femme Éléonore, le 7 février 1788, La Pérouse rapporte : « Tu me prendras à mon retour pour un vieillard de cent ans ! Je n'ai ni dents ni cheveux… » Atteint de scorbut, il a perdu toutes ses dents.

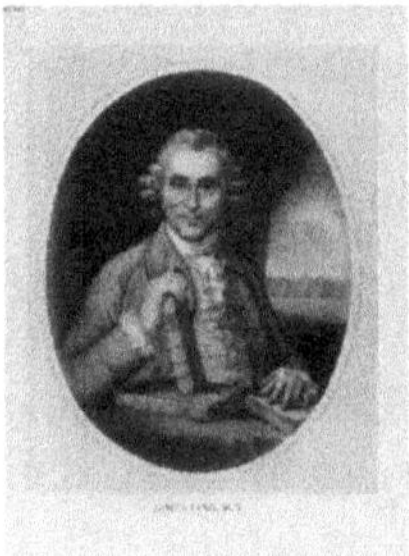

James Lind[1].

[1] Cf. BIU Santé, Paris, 2021.

James Lind (1716-1794) et le scorbut

En 1756 paraît la version française du *Traité du scorbut* de James Lind[1], médecin écossais de la Marine anglaise. « *Pendant la dernière guerre, nos flottes y ont perdu plus de monde par le Scorbut seul que par les armes réunies de la France et de l'Espagne* ». Dans la 1re partie, il décrit une expérimentation faite au printemps 1747 sur 12 marins scorbutiques soumis 2 par 2 à des traitements différents pendant 15 jours, sauf pour celui avec les oranges. 2 hommes ont reçu soit une pinte de cidre par jour, 25 gouttes d'élixir de vitriol [acide sulfurique dilué] 3 fois par jour et 1 gargarisme fortement acidulé avec le même élixir, soit 2 cuillerées de vinaigre 3 fois par jour après digestion, soit une 1/2 pinte d'eau de mer par jour (+/– selon les selles) pour les 2 hommes les plus affectés, soit 1 électuaire composé d'ail, de semence de moutarde, racine de raifort, baume du Pérou et myrrhe, 3 par jour. « *À 2 autres, je donnai tous les jours 2 oranges et 1 limon qu'ils mangeoient avec avidité dans différens temps de la journée, [...] ils continuèrent l'usage de ces fruits pendant 6 jours au bout desquels ils en eurent consommé toute la provision. [...] Les 2 qui firent usage des oranges et des limons reçurent le soulagement le plus prompt et le plus sensible. Un de ces 2 fut en état de remplir ses devoirs au bout de 6 jours ; à la vérité, les tâches répandues sur son corps n'avoient pas entièrement disparu et les gencives n'avoient pas repris leur état naturel ; mais sans le secours d'aucun autre remède qu'un gargarisme avec l'élixir de vitriol, il fut parfaitement guéri avant que d'arriver à Plymouth le 16 de juin. Le 2d fut le mieux rétabli de tous ceux qui étaient dans le même état [...] Après les oranges, le cidre fut le remède qui produisit les meilleurs effets quoiqu'il ne fût pas bon et qu'il tirât sur l'aigre. Cependant les malades furent en meilleur état que les autres au bout de 15 jours : ils avoient repris l'appétit ; la putridité des gencives, mais surtout la lassitude et la faiblesse étoient un peu diminuées [...] Seule la bouche de ceux qui avoient fait usage d'un gargarisme acidulé à l'élixir de vitriol étoit en meilleur état. [...] Je suis porté à croire que les oranges sont préférables aux limons ; il se peut cependant qu'ils soient plus utiles, lorsqu'on se sert de tous les 2 en même temps.* » Au lieu de reproduire son expérience, Lind concentre le jus de citron par chauffage et le transforme en sirop pour le stocker, détruisant ainsi la propriété même du citron, la vitamine C. En 1758, paraît, à Londres et à Paris, *l'Essai sur les moyens les plus propres à conserver la santé des gens de mer*. Il préconise une sélection lors du recrutement des équipages. « *Je voudrois que dans l'état fourni par les Commissaires, il fût fait mention du genre de vie qu'ont mené les gens qu'on embarque, du lieu de leur résidence, de l'état actuel de leur santé : et pour les matelots que l'on spécifie le tems qu'a duré*

[1] À paraître en 2025.

leur dernier voyage et l'état où se trouvait leur santé lorsqu'ils ont débarqué » Pour prévenir le scorbut, il recommande l'usage d'échalotes, d'ail et d'oignons à la place de viandes salées dans les potages. *« Lors de tempêtes où les matelots sont exposés à des travaux violens »*, il convient de leur donner *« un mélange de petite bierre, d'eau-de-vie avec sucre, miel et vinaigre » « Faire macérer les pelures de limons et d'oranges dans les liqueurs spiritueuses pour faire du Punch aussi agréable que celui avec du suc de limons »*. Les préceptes de Lind sont appliqués dans la marine britannique à partir de 1795. La marine française ne le fera systématiquement qu'à partir de 1850. Les Anglais bien nourris, en bonne santé ont combattu des hommes souvent malades qui perdaient leurs dents, carencés en vitamine C avec l'affaiblissement général en découlant. La victoire de la Royal Navy dans les batailles de l'Empire était inéluctable.

François-Joseph Talma, dentiste et acteur préféré de Napoléon

François-Joseph Talma[1] naît à Paris, le 15 janvier 1763. À 10 ans, il ressent l'appel des planches. En 1776, il se rend en Angleterre, pour retrouver son père devenu dentiste à Londres, son oncle et son frère y étant aussi dentistes, avant de revenir tous 2 à Paris. Là, il joue en amateur. Rentré en France, en 1785, il s'établit en tant que dentiste pendant quelque temps. Faisant des voyages réguliers, il vit avec son oncle sporadiquement de 1782 à 1785, puis en permanence de 1785 à 1786. Reçu dentiste expert, il n'exerce que 18 mois. Talma s'inscrit à l'École royale de déclamation en 1786, abandonnant la dentisterie. Il débute à la Comédie-Française, le 27 novembre 1787. Il en devient sociétaire en 1789. La troupe de la Comédie-Française se divise alors entre les révolutionnaires et les autres sociétaires qui refusent de jouer avec Talma. Il s'engage de plus en plus politiquement, n'a pas de grandes affinités avec Robespierre, mais se lie d'amitié avec un jeune militaire du nom de Bonaparte... Il est exclu de la Comédie-Française en 1791 et se réfugie dans un nouveau théâtre situé rue Richelieu. La salle prend vite le nom de théâtre de la République. Il échappe de justesse à l'échafaud. Les critiques sont unanimes sur son immense talent. Il joue les personnages vêtus selon leur temps. Il réintègre la Comédie-Française en 1799 et devient officiellement *« l'acteur préféré du Premier Consul »*, grâce à son jeu dans la pièce de Corneille (1606-1684), intitulée *Cinna* (1643). Napoléon l'y admire particulièrement. En 1799, le théâtre de la rue Richelieu devient la seule salle du Théâtre-Français. Talma est souvent l'hôte à dîner du Premier Consul qui éprouve un vrai plaisir à parler théâtre avec son invité. Il se voit aux Tuileries 1 fois par semaine. Des exposés de Talma, sur les besoins du théâtre sont nés les décrets de 1802 et de 1803 qui ont réorganisé la Comédie-Française et lui ont obtenu une subvention du gouvernement. En 1807, il est nommé professeur au Conservatoire. À la fin de cette même année, il est gravement malade et manque de mourir. En septembre 1808, à la demande de l'Empereur, il se rend à Erfurt où il joue devant les monarques européens. De 1809 à 1810, malade, il joue peu. En 1812, il a une liaison avec la princesse Pauline Bonaparte. L'intérêt que Napoléon a porté à la Comédie-Française ne s'est jamais démenti. Le 7 août 1812, il signe le décret de Moscou sur l'organisation de la célèbre institution. Talma réforme entièrement l'esprit des costumes avec les conseils du peintre français David. Il visite des musées, consulte des manuscrits anciens, des sculptures et des monuments variés. Pionnier d'une révolution esthétique, il adapte la révolution politique à ses idées théâtrales. Il paraît en scène sans perruque, sans déclamer le vers tragique. Il bouscule les

[1] À paraître en 2025.

conventions du spectacle tragique. Chaque année, le 5 mai, anniversaire de la mort de l'Empereur, il a porté ostensiblement un vêtement de deuil. L'acteur n'est pas inquiété après le retour de la monarchie. Louis XVIII l'a maintenu dans ses prérogatives. Il faut noter son succès en décembre 1821 dans la tragédie *Sylla* où il *« fait revivre »* Napoléon qui vient de mourir. Un an avant sa mort, en 1825, Talma rédige sa vision révolutionnaire du théâtre dans son *Mémoire sur Lekain et sur l'art dramatique*. Il décède le 19 octobre 1826. Paris tout entier assiste à ses funérailles, sans cérémonie religieuse, le 21 octobre 1826. Alexandre Dumas (1802-1870) réunit les papiers du tragédien et fait publier les *Mémoires de J.-F. Talma, écrits par lui-même* en 1850. Il a épousé Charlotte Vanhove, une actrice. Sa tombe se trouve au Père-Lachaise. Talma a apporté, dans l'art dramatique, une sobriété de jeu que Napoléon a admirée et encouragée.

Chapin Harris et Horace Hayden, des pionniers

Harris naît le 6 mai 1806, à Pompey, dans l'État de New York. En 1824, il exerce la médecine et la chirurgie à Greenfield. En 1828, il s'oriente vers la dentisterie et en 1833, il est un étudiant de Hayden, qui officie à Baltimore[1]. Diplômé par la Faculté de médecine et de chirurgie du Maryland, débute, pour lui, une pratique itinérante dans le sud des USA. En 1835, il se fixe à Baltimore. En 1838, il reçoit un doctorat de médecine d'honneur du Washington Medical College. En 1839, il crée, avec Hayden, le 1er journal dentaire au monde, l'*American Journal of Dental Science* publié à Baltimore. Il en est le rédacteur en chef jusqu'en 1860. Y paraissent mensuellement, le 1er de chaque mois, des articles techniques et chirurgicaux avec des croquis de dentistes. La revue comprend 48 pages par numéro. Y figure aussi une biographie de ses auteurs. Elle coûte 5 $ pour 2 exemplaires des 12 annuels qui constituent 1 volume. Elle est envoyée dans 4 villes (Boston, Philadelphie, New York et Baltimore). La revue gagne une notoriété qui dépasse les frontières. Des Canadiens y publient des articles. Après une 1re tentative infructueuse, il fait signer une pétition aux notables de Baltimore pour la création d'une école dentaire, 1re au monde. Associé à Hayden, il la fonde en 1839, suite à un décret de l'Assemblée générale du Maryland. Il en est le 1er doyen et enseigne comme professeur de dentisterie opératoire. À la mort de Hayden, il en devient le 2^d^ président. En 1839, il publie *L'art dentaire : traité pratique de chirurgie dentaire* réédité en 1845, sous le titre *Principes et pratiques de la chirurgie dentaire*. 11 autres éditions suivent. En 1840, il est un des fondateurs de l'American Society of Dental Surgeons (ASDS) avec Hayden. Secrétaire, il en est le président en 1844.

En 1842, il publie un livre consacré aux *Maladies du sinus maxillaire*. En 1849, il fait paraître un *Dictionnaire des sciences dentaires*, réédité 5 fois. Il obtient son DDS en récompense de son travail pour l'ASDS. En 1854, il est docteur honoris causa du Collège dentaire de Philadelphie. Harris meurt le 29 septembre 1860.

Hayden naît le 13 octobre 1769, à Windsor, dans le Connecticut. En 1800, il exerce la dentisterie à Baltimore, dans le Maryland. En 1810, il est diplômé de la Faculté de médecine et de chirurgie du Maryland. En 1812, lorsque survient la guerre anglo-américaine, il sert au début comme simple soldat dans le 39e régiment d'infanterie du Maryland. Plus tard, il officie en tant qu'assistant chirurgien. Entre 1819 et 1825, Hayden enseigne la dentisterie au sein de l'université du Maryland, la 1re du Nouveau Monde. Il est l'un des créateurs de l'Académie des sciences du Maryland. Il en est le président en

---

[1] Cf. Riaud Xavier, « Chapin Harris et Horace Hayden : des pionniers », in *Indépendentaire*, novembre 2012, n° 102, pp. 102-103.

1825. En 1820, il publie le 1er traité de géologie connu aux USA. Il découvre une nouvelle pierre appelée Hadenite. En 1837, il est docteur honoris causa du Collège Jefferson de Philadelphie et en 1840, de l'université du Maryland. Hayden meurt le 25 janvier 1844.

En 1840, l'ASDS est fondée par les 2 hommes. En 1856, l'ASDS est dissoute suite à une controverse sur l'amalgame dentaire. En 1856/1857, Harris préside l'American Dental Convention, qui est un échec. En 1859, à Niagara Falls, 26 dentistes fondent la National Dental Association (NDA). Avec la déclaration de guerre (1861), les sudistes quittent la NDA. La Southern Dental Association est créée en 1869 et cette séparation professionnelle se poursuit jusqu'en 1897. La NDA n'est rebaptisée American Dental Association (ADA) qu'en 1922. L'*American Journal of Dental Science* devient le *Journal of the ADA*.

L'étrange destin d'Horace Wells, inventeur de l'anesthésie au protoxyde d'azote

Le 10 décembre 1844, Horace Wells[1], né à Hartford, dans le Vermont, le 21 janvier 1815, formé à la dentisterie à Boston et en exercice à Hartford depuis 1836, assiste avec sa femme, à une démonstration publique des effets insensibilisants du protoxyde d'azote effectuée par Gardner Q. Colton, sur un homme qui se blesse lors de la représentation. Il rit. Ce dernier, atteint à la jambe, titube tel un alcoolique sous l'effet du produit, ne montre aucune souffrance. Surpris, le lendemain, Horace décide d'appliquer ce produit à la dentisterie. Il sollicite Colton pour qu'il joue le rôle d'anesthésiste et son associé, le dentiste John Riggs, qui extrait une dent de sagesse douloureuse en cours d'éruption, à Wells lui-même, dans leur cabinet dentaire de Hartford, devant plusieurs autres témoins. L'anesthésie au protoxyde d'azote vient d'être découverte. Wells réitère l'expérience avec succès, à son cabinet, pour 15 dents et souhaite obtenir l'aval du monde médical en faisant une démonstration devant ses pairs.

À la fin 1844 ou au début 1845, Wells présente sa trouvaille devant une assemblée de spectateurs et d'étudiants au Massachusetts General Hospital. Invité par John C. Warren, un de ses plus célèbres chirurgiens, Wells administre le gaz à un étudiant venu se faire enlever une dent. Le masque d'inhalation est enlevé trop tôt. Peu endormi, le jeune homme crie au moment de l'intervention. L'opéré admet avoir souffert lors de l'extraction, moins toutefois que s'il n'y avait pas eu d'anesthésie. Humilié, le dentiste quitte la ville, ses oreilles résonnant encore du *« Humbug ! »* (*« Foutaises ! »*) de désapprobation hurlé par Warren et des huées de l'auditoire. Le soir même, Wells réitère son anesthésie au cours d'une autre intervention chirurgicale, avec succès cette fois.

Pourtant, à l'issue de cette journée et devant les résultats de Morton et de son éther sulfurique, le protoxyde d'azote tombe en désuétude. Wells s'obstine et l'emploie au quotidien à son cabinet, avant de le fermer pour faire connaître « son » gaz au monde entier. En 1847, Wells devient un commercial qui vend divers produits sur le territoire américain qui n'ont rien à voir avec la dentisterie. Devant le succès de l'anesthésie à l'éther de Morton – Wells a été associé à Morton en 1842, moins d'une année –, Wells s'installe à Paris, par dépit. Il décide de revenir aux États-Unis pour promouvoir sa découverte. L'emprise de Morton sur la question est si forte qu'il renonce et se retire à Hartford où il se consacre à l'ornithologie. En janvier 1848, suite à la publication d'un article sur le chloroforme, il s'installe à New York où il

[1] Cf. Riaud Xavier, « L'étrange destin d'Horace Wells, inventeur de l'anesthésie au protoxyde d'azote », in *Indépendentaire*, n°110, septembre 2013, pp. 86-87.

reprend ses recherches en testant ce produit sur lui-même. Très vite, il est dépendant au chloroforme, ce qui lui fait perdre toute conscience. Dans de rares moments de lucidité, le 15 janvier 1848, il anesthésie un malade avant une blépharoplastie à l'hôpital de New York. Le 21 janvier 1848, ayant jeté de l'acide sulfurique sur 2 prostituées, sous le coup d'une peine de prison et dépressif, Horace Wells se tue le 23, en coupant l'artère fémorale de sa jambe gauche, après avoir absorbé une dose de chloroforme. Il est enterré au cimetière de Cedar Hill à Hartford. En 1848, l'Académie de médecine française reconnaît sa valeur et la Société médicale de Paris en fait un membre d'honneur. L'Académie des sciences de Paris reconnaît son mérite en 1850. En 1864, c'est au tour de l'American Dental Association et en 1870, de l'American Medical Association. Horace Wells est reconnu aujourd'hui pour avoir découvert l'anesthésie au protoxyde d'azote.

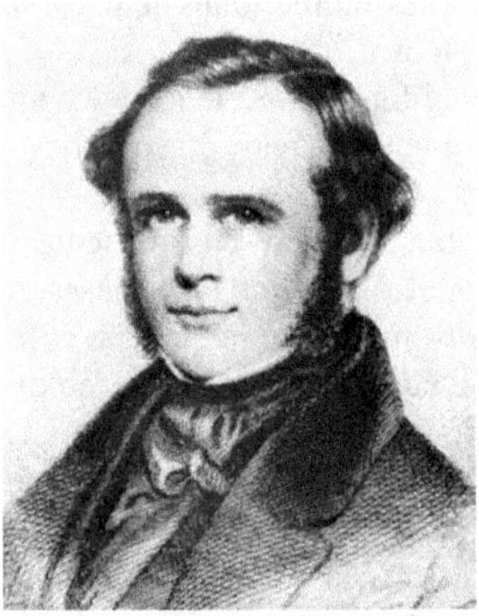

Horace Wells (1815-1848)[1].

[1] Cf. Bibliothèque interuniversitaire de Santé, Paris, 2022.

John Manlay Riggs (1810-1885) : pionnier de la parodontologie

Riggs[1] a été dentiste à Hartford pendant 40 ans. Il est mort d'une pneumonie, le 11 novembre 1885, dans ses appartements du Cheney building entre 18 et 19h00 le dernier soir, après avoir été malade pendant près de 2 semaines. Il avait une bronchite depuis le printemps dernier dont il se remettait lentement. La chaleur de l'été lui avait permis de reprendre son exercice. Il était un vétéran de la garde du Gouverneur et le 18/10, il avait rejoint sa compagnie pour célébrer son 114e anniversaire. C'est là qu'il a pris froid. Le samedi suivant il travailla à son cabinet pour la dernière fois. Il avait 75 ans. Riggs est né à Seymour, le 25/10/1811. Il a été à l'école au Trinity College et, en 1837, a commencé sa formation en chirurgie dentaire. Il a exercé sa profession dans cette ville jusqu'en 1840. Reconnu par sa profession, il a été diplômé du collège dentaire de Baltimore en 1854. En 1879, il y venait comme conférencier régulier. Dans ses derniers instants, Baltimore le sollicitera encore pour qu'il vienne faire une communication. De même, l'American Dental Association dont il était un membre influent. Il donnait aussi des conférences auprès de l'université d'Harvard. Il était membre de la Connecticut Valley Dental Association et a contribué au bon fonctionnement de nombreuses revues dentaires. Il a ainsi participé à de nombreux congrès où ses propos étaient attendus. En 1882, il est venu en Europe pour participer au Congrès international des chirurgiens et dentistes tenu à Londres et y tenir des communications. Riggs a été l'associé d'Horace Wells à Hartford. C'est lui qui a enlevé à Wells, à son cabinet, sa dent de sagesse le 11/12/1844 en lui administrant au préalable du protoxyde d'azote dont Wells avait constaté les effets lors d'un spectacle ambulant la veille. C'est la 1re fois que l'anesthésie est appliquée en chirurgie. Riggs l'utilisera régulièrement par la suite. Mais, la spécialité de Riggs est la parodontologie. Il est connu pour avoir découvert un protocole de traitement des maladies parodontales au point que ces maladies seront dénommées « maladies de Riggs ». Aucun autre praticien n'aura de résultat équivalent dans ses traitements. Ses patients venaient de loin pour le consulter. Un patient célèbre : Mark Twain qui écrira un livre sur leur relation. Riggs s'oppose à la résection de la gencive telle qu'elle est pratiquée alors, et milite pour l'élimination de la plaque dentaire, y compris le parage et le polissage des dents. Il souligne l'importance de l'hygiène buccale pour la prévention de la parodontite. Il est le précurseur du traitement et du curage des gencives enflammées qu'il décrit en 1856 et ne publie qu'en 1876. Il travaille à l'aveugle sur les racines dentaires avec dextérité. Son 1er patient traité :

[1] Cf. Riaud Xavier, « John Manlay Riggs (1810-1885) : pionnier de la parodontologie », in *Solutions cabinet dentaire*, n°55, Mai 2023, p. 66.

M. Wells de Wethersfield en 1845. Il devient aussi le 1er parodontologue exclusif. Sa répartie est en outre légendaire. Une patiente Mme Rosa lui écrit : *« Je préfère écouter 2 opéras que de subir votre traitement ».* Lui de répondre : *« Je préfère écouter des opéras plutôt que de vous soigner. »* Son caractère était bien trempé. Il n'hésitait pas à dire ce qu'il pensait. Il était honnête, libre et indépendant. Toujours en quête de savoir. Tout l'intéressait. Il était respecté par ses pairs. Un leader d'une intelligence rare, une figure de Hartford.

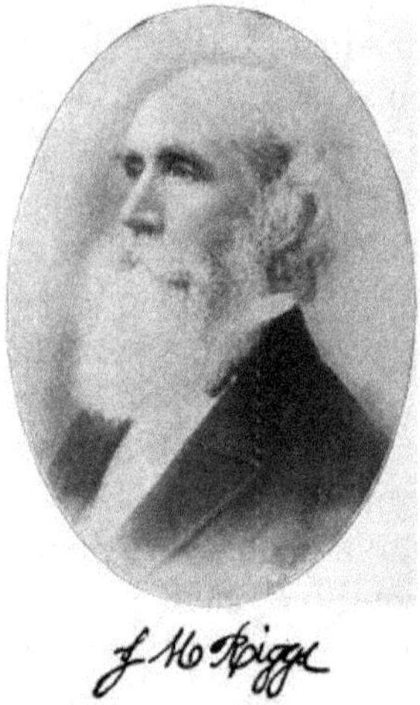
[1]

[1] Bibliothèque interuniversitaire de Santé, Paris, 2022.

William T. Green Morton (1819-1868), le dentiste découvreur de l'anesthésie à l'éther sulfurique

Morton[1] naît le 9 août 1819, à Charlton dans le Massachusetts. Après une scolarité ordinaire, il décide d'apprendre l'art dentaire à Baltimore qu'il quitte diplômé en 1842. De 1842 à 1843, il est un élève, puis un associé du dentiste de Hartford, le Dr Horace Wells. L'association est rompue au bout de quelques mois. De retour à Boston, son succès est très rapide. En 1844, il est un dentiste renommé sur la place de cette ville. Il entre à l'École médicale de Harvard. Il finance ses études en continuant à exercer la dentisterie. Il n'achève pas ces études à quelques mois du diplôme, sa découverte l'accaparant. Il lit les travaux du professeur Charles Jackson qui lui font découvrir les propriétés de l'éther. Il veut trouver une méthode pour extraire les dents cariées sans douleur, en améliorant le confort du patient. Il assiste à un cours du même professeur qui démontre à l'assemblée que l'inhalation d'éther sulfurique provoque des pertes de conscience. En 1846, après avoir essayé sans succès probant l'opium et l'hypnotisme, se rappelant les expériences de Jackson, Morton tente l'anesthésie à l'éther. Il effectue de nombreux essais au préalable sur lui-même, sur ses proches et sur des animaux. Le 30 septembre 1846, il enlève à son cabinet, avec ce dispositif, une dent à Eben Frost, marchand à Boston. Le 16 octobre, le Dr Morton effectue une démonstration devant le corps médical du Massachusetts General Hospital. L'opération d'Edward G. Abbott, imprimeur de son état, se déroule parfaitement. Le malade inhale de l'éther, perd connaissance, reste insensible tout le temps de l'intervention et se réveille sans douleur, l'ablation d'une tumeur vasculaire sous-mandibulaire ayant été faite. Le chirurgien John C. Warren, qui officie, à l'issue de l'intervention, laisse ces mots à la postérité : *« Gentlemen, this is no humbug »* (*« Messieurs, ce ne sont pas des foutaises. »*). Morton triomphe. Allant à l'encontre de l'avis de ses amis, Morton dépose un mémoire au 29e U.S Congrès, 2e session afin que sa priorité sur la découverte de l'éther soit établie et pour demander une récompense pour l'utilisation de son brevet (brevet U.S. n° 4848 du 12 novembre 1846, délivré par le 30e U.S. Congrès, 1re session, confirmé par le 32e U.S. Congrès, 2e session). Le gouvernement américain ne lui payera jamais les 100 000 dollars de compensation en retour de son brevet. Dans les mois qui suivent, le dentiste subit de nombreuses attaques qui l'affectent profondément, dont Josiah F. Flagg (1789-1853), dentiste à Boston, est le meneur. Morton n'obtient aucune reconnaissance du gouvernement américain pour les services rendus à son pays et au monde. Ce n'est pas le cas d'autres pays. Il reçoit la Croix de l'Ordre de St Vladimir des mains du Tsar

[1] Cf. Riaud Xavier, « William T. Green Morton (1819-1868), le découvreur de l'anesthésie à l'éther sulfurique », in *Indépendentaire*, n°112, novembre 2013, pp. 76-77.

de Russie, la Croix de l'Ordre de Vasa de la Norvège et de la Suède, et la Médaille d'or de l'Académie des Arts et des Sciences en France. En 1852, il devient docteur honoraire en médecine de la Washington University de Baltimore dans le Maryland. Pendant la guerre de Sécession, Morton se porte volontaire comme anesthésiste sous les recommandations du chirurgien général de l'armée de l'Union. Il sert à la bataille de Fredericksburg (10-15 décembre 1862) et est présent à celle de Chancellorsville (30 avril-6 mai 1863). Mais, il exerce aussi pendant la bataille de Wilderness (5-6 mai 1864). Dans une lettre écrite à un ami en 1864, Morton écrit : *« À l'arrivée des ambulances, les blessés sont examinés et ceux qui ne peuvent supporter le voyage sont envoyés à Fredericksburg. La nature des opérations pratiquées sur les autres est décidée après et notée sur un morceau de papier épinglé sur l'oreiller ou sur une couverture placée sous la tête du patient. Puis, j'anesthésie le patient dans un délai de trois minutes et les chirurgiens peuvent opérer. Ensuite, les infirmières pansent les moignons. »* En 1892 pendant la remise des diplômes d'une classe du Jefferson Medical College de Philadelphie, John Brinton, chirurgien d'Ulysses S. Grant (1822-1885), fondateur du musée médical de l'Armée ouvert à Washington D. C. en 1887, relate cette anecdote : *« Quand Morton arrive au Q. G. du général Grant au début de l'été 1864, j'étais présent. Alors en pleine conversation avec lui, un soldat nous annonce qu'un docteur en civil souhaite voir le général dans le but d'obtenir une ambulance pour son usage personnel, afin de visiter les hôpitaux sur le front. Le général lui a répondu : « Les ambulances sont réservées aux malades et aux blessés et ne peuvent être utilisées à cette fin. » Je suis allé à lui et j'ai immédiatement reconnu le Dr Morton. Je suis retourné alors vers le général. Je me suis aventuré à lui dire : « Mais, général, si vous saviez qui est cet homme, je suis sûr que vous accéderiez à sa demande. (...) Il est le Dr Morton, le découvreur de l'éther. » Grant a rétorqué alors : « Vous avez raison, il a fait plus pour les soldats que quiconque. Laissez-le avoir son ambulance et tout ce qu'il veut. » Après cela, pendant tout son séjour, sur ordre du haut commandement, Morton a reçu l'hospitalité du quartier général, une ambulance, une tente, et un assistant. »* Il anesthésiait régulièrement plus de 100 hommes par jour. Il a sauvé plus de 2 000 soldats des douleurs engendrées par le couteau du chirurgien. Après la guerre, le 6 juillet 1868, William se rend à New York pour répondre à un article qui affichait la revendication du professeur Jackson d'être celui qui avait découvert l'éther sulfurique. Aucun article de cette sorte n'était plus publié, le monde médical ayant admis le rôle primordial de Morton dans cette découverte. Le 11 juillet, William envoie un télégraphe à sa femme. Il est malade. Lors d'une promenade à Central Park, il perd conscience à 23h00, le 14 juillet 1868. Il est conduit à l'hôpital Saint Luke. Le Dr William Thomas Green Morton décède le 15 juillet 1868, d'une *« congestion du cerveau »*. Il est enterré à Boston, dans le Mt Auburn Cemetery.

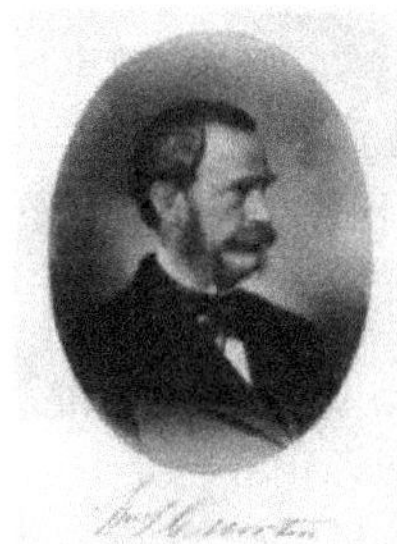

Dr William T. Green Morton (1819-1868)[1].

[1] Bibliothèque interuniversitaire de Santé, Paris, 2022.

Dentisterie et guerre de Sécession (1861-1865) – 1re partie

En 1859, il n'y a pas de service dentaire dans l'armée américaine[1]. Davis, ministre de la Guerre, et Lawson, chirurgien général, ont l'idée d'un corps dentaire composé de 6 praticiens. Le projet échoue. En 1860, la dentisterie n'est pas reconnue comme une discipline médicale. Il n'existe que 4 écoles pour enseigner celle-ci, dont le Collège de Baltimore fondé en 1839, celui de l'Ohio à Cincinnati créé en 1846 et celui de Pennsylvanie à Philadelphie ouvert en 1853. Celui de New York ne s'ouvre qu'en 1867. Entre 1841 et 1850, 115 étudiants sont diplômés. Entre 1851 et 1860, ils sont 417 et en 1864, 38. Les fournitures proviennent d'usines situées dans le Nord.

Depuis Noël 1860, les 68 hommes du major Anderson sont assiégés dans Fort Sumter en Caroline du Sud, par 6 000 miliciens sudistes. Les renforts n'arrivent pas. Le 12 avril 1861, le général Beauregard ouvre le feu. Anderson se rend le 13. La guerre civile commence. Elle dure 4 années et se termine le 9 avril 1865. Elle coûte la vie à 618 000 hommes.

L'Union ne met pas de dentiste au service des troupes et ne leur confère pas de statut. Marshall, vétéran du 2d de cavalerie de l'État de New York et 1er dentiste de l'armée américaine en 1901, dit en 1909 : *« Dans notre armée, les abcès étaient percés et les dents, extraites, ce qui se faisait par un assistant-hospitalier qui avait un bras droit musclé. »* Les avulsions sont souvent incomplètes et des racines résiduelles subsistent, causant des problèmes ultérieurs. Les soldats consultent des dentistes civils et payent eux-mêmes. Ainsi, lorsque le régiment du général Sherman arrive à Savannah (1864), ses hommes se rendent aux cabinets dentaires de la ville. Un dentiste dit d'eux : *« les cas d'urgence auraient nécessité 100 dentistes pendant une période de 6 mois. »* Alors que les armées européennes imposent aux soldats de veiller à leurs dents, le brossage, ici, est rare. L'alimentation sans légume, ni fruit frais, est responsable en 1861, de scorbut générant la perte des dents. Les examens physiques d'admission sont très poussés. Les dents cariées, les édentements ou les maladies parodontales constituent des motifs d'exemption. Pourtant, peu d'hommes (2,4 %) sont réformés pour mauvaise dentition. Le sigle 4 f désigne l'absence de dents. Il symbolise ensuite l'exemption du service militaire en raison d'un handicap physique. Lors de la mobilisation de 1863, sur les 255 188 hommes examinés, 5 230 sont exemptés pour raison dentaire.

Bartholow, chirurgien, écrit en 1864 : *« Les caries ou la perte des incisives-canines sont des motifs d'exemption parce que cela empêche le soldat de déchirer les cartouches ou de mâcher sa nourriture, mais aussi parce que ce*

[1] Cf. Riaud Xavier, « Dentisterie et guerre de Sécession (1861-1865) – 1re partie », in *Indépendentaire*, janvier 2012, n° 94, pp. 112-113.

sont des signes d'un mauvais état de santé. Même dépourvu d'incisives ou de canines, un homme qui doit recharger son fusil trouve le moyen de le faire. Peut-être manquera-t-il de rythme et de précision ? Par contre, son mauvais état général est préoccupant. La gêne occasionnée par l'incapacité de mastiquer entraîne des problèmes plus importants. Un homme qui n'a perdu que ses incisives ne doit pas être réformé à moins que leur perte ne résulte de caries ou que les autres dents ne commencent à pourrir. » Donc, un homme qui a perdu ses incisives peut servir dans l'artillerie. Les commandants assimileront vite qu'un soldat en bonne santé est plus performant qu'un autre à la santé fragile.

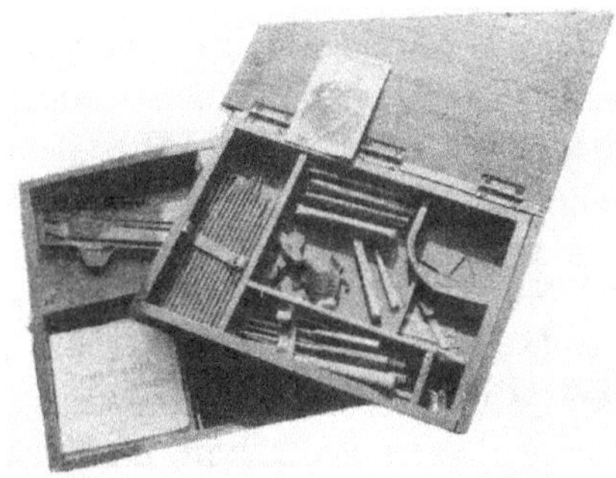

Kit de soins portable utilisé pendant la guerre[1].

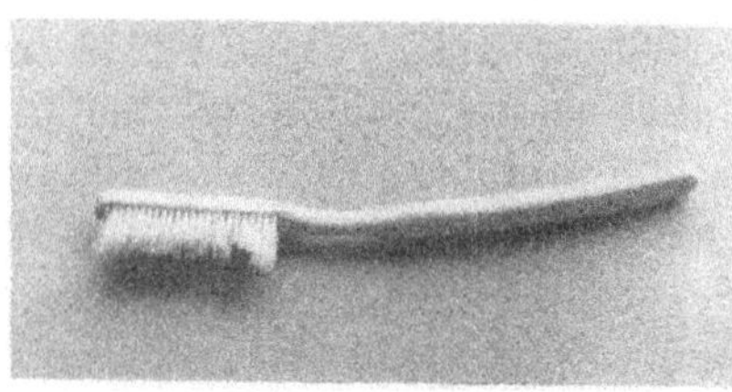

Brosse à dents des soldats de l'Union[2].

[1] Cf. Dammann Gordon, *Pictorial Encyclopedia of Civil War Medical Instruments and Equipments*, Pictorial Histories Publishing Company, Missoula, Montana, Vol. II, 1988, pp. 77-83, © Gordon Dammann.

[2] Cf. Dammann Gordon, 1988, pp. 77-83, © Gordon Dammann.

Dentisterie et guerre de Sécession (1861-1865) – 2e partie

Le Sud entre en guerre avec une armée de 600 000 soldats. Un soldat sudiste est blessé en moyenne 6 fois. Le visage est très souvent touché[1].
Les soldats ont besoin de soins dentaires. Les brosses à dents sont rares et l'alimentation est carencée. Un simple soldat ne reçoit que 18 $ confédérés. Un plombage coûte 120 $, une extraction, 20 $ et un appareil haut monté sur une base en or, ou en ébonite, varie entre 1 800, et 4 000 $. Moore, chirurgien général sudiste, conscient du coût élevé des soins, décrète la conscription des dentistes. Le 4 novembre 1864, le directeur du C.S. Hospital de Virginie atteste que les soins dentaires sont effectués par des soldats, dentistes de profession. Un soldat admis dans un hôpital a un examen dentaire et les soins sont faits en accord avec un officier médical. Les dentistes apportent leurs instruments. Les fournitures sont à la charge de l'hôpital. Le rang et le salaire dépendent de la situation militaire du dentiste. Une prime leur est allouée. Des rapports mensuels de leurs interventions sont rendus au chirurgien général. Dans un hôpital, une salle éclairée est prêtée avec l'eau courante, du savon, des linges et un assistant. Les fauteuils sont construits par les menuisiers de l'hôpital. Une cuvette en étain sert de crachoir. En hiver, un feu est entretenu dans la pièce. Les hôpitaux sont situés hors des villes. Une ambulance conduit les dentistes à bon port. Les appareils sont faits par des dentistes civils. L'or est privilégié pour les dentiers, mais l'ébonite est préférée pendant le conflit. Pour les caries, une fraise manuelle et des excavateurs nettoient la dent. Le plombage est inséré et poli avec un brunissoir. Si la pulpe est retirée, de la créosote est mise en fond de cavité avec de l'or ou de l'étain dessus. Un amalgame est souvent substitué à un matériau précieux. Des recherches archéologiques démontrent, après étude de 7 corps de soldats sudistes, qu'ils ont tous reçu des plombages en or. Ce métal est plus utilisé dans l'ouest. Le *Southern Dental Examiner*, seul journal dentaire du Sud, montre des publicités de Brown & Hape pour les plombages aurifiés. Cette manufacture extrait et vend le métal dans tout le Sud. Elle a l'exclusivité.
En 1861, l'Union considère que le matériel médical est un produit de contrebande. Elle décrète le blocus. La Confédération doit se procurer alors le nécessaire : les prisonniers sont volés, ce qui ne dure pas, des cargaisons en provenance de l'Europe traversent le blocus, ce qui est très onéreux, et des laboratoires élaborent les produits pharmaceutiques, cette production étant de piètre qualité. Le Sud est vite exsangue.
En 1863, Chisholm publie à Richmond, son *Manuel de la chirurgie militaire*. *« Pour le traitement des blessures par balle au visage avec fractures osseuses,*

---

[1] Cf. Riaud Xavier, « Dentisterie et guerre de Sécession (1861-1865) – 2e partie », in *Indépendentaire*, février 2012, n° 95, pp. 100-101.

le chirurgien devrait toujours tenter de remettre en place le plus grand nombre de portions d'os. Il est surprenant de voir comme de petites connexions avec les tissus mous environnants peuvent suffire à maintenir la vitalité et aider à la restauration de cette région. »
James Baxter Bean (1834-1870) est diplômé en 1860, de l'École dentaire de Baltimore et officie à Atlanta, en Géorgie. Il travaille pour Brown & Hape, en mai 1862. Il invente une attelle interdentaire en caoutchouc indien rigide vulcanisé qui réduit la fracture et la fixe. Les fragments osseux sont immobilisés et le patient peut se nourrir. Bean soigne 100 cas avec succès, à Atlanta. Devant ses résultats, Moore confie à Bean, les structures hospitalières requises pour le traitement des soldats blessés au visage.

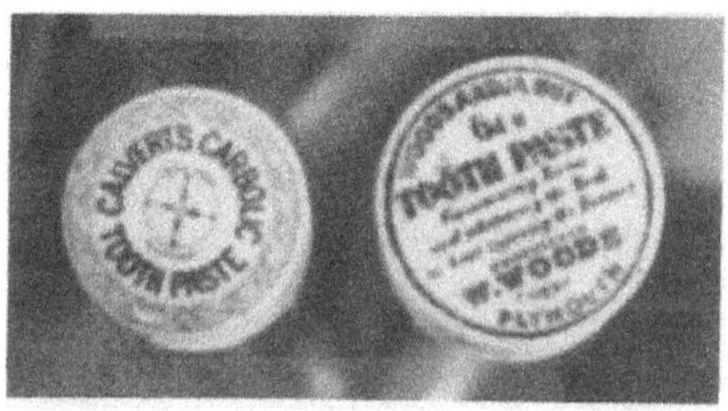

Boîte en ivoire contenant du dentifrice et de la pâte dentaire[1].

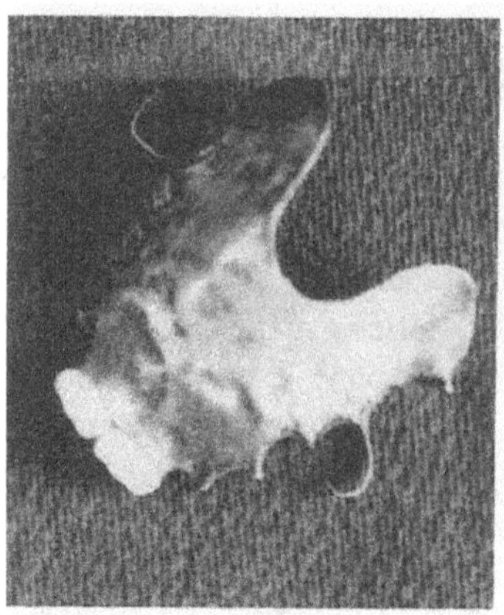
Prothèse amovible partielle supérieure en argent allemand et avec deux dents en ivoire remplaçant deux incisives[2].

[1] Cf. Dammann Gordon, 1988, pp. 77-83, © Gordon Dammann.
[2] Cf. Dammann Gordon, 1988, pp. 77-83, © Gordon Dammann.

Les premiers dentistes noirs américains

La guerre de Sécession se termine le 9 avril 1865. L'esclavage est aboli. Les Noirs obtiennent des droits civiques. Ils sont libres. Dans le Sud, des mouvements racistes se manifestent avec une grande violence. Dans le Nord, la société se désintéresse d'eux. Ils n'accèdent pas aux urnes pour voter. Le racisme est sournois, même au sein de l'armée qui les écarte systématiquement. Ils sont sans travail qui leur est refusé ou avec des logements insalubres, car désargentés. Certains regrettent leur ancienne condition. Des hommes s'élèvent, malgré tout, à force de courage. Voici l'histoire de trois d'entre eux qui sont devenus dentistes[1].

Robert T. Freeman (1846-1873) naît à Washington D. C. Il est le fils d'une famille d'esclaves. Jeune homme, un dentiste, le Dr Henry Noble, loue ses services. Il commence en tant qu'employé et finit comme assistant. Noble l'encourage à poursuivre une carrière dans la dentisterie. Après avoir postulé sans succès auprès de 2 écoles dentaires, il arrive à Boston et rencontre le doyen Nathan C. Keep. Sur sa recommandation, l'université de Harvard décide que la couleur ne doit pas être un frein à l'admission d'un étudiant. Freeman est ainsi accepté à l'âge de 22 ans et est pris parmi les 16 élèves de la 1re promotion de l'École dentaire de Harvard, 5e école dentaire ouverte en 1867.

Il est diplômé en 1869. Il est le 1er afro-américain dentiste. Il regagne Washington et ouvre son cabinet dentaire. Il décède en 1873.

George F. Grant naît le 15 septembre 1846, à Oswego, dans l'État de New York. Ses parents sont d'anciens esclaves. Âgé de 15 ans, un dentiste, le Dr Albert Smith, l'emploie. Il devient vite assistant et Smith l'encourage à poursuivre une carrière de dentiste. Il entre à l'École dentaire de Harvard en 1868. Il est dans la même promotion que Freeman. Il sort diplômé de l'École dentaire en 1870. Il devient le 1er Afro-Américain enseignant dans l'École dentaire de Harvard, en 1871. Il y reste 19 ans. Il se spécialise dans le traitement des fentes palatines. En 1889, il a traité 115 cas. Il brevette un palais court qui permet au patient de parler convenablement. Il est le président fondateur de la Société dentaire de Harvard. Il est membre, puis président de l'Association des élèves de l'École dentaire de Harvard, en 1881. Il décède en 1910.

William T. Jefferson (1864-1925) naît à Washington D. C. En 1886, il entame ses études dentaires sous la direction du Dr Frederick Mill, à Bermingham, dans le Connecticut. À l'automne 1889, il entre à l'université d'Howard de Washington D. C. En mars 1890, il est transféré vers l'École dentaire de

---

[1] Cf. Riaud Xavier, « Les premiers dentistes noirs américains », in *Indépendentaire*, mars 2012, n° 96, pp. 92-93.

Chicago. Il est diplômé le 24 mars 1891. Il s'installe à Chicago. Il incorpore la compagnie D du 9e bataillon, le 1er avril 1895. En mai, il est sous-lieutenant, puis lieutenant, le 4 novembre 1895. Lors de la guerre hispano-américaine (1898), Jefferson devient capitaine, le 21 juillet. Atteint de malaria, il est hospitalisé. Malgré tout, il continue à servir dans son régiment à Cuba, puis à San Luis de Cuba, en février 1899. William prodigue ses soins. Jefferson est le 1er dentiste noir à pratiquer la dentisterie dans l'armée américaine, le corps dentaire ayant été créé en 1901. Il est déchargé de son régiment à Chicago, le 3 avril 1899. Il sert dans la garde nationale d'Illinois jusqu'en 1916 et est nommé inspecteur de l'entraînement de l'infanterie légère avec le rang de lieutenant. Le 3 septembre 1899, William est de retour à son cabinet, à Chicago. Il meurt dans cette ville, le 26 octobre 1925.

Le Dr Josephus Requa (1833-1910), dentiste et inventeur de la 1re mitrailleuse

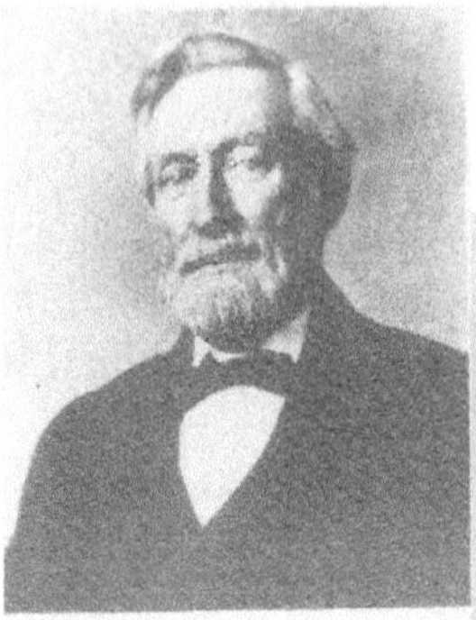
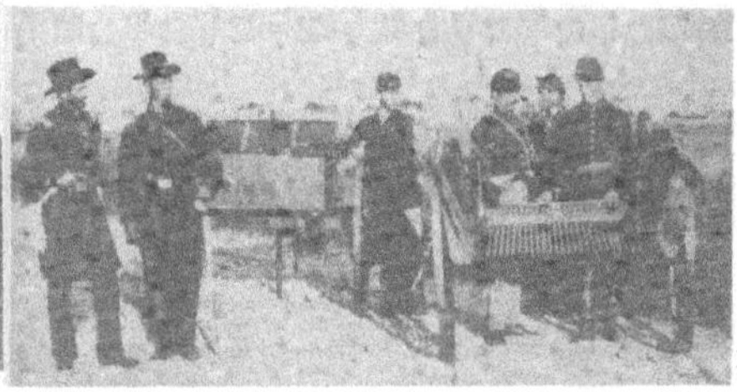
[1]

Requa[2] naît le 7 janvier 1833, dans l'État de New York. À 14 ans, sa famille déménage à Rochester. Le garçon devient l'apprenti de William Billinghurst (1807-1880), un armurier, et le demeure de 1849 à 1852. En 1853, Josephus apprend la dentisterie chez les Drs T. A. Proctor et Newell Allen. Il exerce à Springwater, 2 ans plus tard. En 1858, il est de retour à Rochester et ouvre 1 cabinet dentaire dans la suite 903 du Wilder Building. Le 29 juin 1861, 1 article paraît dans le *Rochester Daily Union & Advertiser* qui relate qu'Albert Mack, employé du pénitencier du comté de Monroe, a suggéré au Dr Requa que l'Union a besoin d'1 fusil à tir rapide. Requa en dessine vite un plan avec Billinghurst. Le 11 juillet, Requa achève 1 modèle réduit. Applaudis par les notables de Rochester, Requa et Billinghurst construisent 1 prototype dans l'armurerie dont le coût n'excède pas 500 dollars. La 1re mitrailleuse est appelée *« Requa Rifle Battery »*. Elle présente 25 canons d'environ 65 cm montés sur 1 armature de 230 kg reposant sur 1 chariot à 2 roues. Les 25 canons se déchargent d'1 volée et 3 hommes peuvent la recharger 7 fois en 1 minute, soit 175 coups par minute. Ils sont montés ou baissés pour ajuster la distance. Sur 1 pont ou 1 chemin étroit, cette arme rend le passage impossible. Après sa construction, Requa se rend à Washington D.C., le 22 avril 1862, afin de rencontrer le responsable du matériel militaire, le général Ripley, qui le congédie. Cette arme consomme trop de munitions. Requa rencontre Abraham Lincoln, le 1er mai 1862, qui assiste au test du fusil, le 12 mai 1862. Il est séduit. La promotion du fusil coûte au Dr Requa qui n'est plus à son cabinet dentaire depuis 2 mois. Les commandes tardent. Il se tourne vers Smith et Bradley, 2 financiers, qui débloquent les fonds pour la conception de

---

[1] Cf. Hyson John, communication personnelle (photos), Timonium, USA, 2006.

[2] Cf. Riaud Xavier, « Dr Josephus Requa (1833-1910), dentiste et inventeur de la première mitrailleuse », in *Solutions cabinet dentaire*, n°27, juin 2020, p. 82.

l'arme. Des contrats sont signés avec Remington. 30 unités sont fabriquées à Troy par Parmenter & Bramwell et 20 autres sortent de l'armurerie de Billinghurst à Rochester. Un numéro de brevet US 36 448 est donné aux 2 hommes, le 16 septembre 1862. Mack, devenu capitaine de la 18e batterie d'artillerie légère de New York, en reçoit des modèles qui opèrent de septembre 1862 à juillet 1865, à La Nouvelle-Orléans, en Louisiane, à Port Hudson, à Mobile et à Montgomery en Alabama. La mitrailleuse participe à la reprise de Fort Sumter en 1863. Elle est employée à Petersburg et à Cold Harbour en 1864. Requa reprend alors son exercice. Le 3 août 1864, il affiche 1 publicité dans l'Union & Advertiser : *« Des dents artificielles peuvent être mises en place, mais il faut privilégier la préservation des dents naturelles. »* Il s'engage dans le 5e régiment du 84e de la Garde nationale de New York. Il est affecté à 1 prison de détenus confédérés à Elmira. Il ne reste en service que 3 mois. Après la guerre, la batterie de fusils Requa est remplacée par la mitrailleuse Gatlin. Le Dr Requa est institué 1er membre permanent de la Dental Society of the State of New York en 1868. Cette mesure honorifique est votée le 30 juin 1868, au congrès de l'association tenu à Albany. En 1906, la Dental Society of the State of New York et le département dentaire de l'Université de Buffalo organisent 1 repas pour honorer la carrière du Dr Requa. Il prend sa retraite en 1908, après 53 ans de pratique. Josephus Requa décède le 21 novembre 1910. Il repose au cimetière de Mount Hope à Rochester.

Première photographie médicale

Pendant la Guerre de Sécession américaine (1861-865), 32 opérations de chirurgie esthétique[1] figurent dans les archives de l'Union : 6 reconstructions des paupières, 5 du nez, 3 des joues, 14 des lèvres, du palais ou d'autres parties de la bouche, et 4 du menton. Les soldats rentrés chez eux sont pris en charge par des chirurgiens civils qui font des interventions identiques. Au moins 22 chirurgiens civils réalisent des actes chirurgicaux reconstructeurs sur les soldats blessés. L'un d'entre eux, Gurdon Buck, est considéré comme un des pères de la chirurgie esthétique moderne. Diplômé de l'université de médecine et de chirurgie de New York, Buck opère à l'hôpital de New York. Il est l'un des premiers chirurgiens à prendre des photos de ses patients. Après la guerre, il écrit d'ailleurs une monographie de ses expériences *Contributions à la chirurgie réparatrice* (1876). Cet ouvrage inclut des cas datant de la guerre de Sécession.

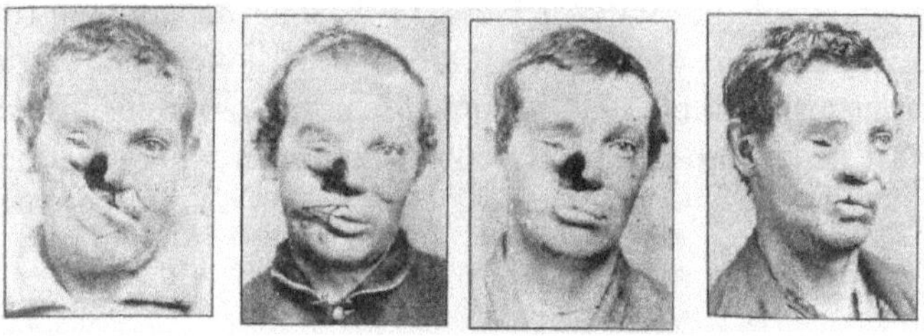
2

Le cas de Carlton Burgan, un soldat du Maryland, figure bien en évidence dans le livre de Buck, dont il est le 1er cas documenté. Burgan est admis dans un hôpital militaire de Frederick dans le Maryland, le 4 juillet 1862. Il souffre, apparemment, de fièvre typhoïde. Une tache de putréfaction noire apparaît à la base de ses dents, au niveau de sa 1re prémolaire supérieure droite. Accompagnée d'une odeur fétide et désagréable, cette zone de tissu mort s'étend vers la joue et sur le palais. Les 2 prémolaires et la canine tombent. La tache s'étend jusqu'à la moitié droite de la lèvre supérieure, aux parties adjacentes de la joue et au côté du nez. L'os maxillaire droit tout entier se putréfie. Pendant les mois qui suivent, les traitements réduisent ce défaut de moitié et le 31 décembre 1862, le patient est admis à l'hôpital de New York pour des soins chirurgicaux. Un dentiste lui confectionne un faux palais et de fausses dents en ébonite. Burgan peut dès lors manger et parler presque

[1] Cf. Riaud Xavier, « Histoire de la première photographie médicale », in *Solutions cabinet dentaire*, n°60, Janvier-Février 2024, p. 66.

[2] Cf. Archives & Specials Collections, A.C. Long Health Sciences Library, Columbia University, 2005, © C. U.

normalement. Le Dr Buck effectue 5 opérations, prélevant et adaptant des morceaux de peau du front pour recréer le côté du nez et de la joue. Le patient avoue être très satisfait du résultat final. La chirurgie reconstructrice du Dr Buck est très bénéfique. Il retire les tissus scarifiés et reconstruit des mentons, des lèvres, des nez, des joues et des paupières en plaçant des morceaux de peau prélevés sur le front et d'autres régions intactes, aux endroits nécessaires, en préservant méticuleusement l'irrigation sanguine. Buck opère les patients plusieurs fois sur une période de 6 mois ou même plus. Ces délais permettent à l'organisme d'approvisionner ces nouveaux tissus en sang. Afin de minimiser les cicatrices, il multiplie les minuscules sutures et pose des pansements postopératoires.

Dr Samuel Stockton White (1822-1879)

Samuel[1] naît le 19 juin 1822, à Hulmeville, en Pennsylvanie. À 16 ans, il entame une collaboration qui dure 6 ans avec son oncle qui dirige une fabrique de dents en porcelaine et de matériel dentaire. En parallèle, il apprend son métier de dentiste jusqu'en 1843, chez le Dr De Haven White. Une fois formé, il travaille un temps dans les locaux de son oncle, mêlant dentisterie et démonstrations de matériel. Les locaux étant trop petits, il finit par se consacrer exclusivement à son entreprise. S. S. White crée la firme Jones, White & Mc Curdy en 1846, dont le dépôt est situé à Philadelphie. Sa fonction passée justifie la renommée de qualité des produits de sa manufacture. En 1852, il ouvre des dépôts à New York, Boston, Brooklyn et à Chicago en 1858. En 1853, pour son travail inlassable, il reçoit son DDS de l'École dentaire de Philadelphie. En 1861, à l'aube de la guerre, il entame la production d'instruments métalliques. La même année, il rachète les parts de sa société et en devient le seul directeur. Le triumvirat a vécu. Ses efforts portent également sur la création de revues professionnelles. Les *Dental News Letters*, publication trimestrielle, présentent ainsi ses productions à partir de 1847. Dedans figurent des innovations, des articles originaux et le point sur la recherche dentaire de l'époque. Cette revue, déjà envoyée sur le continent européen, destinée aux dentistes, connaît un énorme succès. À partir du 9e numéro, elle quadruple son volume de pages au point de devenir mensuelle, le 1er août 1859. Cette revue se transforme et prend le nom de *Dental Cosmos*. Celle-ci, conçue par son frère James, est parrainée par la célèbre firme. De Haven White en est le rédacteur en chef jusqu'en 1865. Ce dernier a déjà été l'éditorialiste du précédent journal. Cette revue connaît une renommée mondiale. Les plus grands noms de la chirurgie dentaire en assument la rédaction. Malgré tout, des protestations exigent la séparation du journal et de la manufacture, ce qui arrive avec le dernier numéro du *Dental Cosmos*, en décembre 1936. Il fusionne alors avec le *Journal de l'American Dental Association*. En 1861, après avoir acheté les parts de ses associés, il prend seul la direction de l'entreprise. Dans le même temps, il met en place au sein de celle-ci une équipe entièrement consacrée à l'usinage des métaux et à la fabrication d'instruments dentaires.

En juillet 1861, force est de constater que le Gouvernement fédéral se désintéresse totalement de la santé bucco-dentaire de ses soldats. La National Dental Association est jugée réellement insuffisante dans la promotion d'une dentisterie militaire. En août 1861, cette dernière société se retrouve à New Haven dans le Connecticut, pour son congrès annuel. Cinq dentistes sont

[1] Cf. Riaud Xavier, « Dr Samuel Stockton White », in *Indépendentaire*, n°142, novembre 2016, pp. 81-82.

nommés pour former un comité qui a pour objectif de faire accepter la présence et le travail de dentistes au sein de l'armée, et de la marine. En janvier 1862, ce même comité contacte les instances professionnelles médicales et dentaires afin de recueillir auprès d'elles, toutes les recommandations possibles pour aboutir dans leurs tractations. En avril 1862, John McQuillen, dans le *Dental Cosmos*, constate que des hôpitaux majeurs, comme New York, Philadelphie, Saint Louis ou encore Cincinnati, s'équipent de matériel en prévision de combats à venir. Il constate que rien n'est prévu dans le domaine dentaire. Le 5 août 1862, le chirurgien général Hammond envoie une lettre qui est lue au congrès de la National Dental Association. Il y stipule qu'il se battra auprès du Congrès, pour l'idée d'un service dentaire au sein de l'armée. Il précise de plus que les dentistes sont laissés libres de militer en ce sens, par leurs écrits, dans les journaux. Le 28 juillet 1863, une nouvelle résolution, pour la création d'un dentiste militaire, est votée par la National Dental Association, qui n'aboutit pas plus que les autres. En 1864, en pleine guerre, White commercialise le premier crachoir avec alimentation d'eau et évacuation des eaux de rinçage. Il met en vente un meuble de rangement à roulettes avec douze tiroirs supérieurs et un compartiment inférieur à étagères.

Au moment où la guerre éclate, Samuel S. White est un homme incontournable dans le milieu dentaire et médical américain. Il en va de même de sa manufacture qui fournit du matériel de grande qualité à l'essentiel de la profession dentaire américaine. Le 26 juillet 1864, la National Dental Association tient son rassemblement annuel à Niagara Falls, dans l'État de New York. Une nouvelle démarche est décidée afin de créer un poste de dentiste au sein des hôpitaux de campagne. Elle rencontre une réponse défavorable du chirurgien général, le colonel Joseph Barnes, Hammond passant en cour martiale. Certains des plus illustres membres de la profession prennent part aux délibérations. Les débats sur la question épineuse du manque de dentistes dans l'armée monopolisent la majorité des discussions. Un rapport très intéressant sur le sujet paraît dans le numéro 2 du volume 6 du *Dental Cosmos* de septembre 1864. Le Dr S. S. White y fait état qu'il a déjà été délégué par l'association pour rencontrer le président Lincoln et l'entretenir à ce sujet. Lors de leur discussion, White lui demande des conseils *« en ce qui concerne les efforts à accomplir pour garantir aux soldats, les soins nécessaires pour qu'ils restent efficaces. »* La réponse du président ne se fait pas attendre. Il lui semble qu'il serait utile de *« faire appel au ministre de la Guerre pour qu'il transmette cette requête au chirurgien général suppléant. »* Suivant l'avis de Lincoln, White se rend au ministère de la Guerre, mais ne peut pas s'entretenir avec le ministre en personne, Edmund Stanton, qui n'est pas là. C'est le chirurgien général suppléant, Barnes, qui le reçoit. Aussitôt, ce dernier affirme que l'attention de son Département a déjà été attirée sur le sujet, mais, d'après lui, *« ...Rien ne peut être fait à ce sujet, tant que l'armée est en action. Si la guerre continue jusqu'en hiver, alors l'armée prendra ses quartiers d'hiver et il sera alors possible de faire quelque chose, à ce moment-là. »* Barnes précise de plus au Dr White qu'il est inutile qu'il présente ce problème au Congrès, car son Département est tout à fait habilité à prendre seul ce genre de décision. En sortant de cet entretien, Samuel S. White ordonne à sa compagnie de fabriquer des daviers afin qu'ils soient distribués aux chirurgiens de l'armée. À l'issue du congrès de Niagara Falls de la National Dental Association, en juillet 1864, après un vote, le comité de lutte pour la mise en place de dentistes dans l'armée est maintenu dans son action et la session est ajournée. Les années 1865 voient la société de White florissante. Elle distribue du matériel dentaire dans le monde entier. Elle fabrique son premier fauteuil dentaire, du matériel orthodontique et 400 000 dents par mois. 200 employés officient pour elle. En 1868, elle commercialise ses premières fraises en acier. Le 30 décembre 1879, Samuel Stockton White meurt d'une congestion cérébrale à Paris. La direction de l'entreprise revient alors à son fils, à son frère et à son conseiller personnel.

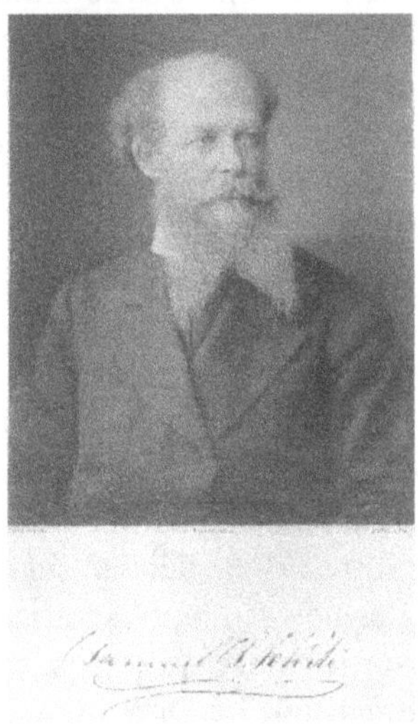
[1]

[1] Cf. National Archives, U. S. A., 2016.

Le film de la vie de Doc Holliday (1851-1887) – 1re partie

John Henry Holliday[1] naît le 15 août 1851 à Griffin en Géorgie. Un palais fendu et un bec-de-lièvre encombrent son visage. Son oncle est le Dr Henry Holliday, médecin respecté et le cousin, Crawford Williamson Long, premier chirurgien à utiliser de l'éther comme anesthésiant en 1842. À 8 ans, les 2 parents corrigent les défauts physiques du garçon. Il doit suivre des cours d'orthophonie et garde des défauts de prononciation, et quelques cicatrices sur sa lèvre dissimulées par sa moustache. En avril 1861, la guerre de Sécession éclate. Sa famille, sudiste, est dans la misère après la défaite. Toutefois, ils payent les 5 $ d'inscription de John et les frais de scolarité s'élevant à 100 $ pour lui permettre d'entamer sa formation au Collège dentaire de Pennsylvanie, à Philadelphie, fondé en 1853. Il y entre le lundi 3 octobre 1870, à 19 ans. Son oncle intervient dans le choix de l'orientation du jeune homme. Pendant 5 mois, John Henry suit un enseignement sous forme d'un séminaire de 2 heures de cours magistraux et de travaux pratiques le matin, et d'un programme similaire l'après-midi. Ses leçons s'attardent sur la chimie, la dentisterie mécanique, la métallurgie, les pathologies dentaires, l'histologie dentaire, la dentisterie opératoire, la physiologie, l'anatomie microscopique, l'anatomie et la chirurgie. Les samedis, Holliday se rend en clinique avec les enseignants dans la salle d'opération qui mesure 60 m^2 et contient 28 fauteuils. Les étudiants amènent leurs instruments et les conservent. Les candidats sont tenus d'avoir 20 ans, d'avoir étudié sous la tutelle d'un précepteur, qui est en fait un superviseur dentaire qualifié, pendant 2 ans et d'avoir étudié dans un Collège dentaire pour obtenir leur diplôme. Durant sa 1re année, John Henry s'occupe de 39 patients, fait 32 plombages et extrait 39 dents. Ses compétences sont reconnues lorsqu'il ajuste un bridge chez un de ses patients, mais aussi, lorsqu'il pose une couronne en or à une petite fille de 6 ans qui dure la vie de cette personne décédée en 1967, à l'âge de 102 ans. En mars 1871, il retourne dans sa ville natale et, dans le cadre de ses études, travaille dans une clinique pendant une période de 8 mois sous la direction de son précepteur, le Dr Lucian F. Frink. Il y travaille jusqu'en octobre 1871, date où il retourne à l'école dentaire pour y poursuivre son apprentissage qui dure encore 22 semaines. Il prépare sa thèse intitulée *Les maladies des dents*. Sa soutenance porte sur la mise en place d'un plan de traitement chez un patient et la conception d'un appareil dentaire. Il présente même un de ses patients à un de ses professeurs. Ayant rempli toutes les conditions requises par l'école, Holliday reçoit son diplôme de Docteur en chirurgie dentaire, le vendredi 1er mars 1872. John Henry est décrit comme un élève brillant et adroit. Après avoir fini ses études, le jeune dentiste se rend à Atlanta où il s'associe avec le Dr Arthur C. Ford. Peu après Noël 1872, Holliday

---

[1] Cf. Riaud Xavier, « Le film de la vie de Doc Holliday (1851-1887) (1re partie) », in *Indépendentaire*, n°130, septembre 2015, pp. 102-103.

perd du poids et développe une toux tenace. Six mois après, le diagnostic tombe. Une tuberculose pulmonaire. Son médecin lui conseille une cure de soleil, une alimentation équilibrée et du repos. Doc s'en va à Dallas en septembre 1873. Avec son associé d'alors, le Dr Seegar, il remporte 3 prix de prestige de 5 $ chacun à une foire annuelle : le prix du meilleur dentier, celui du meilleur dentier en or et celui, enfin, du meilleur dentier en ébonite. À la fin de 1873, il est de plus en plus difficile pour lui d'exercer son métier avec succès, sa maladie l'invalidant trop. Désœuvré, il découvre le saloon St Charles de la rue Mainstreet et ses tables de jeu. Il devient un habitué du saloon Alhambra et de l'Union Varieties Bella qui est le quartier général des joueurs d'expérience de Dallas. Grâce à ses connaissances mathématiques, il se découvre un talent de joueur de cartes. Ce talent lui apporte un revenu substantiel. Rapidement, il est reconnu comme un joueur respectable. Il franchit le pas du professionnalisme. Mais, il se met à boire aussi. En mars 1874, son association prend fin. John Henry ouvre son propre cabinet dentaire, mais jouer et boire occupe trop son temps. Il passe souvent devant les tribunaux suite à des rafles dans les bouges où il joue. Il déménage à Denison dans le Texas. Bien qu'il réside dans cette ville, il revient parfois à Dallas. C'est lors du Premier de l'an qu'il a un échange de coups de révolver avec le tenancier d'un saloon. Il est jugé pour agression et tentative de meurtre. Il est relaxé. Doc quitte Denison pour Denver. Il s'arrête à Fort Griffin à la frontière texane. Cette ville est un lieu de passage de nombreux chasseurs et cow-boys. Une fois encore, Holliday a des problèmes. Il n'attend pas de se justifier et déménage. Sa toux s'aggrave. À l'été 1875, il arrive à Denver et se fait passer pour son oncle Tom Mc Key. Il travaille en tant que donneur de cartes à la table du théâtre Comique. Un gisement d'or est alors découvert dans les Black Hills, dans le Dakota. Denver se vide. Le dentiste décide de s'y rendre. Il s'arrête à Deadwood où il séjourne en 1876/77. Il multiplie les fusillades. Ainsi est-il blessé par Henry Kahn. La nouvelle est publiée dans le Dallas Weekly Herald du 7 juillet 1877.

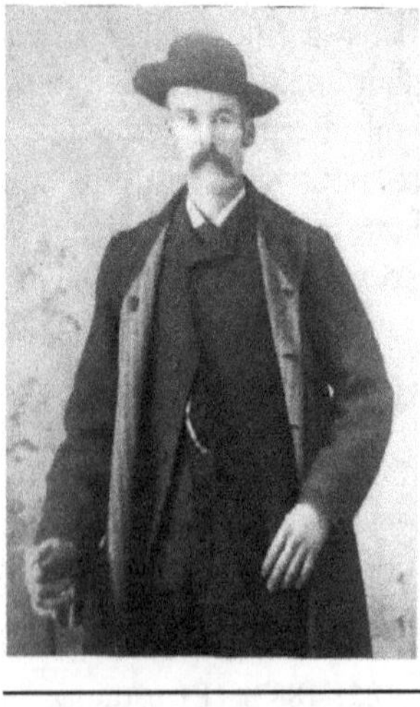

Une fois rétabli, Holliday repart à Fort Griffin. Kate Elder a 26 ans lorsqu'elle l'y rencontre. Elle ne le quitte plus. Doc exerce toujours son art dans une chambre du Planter's Hotel. Mais, sa passion pour le jeu ne le quitte pas. En jouant avec Ed Bailey, une dispute éclate, ce dernier ayant voulu retourner les cartes. Alors que son adversaire sort une arme, il lui plante un couteau dans les côtes. Le Marshall l'emprisonne dans sa chambre. Un attroupement réclame le lynchage de Doc Holliday. Kate met le feu à une cabane, libère son amant et s'enfuit avec lui.

Doc Holliday[1].

[1] Cf. Riaud Xavier, collection privée, 2023.

Le film de la vie de Doc Holliday (1851-1887) – 2e partie

En 1878, le couple est vu à Dodge City. Doc[1] y ouvre un cabinet dentaire. La ville a besoin de son aide. La journée, il soulage et soigne dans l'établissement Dodge House, un endroit de dépravation. Le soir, il fréquente des endroits du même type. C'est là qu'il fait la connaissance d'Ed, Bat et Jim Masterson. Ed est le Marshall de la ville. Il est tué en novembre 1878. Peu après, Wyatt Earp arrive en ville. Il devient adjoint du shérif. Leurs revenus étant faibles, ces hommes de loi s'attablent avec le dentiste, pour dépouiller les cow-boys dont les poches sont bien remplies. Des témoignages attestent que les Masterson, Wyatt Earp et Doc Holliday maintiennent la paix à Dodge City. À l'été 1878, le Dodge City Times passe l'annonce suivante : *« DENTISTERIE. J. H. Holliday, dentiste, offre très respectueusement ses services aux habitants de Dodge City et de ses environs cet été. Bureau : chambre 24, Dodge House. Si le client n'est pas satisfait, il sera automatiquement remboursé. »*

Là, John Henry sauve la vie de Wyatt Earp en tuant un desperado qui va lui tirer dans le dos. À l'automne 1878, sa santé ne s'améliore pas. Il décide de partir à Las Vegas. Sur place, il ouvre un cabinet dentaire. Ses affaires ne marchant pas, sa maladie s'aggravant, l'hostilité des autochtones le décide à revenir à Dodge City. Puis, il se retrouve à Las Vegas et y ouvre un saloon. Il y connaît encore des problèmes. En 1879, il part pour Tombstone dans l'Arizona, une ville prospère.

Le joueur de poker rejoint Earp à Tombstone. Il investit avec les frères Earp. De nouveaux problèmes l'assaillent et l'amènent au tribunal. Aucun des accusateurs n'est présent au procès. Doc plaide coupable pour coups et blessures et s'en tire avec une amende de 20 $. Sa victime s'en tire avec une blessure à la main. Le 15 mars 1881, une diligence est attaquée. Ses deux servants sont tués et 80 000 dollars sont dérobés. Un ami du Doc est pressenti comme l'un des voleurs. La rumeur enfle et implique Holliday dans l'affaire. Le shérif Behan est jaloux des attentions que marque sa petite amie envers Earp et il supporte mal l'ombre que la famille Earp lui fait. Il incrimine Holliday dans les meurtres de la diligence. Le dentiste est arrêté, mais les poursuites sont abandonnées. Suite à une fusillade, Doc est blessé à la jambe et doit marcher avec une canne. Virgil Earp est le Marshall de Tombstone. Wyatt a été Marshall des États-Unis, mais a démissionné avant sa venue dans la ville. Les Clanton menacent de mort Doc Holliday et les Earp découragent toutes leurs entreprises illégales. Behan, le shérif local, est un affidé des Clanton et est impliqué dans leurs manipulations frauduleuses. Alors qu'il a promis à Wyatt Earp de le faire shérif adjoint, il nomme un de ses comparses.

[1] Cf. Riaud Xavier, « Le film de la vie de Doc Holliday (1851-1887) (2e partie) », in *Indépendentaire*, n°131, octobre 2015, pp. 76-77.

La tension monte. Il est connu que Behan ferme les yeux sur les infractions qui se produisent en ville. Mais, cette organisation du crime ne parvient pas à avoir la main mise sur la ville qui obéit aux Earp et à leurs amis, dont Doc Holliday.
OK Corral est une écurie. C'est à son entrée que les Clanton, les McLowrys et Billy Claiborne se tiennent ce 28 octobre 1881. Doc Holliday, Virgil, Wyatt et Morgan Earp se rejoignent. Des témoins attestent qu'ils sont vêtus de manteaux noirs, qu'ils constituent un groupe d'une taille moyenne d'1,80 m. Reuben Coleman, un mineur, leur signale l'attroupement devant OK Corral. Les individus sont armés. Coleman trouve le shérif Behan pour qu'il les désarme. Le mineur rencontre aussi Virgil Earp. Virgil a, pour asseoir son autorité, pris la canne de Doc. Virgil fait prêter serment à ses frères et à leur ami. Puis, ils partent désarmer les Clanton et les Mc Lowry, en sachant qu'ils ne se laisseront pas faire. Le Marshall s'adresse aux 5 hommes et les enjoint de lever les mains. Deux coups de feu éclatent. Tout le monde pense qu'il s'agit de Wyatt Earp qui blesse Mc Lowry à l'estomac. Dans les 30 minutes qui suivent, c'est la confusion. Billy Clanton est touché. Doc Holliday fait feu avec son fusil blessant Tom Mc Lowry qui s'écroule mort. Morgan Earp et Virgil sont blessés. Doc se retourne et tire sur Frank Mc Lowry. Doc reçoit une balle dans son holster pendant que Virgil et Mc Lowry tombent, le 2e étant touché à mort. Les frères Mc Lowry et Billy Clanton sont morts. Les 2 autres protagonistes s'enfuient. Trois jours après, le 29 octobre, le médecin coroner enquête et défère devant le tribunal les frères Earp et Doc Holliday pour meurtres. Compte tenu de leurs blessures, Virgil et Morgan n'apparaissent pas sur le banc près des accusés. Les 2 autres hommes sont arrêtés par Behan et relâchés sous caution. Will Mc Lowry, qui est le frère des 2 morts et avocat, convainc le juge de les emprisonner. Le 4 novembre, Wyatt Earp et Doc Holliday sont libérés. La presse locale multiplie les invectives contre la justice pour que les 4 accusés soient condamnés. L'acquittement est prononcé. Quelques jours plus tard, Morgan Earp est tué d'une balle dans le dos. Wyatt Earp retrouve un à un les coupables et les tue tous. Doc est à ses côtés. Ils quittent Tombstone. Ils arrivent le 7 mai 1882, à Pueblo, où un homme de Behan attend le dentiste et lui passe les menottes avec une accusation du meurtre. Holliday est libéré, mais il est arrêté par un comparse de son ennemi. Il est relaxé encore. John Henry ne peut éviter Billy Allen venu le tuer. Un duel a lieu. L'agresseur est blessé. Doc Holliday est accusé d'agression avec préméditation de meurtre. Il est jugé non coupable. Il séjourne à Denver, Silverton, puis revient à Denver. Il apprend que les eaux soufrées de Glenwood peuvent améliorer son état. Il essaie de pratiquer à nouveau la dentisterie, mais renonce ses accès de toux rendant la chose impossible. Il se remet à jouer, mais les sources thermales aggravent son état. En octobre 1887, il délire. Il meurt à Glenwood Springs dans le Colorado, le 8 novembre 1887.

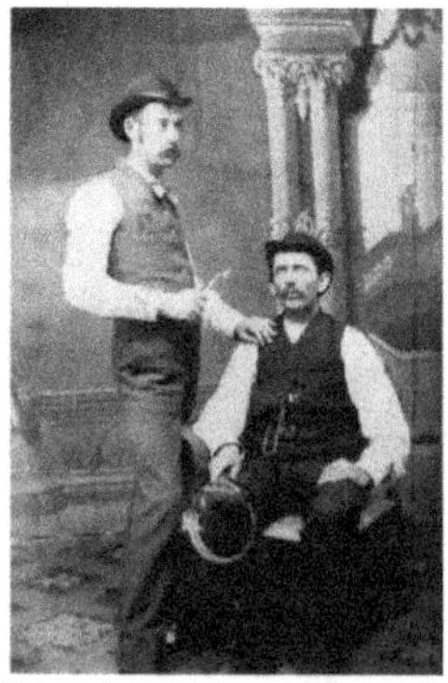

Holliday à gauche et Wyatt à droite[1],
en cours de soins, Tombstone, 1882.

[1] Cf. Riaud Xavier, collection privée, 2023.

Dr Will Frackelton, l'ami des Indiens

Le Dr Will Frackelton[1] a fait ses études à au College of Dental Surgery de Chicago. Il arrive à Sundance dans le Wyoming en 1893. Il amène avec lui deux caisses de fournitures dentaires. Il s'installe dans l'hôtel de la ville à qui il loue une chambre. Le shérif vient le voir et lui interdit toute forme de pratique dans la ville sous peine d'en être renvoyé s'il ne dispose pas de la licence adaptée lui permettant d'exercer. Will Frackelton se rend au tribunal de la ville qui lui demande, pour justificatif, la copie certifiée de son diplôme professionnel issu d'une école dentaire reconnue. Le jeune dentiste devra attendre au moins une semaine que ce document lui parvienne pour justifier de ses droits à exercer la chirurgie dentaire et pour pouvoir démarrer son activité. Ses talents de boxeur reconnu, puisque très vite il assomme un banquier au cours d'un combat, lui valent le respect du shérif qui l'autorise à exercer sans attendre le document. Arrivé à Sheridan, une ville voisine, il reste 50 années. Il y enlève les dents et pose des obturations en lieu et place de caries chez des vachers, des bandits ayant dévalisé des trains et des diligences, des banquiers millionnaires, des Lords anglais, des pauvres, des Indiens et des prostitués. Il a soigné Calamity Jane, Buffalo Bill, il a rencontré le président Taft, 27e président des États-Unis, qui lui a fait une promesse (tenue). Frackelton était connu pour ses méthodes non conventionnelles, notamment l'utilisation de la fumée d'armoise pour stériliser son équipement et le traitement des patients dans son chariot tiré par des chevaux. Il ira de ranch en ranch offrir ses services.
Sollicité pour ses amitiés avec les Indiens, il intervient régulièrement comme médiateur. Il est même devenu membre d'honneur de la tribu indienne Crow en 1902. Il a reçu un tepee et une épouse Crow le temps de son séjour chez eux en hommage. Il a siégé au conseil de la tribu à côté de Medicine Crow, l'homme médecine du village. En guise d'intronisation, après un bref rappel de ce qui l'a distingué, l'Indien a placé sur sa tête une coiffe de guerre, symbole honorifique délivré dans un silence religieux d'autant plus que Will est un homme blanc. Un cheval lui est amené et son nom est devenu *Everybody Knows Him (Tout le monde le connaît)*. Les hommes se sont rassis tous et les tambours ont résonné. L'heure de la danse a sonné. Il a vécu un temps comme un Indien, nu avec un pagne et des peintures sur le corps. Il a participé également aux commémorations indiennes du 36e anniversaire de la défaite du général Custer à Little Bighorn en 1876. *« Les Indiens sont des patients peu banals. Un jour, une Cheyenne est venue dans mon cabinet avec une dent infectée sévèrement. J'ai décidé l'extraction de la dent. Elle a payé la facture*

[1] Cf. Riaud Xavier, « Dr William Frackelton, l'ami des Indiens », in *Solutions cabinet dentaire*, n°63, Juin 2024, p. 64.

et est partie. Peu de temps après, elle est revenue pour récupérer sa dent. Je l'avais malheureusement jetée. J'avais dans mon cabinet une vieille dent de cheval que j'avais achetée à un cow-boy. Je l'ai glissée dans une enveloppe et la lui ai donnée. Plus tard dans l'après-midi, son mari est venu me voir, l'air sévère. Lentement, il a tendu la main avec la dent de cheval. « Cheval ! » s'est-il exclamé dans un large sourire. » C'est en 1943, avant de mourir, que le Dr Will Frackelton rencontre son éditeur pour envisager une réédition améliorée de ses mémoires *Sagebrush dentist* parues en 1941. Cette réédition ne verra le jour qu'en 1947. Will a rejoint entre-temps sa très chère femme Bess et repose à ses côtés dans le cimetière de Sheridan. Son témoignage est unique.

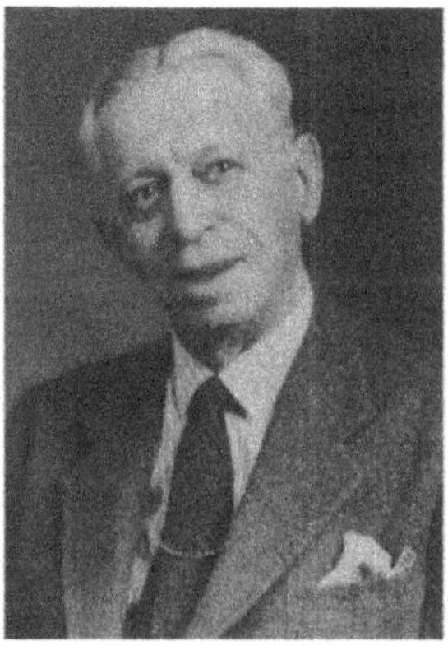
[1]

[1] Cf. Frackelton Will, *Sagebrush dentist*, Grosset & Dunlap (ed.), 1941.

Abraham Lincoln (1809-1865) et le mystère de ses dents

Abraham Lincoln a été le 16e président des États-Unis, le vainqueur de la guerre de Sécession, mais aussi le 1er président assassiné[1]. Quatre visites chez le dentiste sont connues. L'une d'elles est mentionnée dans une lettre à Mary Speed, une amie de sa sœur, le 27 septembre 1841. *« Te souviens-tu de ma venue dans cette ville pour me faire enlever une dent et du ratage derrière ? Cette dent m'a fait souffrir à nouveau tellement qu'il y a une semaine, j'ai dû me la faire enlever, ce qui m'a coûté un morceau du maxillaire qui est venu avec. Ma bouche est si douloureuse que je ne peux ni parler ni manger. Je ne subsiste que dans le souvenir des saveurs, ce qui est insuffisant sur le plan alimentaire. »* Il a fallu 2 consultations pour extraire cette dent. Lincoln séjourne alors à Louisville dans le Kentucky. Il en conçoit une vraie appréhension pour les dentistes. En 1856, alors à Milton Station (Humbolt) dans l'Illinois, il s'arrête au cabinet dentaire du Dr Wesley Wampler qui lui enlève une dent. En 1862, souffrant d'une rage de dents, il consulte le Dr G. Wolf qui a son cabinet proche de l'église où il se rend à Washington. Alors que le dentiste s'apprête à lui extraire sa dent, Lincoln lui demande d'arrêter. Il sort une bouteille de chloroforme, l'inhale plusieurs fois et, endormi, donne le feu vert au praticien pour qu'il opère. L'extraction de la dent se fait sans douleur. Une lettre écrite par J. Littlefield à W. Herndon, le 11 décembre 1866, révèle que : *« M. Lincoln, un soir de 1862 à la Maison-Blanche a souffert à cause d'une dent qui venait d'être arrachée. En dépit de cette douleur qui l'a affligé, il bavardait avec humour avec, ça et là, un éclair de logique qui montrait qu'il a compris la situation. »* Il y a eu d'autres visites chez des dentistes, mais aucune trace n'en subsiste. Il a pu consulter le Dr Josiah Crawford, médecin près de Gentryville, dans l'Indiana, qui réalisait des extractions chez ses patients. Le Dr A. French a admis avoir soigné des membres de la famille de Lincoln. Ses fiches ne signalent pas qu'il a reçu le futur président à son cabinet. Il ne faisait des fiches que pour les patients qui ne le payaient pas.

Quant à son aspect physique, le rapport d'autopsie ne dit rien sur ses dents. Sur les 119 photos prises de Lincoln, aucune ne montre ses dents. Ne sourit-il pas parce qu'il a honte de les montrer ? Deux éléments affirment que non. Les photos sont prises à l'époque dans une posture qui n'autorise pas le sourire. Outre sa fonction présidentielle lourde de responsabilités, surtout en période de guerre, Lincoln souffre de dépression chronique. Il aurait eu une lèvre inférieure très grosse et une supérieure, fine. Cela traduirait-il des absences dentaires ? Il aurait eu aussi une bosse sur la joue droite. Bien établie à Washington en 1860, la dentisterie ne l'est pas dans l'Illinois ou l'Indiana. Il

---

[1] Cf. Riaud Xavier, « Abraham Lincoln (1809-1865) et le mystère de ses dents », in *Indépendentaire*, octobre 2012, n° 101, pp. 114-115.

n'a donc pas été chez les dentistes souvent. Il aurait eu de bonnes dents. Il a grandi près de points d'eau dans l'Indiana et dans le Kentucky qui sont très riches en fluor (> 1 ppm). À propos de son hygiène dentaire, il a été vu achetant une brosse à dents en juin 1843 et une autre, le 18 mai 1853. En 1862, dans le *New York Times*, paraît une publicité pour un dentifrice approuvé par Mme Lincoln alors qu'elle est à la Maison-Blanche. Ce type de pratique était usuel.
Lincoln mange peu et sa nourriture ne comprend pas de sucres responsables des caries. Il mange sans frugalité. Il n'a pas d'attirance pour les desserts. Il ne fume pas et ne boit pas. Bref, son alimentation est dénuée d'aliments cariogènes.

Les préconisations dentaires de la comtesse de Ségur

La comtesse de Ségur[1], née Sophie Rostopchine, devient grand-mère en 1848. Elle publie des romans moralisateurs pour enfants à partir de 1850 qui la rendent célèbre. Dans *La santé des enfants*, livre paru en 1857, la comtesse de Ségur raconte les dents de ses enfants et de ses petits-enfants. Son petit-fils Jacques de Pitray se rend chez le dentiste qui a du retard. Elle lui conseille d'emmener un livre avec lui la prochaine fois. Elle raconte les problèmes dentaires de sa sœur Henriette. Si le dentiste *« persiste à conseiller l'extraction, puisqu'elle en souffre toujours, elle ira chez Delabarre. Y... n'est décidément bon que pour les soins de la bouche et surtout le plombage des dents ; il arrache mal. »* La comtesse elle-même détaille ses soucis. *« Je repars demain à 1 heure, pour descendre chez le dentiste à 3heures. Je me fais faire des dents qui me coûteront 160 frs. Ce n'est pas cher »*. Pêle-mêle, elle aborde la question des dents. En voici des extraits. *« Le travail des dents se fait « sentir longtemps avant qu'elles soient percées ; il commence quelquefois à 2 mois, le plus souvent à 4, ou 8, quelquefois plus tard ; il ne faut pas s'inquiéter d'un retard. » « Il y a des enfants qui ne percent leurs 1res dents qu'à 16 ou 18 mois, d'autres qui en ont à 3 mois ; mon plus jeune fils en avait 2 à 2 mois ; les 2 dentitions sont également difficiles ». « Il y a 3 époques de dentition : la 1re, qui est la plus difficile à passer, est terminée généralement à 3 ans ; elle se compose de 20 dents ; la 2e commence de 4 à 5 ans, et se termine entre 8 et 9 ; elle se compose de 4 grosses dents du fond nouvelles et de 12 dents de devant, remplaçant celles de la 1re dentition ; la 3e commence de 9 à 10 ans et se termine de 12 à 14 ; elle complète les 28 dents, en donnant 4 dents du fond nouvelles et en remplaçant les 8 dents de la 1re dentition, de telle sorte que les 20 dents de la 1re dentition se trouvent toutes remplacées. Pendant ces 3 dentitions, les enfants sont sujets à des toux qui souvent sont grasses dès l'origine comme une fin de rhume... » « Les bains de son ou de tilleul, tièdes, sont toujours très utiles pendant la dentition. » « Pendant la dentition, les enfants sont sujets à des dérangements, délicatesse de l'estomac, délicatesse des entrailles. »* Sophie Rostopchine recommande un traitement et un régime alimentaire en pareilles circonstances. *« La dentition amène 1000 indispositions, comme vomissements, accès de fièvre, écoulements d'humeurs. Il ne faut pas s'en effrayer... » « Ne permettez jamais à aucun médecin d'employer cette fatale mode anglaise, d'inciser les gencives de l'enfant comme moyen de faciliter la sortie de la dent. Après l'incision, la gencive se cicatrise, devient plus dure qu'auparavant ; la dent a beaucoup plus de peine à percer cette peau durcie par la cicatrice, et l'enfant est plus exposé soit aux convulsions,*

[1] Cf. Riaud Xavier, « Les préconisations dentaires de la comtesse de Ségur », in *Solutions cabinet dentaire*, n°47, juin 2022, p. 72.

soit aux autres maux amenés par la dentition. » « Vous lui avez donc infligé une souffrance non seulement inutile, mais contraire au but que vous espériez atteindre. » La comtesse de Ségur dispose en la personne du Dr Mazier de l'Aigle, exerçant dans l'Orne, d'un référent dont elle s'inspire indéniablement. Auteur d'une *Hygiène des enfants* en 1842, elle s'en imprègne comme elle a consulté les littératures médicales locales, et parisiennes. Sa sœur Henriette est suivie, semble-t-il, par Antoine François Adolphe Delabarre (1819-1878) qui pratique l'anesthésie à l'éther et prône la conservation des dents. Il sera le dentiste de la duchesse du Berry (1798-1870), responsable de la dernière rébellion royaliste en 1832. Auteur de plusieurs travaux sur la dentition des enfants, il inspire indiscutablement la comtesse.

Le dentiste de Napoléon III raconté

Thomas naît le 23 décembre 1823. En 1841, Evans devient un étudiant du dentiste de Philadelphie, le Dr John de Haven White[1]. Il ouvre un cabinet à Baltimore, dans le Maryland, puis à Lancaster, en Pennsylvanie. En 1847, il acquiert une certaine notoriété par la démonstration qu'il fait d'une nouvelle technique de plombage en or à l'exposition annuelle de Philadelphie. Il gagne le premier prix, mais fait aussi la rencontre du Dr John Clark, un médecin de Paris en retraite. Clark est convaincu qu'un dentiste aussi doué qu'Evans ferait sensation à Paris. En novembre 1847, Evans s'installe dans la capitale. Il s'associe avec un dentiste américain, le Dr Starr Brewster qui a de nombreux patients dans l'aristocratie française. Un jour, Brewster qui soigne Napoléon III est convoqué auprès de l'Empereur. Il ne peut s'y rendre et envoie Evans à sa place. À compter de ce jour, ce dernier devient le dentiste attitré des familles royales européennes. Il gagne l'amitié de Napoléon qui le nomme dentiste officiel de la Cour en 1853, puis membre officiel de son conseil. Il soigne l'Empereur jusqu'à sa mort qu'il voit en consultation 2 fois par semaine, celui-ci souffrant de parodontite et d'hyperesthésie dentinaire. En 1854, il reçoit la Légion d'honneur dont il devient commandeur en 1871. En 1861, Evans est membre de la Commission sanitaire des États-Unis. Thomas sauve la vie du prince Frédéric, héritier du trône d'Allemagne. Ce dernier atteint d'un cancer de la gorge s'étouffe. Ses médecins ne font rien pour lui. Evans réalise une trachéotomie et insère dans la gorge une canule qui prolonge la vie du monarque de 90 jours. C'est dans son cabinet dentaire qu'est remarquée, pour la 1re fois, la future impératrice Eugénie. Déjà missionné pour rencontrer une prétendante du futur empereur, sur son ordre, alors que la Cour française penche pour le Sud, Evans se rend en 1864, aux États-Unis, pour rencontrer Lincoln et ses généraux. À son retour, son rapport dissuade Napoléon III, puis les Anglais d'intervenir dans le conflit civil qui déchire l'Amérique de 1861 à 1865, la guerre étant perdue pour le Sud. Il est un grand soutien d'Henri Dunant dans sa ratification d'une Convention de Genève par tous les États en 1864 et dans sa création de la Croix-Rouge internationale. Membre de son Comité international, il finance et organise une ambulance américaine lors du siège de Paris, en 1870.

Du 4 au 8 septembre 1870, suite à la défaite française face aux Allemands, le dentiste sauve l'impératrice Eugénie, qui se réfugie chez lui. Il l'emmène jusqu'à Deauville, présentée comme une patiente du Dr Edward Crane, l'associé d'Evans, où elle embarque pour l'Angleterre. En 1879, Evans identifie, par ses plombages en or, le corps du fils de Napoléon III, tué au cours

[1] Cf. Riaud Xavier, « Le dentiste de Napoléon III raconté », in *Indépendentaire*, n°103, décembre 2012, p. 5.

d'une embuscade, dans la guerre contre les Zoulous, qui a reçu de face, 17 coups de sagaies. À la demande de Napoléon III qui doit partir en exil suite à sa capitulation de 1870, Evans prend en charge l'éducation de son enfant illégitime, Arthur Hugenschmidt (1862-1929). Disciple, associé, puis successeur, Hugenschmidt devient un grand dentiste de la capitale directement impliqué dans le rattachement de l'Alsace-Lorraine lors du Traité de Versailles de 1919. Thomas W. Evans meurt à Paris, le 14 novembre 1897. Il est enterré à Philadelphie. Il reçoit les plus hautes distinctions de toutes les Cours européennes. Son héritage sert à l'établissement d'une école dentaire au sein de l'université de Philadelphie, aux USA. L'inauguration du Thomas W. Evans Museum and Dental Institute a lieu en 1915.

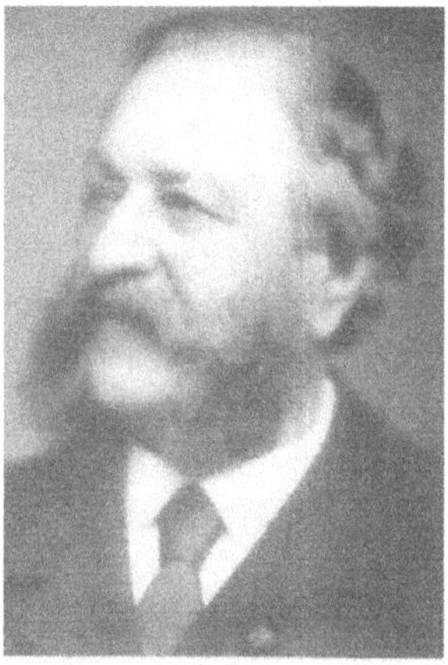

Docteur Thomas W. Evans (1823-1897)[1].

[1] Cf. Collections of the University of Pennsylvania Archives, communication personnelle, Philadelphie, USA, 2005, © University of Pennsylvania.

Comment est né l'American Dental Club de Paris

À partir de 1791, une simple patente[1] suffit pour exercer l'art dentaire en France. Ceci est confirmé en 1792 par un jugement de la Cour de cassation : l'exercice dans diplôme est autorisé. Jusqu'en 1892, date de la Loi Brouardel qui demande à tous de suivre des études sanctionnées par un diplôme pour devenir dentiste, un grand vide juridique subsiste en France. Les 1ers dentistes français, comme Jacques Gardette, arrivent aux États-Unis avec La Fayette et Rochambeau en 1776. En 1839, la 1re école dentaire au monde est fondée à Baltimore, The Baltimore College of Dental Surgery, et le 1er journal professionnel, *The American Journal of Dental Science*, publie ses 1res pages. En 1840, la 1re société dentaire, The American Society of Dental Surgeons, se réunit. L'absence de réglementation en France, l'incompétence des praticiens français et la richesse ambiante sous le Second Empire seront les moteurs qui encourageront les praticiens américains à venir s'installer à Paris. En 1833, le Dr Brewster, originaire de Charleston, est le 1er à s'installer à Paris. La piètre qualité des soins qui y sont dispensés l'a convaincu. Il est le 1er à obturer les dents soignées avec de l'or. Son cabinet est 11, rue de la Paix et il y soigne Balzac, Mérimée, George Sand, Delacroix et la famille royale. C'est encore Brewster qui accueille, en 1847, un jeune dentiste de Philadelphie, très doué, qui va faire de nombreux émules : le Dr Thomas W. Evans. Un jour que Brewster ne peut se rendre chez le roi, Evans le remplace. De ce jour, il devient son praticien attitré. En 1850, Evans s'installe dans son propre cabinet : c'est dans son cabinet dentaire qu'est repérée Eugénie, future impératrice ; il devient l'ambassadeur de Napoléon III lors du conflit nord-sud américain et, suite à une mission diplomatique aux États-Unis, dissuade Napoléon d'intervenir en faveur du Sud ; il aide Eugénie à quitter la France lors d'un périple rocambolesque en 1870 ; il identifie Loulou, le fils de Napoléon III à sa mort en Afrique du Sud en 1879 ; il accueille le fils adultérin de Napoléon III, Arthur Hugenschmidt, le forme à la dentisterie et en fera son successeur. Evans sera proche de la famille royale jusqu'à sa mort en 1897. Evans est si proche de toutes les têtes couronnées européennes qu'il soigne toutes pour l'essentiel, que, dans les classes aisées de la population française, bourgeois ou nobles tombent d'accord pour donner leur préférence aux dentistes américains qui sont tous titulaires d'un diplôme en provenance d'une école dentaire des États-Unis, les 1res écoles dentaires françaises n'ayant été fondées qu'en 1880 et 1884 (pour donner un diplôme aux praticiens français susceptibles de rivaliser avec le DDS américain ? Objectif réel ou dissimulé ? Rien ne l'atteste). Ce privilège voit des praticiens s'affubler de titres pompeux et

[1] Cf. Riaud Xavier, « Comment est né l'American Dental Club de Paris », in *Solutions cabinet dentaire*, n°52, Janvier/Février 2023, p. 70.

trompeurs, comme Apolloni Préterre, dentiste français formé aux États-Unis de retour à Paris en 1854, qui s'illustrera sous l'appellation erronée de « Dentiste américain » sur tous ses intitulés professionnels. D'autres n'hésitent pas à usurper un titre équivalent pour attirer l'attention à des fins purement mercantiles. Les dentistes américains ressentent alors le besoin de se regrouper. Le Dr Spaulding, dentiste réputé, est à l'origine de cette idée. Le 13 octobre 1890, il reçoit à son domicile plusieurs confrères américains. L'American Dental Club de Paris est né. Thomas Evans en sera le 1er président. Ce club a eu et a toujours une incidence majeure sur le plan scientifique et confraternel : promouvoir la recherche et la connaissance, maintenir le haut niveau de la dentisterie américaine (Art. 2 de la constitution de l'American Dental Club de Paris).

Tout savoir sur les dents de Sissi !

Sissi[1] est née avec deux dents, ce qui a été interprété comme « *un heureux présage* ». Deux fragments de dents de lait, issus de la même molaire de lait (?) sont aujourd'hui exposées dans les anciens appartements de Sissi résidant au centre de Vienne et sont parfois montrées lors d'événements importants. En 1864, elle est décrite avec « *des lèvres très rouges et un sourire enchanteur.* » À peine mariée, sa belle-mère Sophie l'humilie. Elle contrôle tout. Sur ses instances, Sissi est priée de se brosser régulièrement les dents, ce dont François-Joseph remercie sa mère : « *Grâce à vous, ses dents sont devenues toutes blanches et elle est devenue adorable.* » La rumeur a couru qu'elle aurait eu rapidement de mauvaises dents, l'éventail serait vite devenu alors son indispensable accessoire pour masquer l'inesthétisme de ses dents absentes, ou mauvaises. Mais, cette rumeur relève d'une affabulation certaine. Dans le rapport d'autopsie de 1898 écrit par le Dr Reverdin de Genève, il est fait état « *d'une excellente denture* ». Au crépuscule de sa vie, soit 60 ans, l'Impératrice d'Autriche aurait eu d'excellentes dents, malgré des habitudes connues aujourd'hui comme néfastes pour la sphère orobuccale : fumeuse invétérée, consommation de cocaïne.
Le dentiste de Sissi venait de l'étranger. Il venait des États-Unis et s'appelait Levi Spear Burridge (1829-1887) qui a aussi été le dentiste de la famille Rothschild, du roi et de la reine de Naples, du pape Pie IX. Diplômé de l'école dentaire de Baltimore en 1850 et de l'école de médecine de Baltimore en 1851, il s'installe à Rome, en Italie. Il part vivre ensuite à Paris, à partir de 1869. Héros de la guerre de 1870, il reçoit la Légion d'honneur pour services rendus. Il a soigné également l'Impératrice et son mari. Lorsqu'il meurt brutalement des suites de ses blessures consécutives au renversement de sa calèche, c'est le conseiller d'État, le Dr Raimund Günther, qui prend sa suite. Des factures prouvent que Sissi s'est fait faire régulièrement des détartrages. Les factures correspondantes sont toujours consultables dans les archives viennoises. À un âge plus élevé, des soins plus élaborés lui ont été apportés, mais aucune trace n'en a été conservée. Des obturations dentaires, ainsi que des couronnes esthétiques ont très vraisemblablement été posées, mais, avec certitude, aucune prothèse amovible ni partielle, ni totale, n'a été placée dans sa bouche, comme cela a été prétendu par Rosa Albach-Retty, une célèbre comédienne, grand-mère de Romy Schneider. Ce fait aurait été immanquablement consigné dans le rapport d'expertise de 1898 dont la précision a été jusqu'à mentionner les vergetures de grossesse de l'Impératrice. Une autre rumeur s'est répandue comme quoi elle aurait nettoyé sa prothèse dentaire dans le jardin de la

[1] Cf. Riaud Xavier, « Tout savoir sur les dents de Sissi ! », in *Solutions cabinet dentaire*, n°13, février 2019, p. 94.

confiserie Zauner à Ischl. Quand on connaît l'importance que Sissi attachait à son apparence en public, cette assertion est tout aussi ridicule. Voyageuse infatigable, Sissi ne partait jamais sans son médecin ni sa trousse de pharmacie. Cette dernière était composée de 63 pièces. Elle contient notamment de la sauge dont les propriétés dentaires sont bien connues : lutte conte l'halitose, les aphtes buccaux ou les douleurs dentaires par ses qualités antiseptique et anti-inflammatoire. On y trouve aussi un mélange vinaigre d'éther et opium, applicable en topique, pour calmer les algies des dents et des muqueuses buccales. L'Impératrice aurait donc souffert des dents. Un masque mortuaire a été réalisé après son assassinat survenu à Genève.

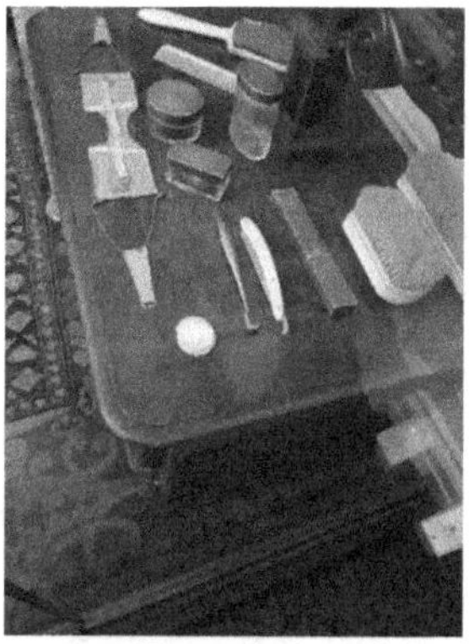

Brosse à dents de l'empereur François-Joseph Ier d'Autriche, son mari[1].

Fig. 16.

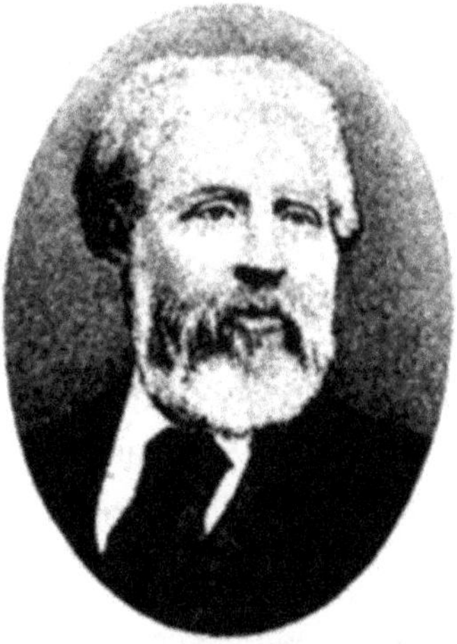

Levi S. Burridge.
(About 1885.)
(From a photograph taken in Paris, France.)
[2]

[1] Cf. Riaud Xavier, collection privée.
[2] Cf. University of Michigan Library, U. S. A., 2024.

La toute première radiographie dentaire

En 1838, le chimiste et physicien britannique Faraday (1791-1867) s'intéresse aux décharges électriques dans les gaz raréfiés[1]. Il met en place une anode et une cathode en vis-à-vis dans un tube en verre. La cathode est mise sous tension et si celle-ci est assez élevée, cela déclenche une étincelle entre les deux électrodes. Si on diminue la pression du gaz dans l'ampoule, on constate que l'apparence de l'étincelle se change en une émanation violette. Faraday pense alors avoir découvert un quatrième état de la matière qu'il nomme « matière radiante ». Cette expérience est refaite tout le XIXe siècle. En 1869, Hittorf (1824-1914) prouve que cette lueur est due à l'arrivée, sur le verre, de rayons qui se propagent en ligne droite depuis la cathode. Il montre aussi que c'est rayons peuvent être déviés par un obstacle. L'arrivée des rayons cathodiques sur la paroi du tube provoque la fluorescence du verre et l'obstacle contre lequel ces rayons butent génère une ombre sur la paroi du tube. En 1895, le physicien allemand Wilhelm Conrad Röntgen (1845-1923), alors âgé de 50 ans, étudie le rayonnement cathodique avec des tubes de Crookes. Il s'intéresse plus précisément à la pénétration des rayons dans le verre. Il a déjà été constaté à l'époque que les rayons cathodiques peuvent franchir la paroi du tube et pénétrer de quelques centimètres dans l'air. Dans la soirée du 8 novembre, au cours de ses travaux préliminaires, il décide de recouvrir le tube d'un cache en carton noir. Il constate alors qu'un écran recouvert d'une couche de platinocyanure de baryum placé fortuitement en face du tube devient fluorescent lors de la décharge. Or, il sait qu'à cette distance, la fluorescence ne peut pas être due aux rayons cathodiques. Il éloigne encore l'écran et constate que la fluorescence persiste malgré l'augmentation de la couche d'air à traverser. Puis, il intercale des objets entre l'ampoule et l'écran : une feuille de papier, une feuille d'aluminium, du bois, du verre et même un livre de mille pages. À chaque fois la fluorescence persiste : il en conclut qu'il vient de découvrir un rayonnement distinct de celui émis par la cathode, très pénétrant puisqu'il est capable de traverser la matière. Ces rayons étant inconnus jusqu'alors, il les nomme « X » du nom de l'inconnue en mathématiques. Il consacre les dernières semaines de 1895 à manipuler en solitaire et parvient à attribuer les caractéristiques suivantes aux rayons X :
- Ils sont faiblement absorbés par la matière. Mais, cette absorption augmente avec la masse atomique des atomes absorbants : une fine couche de plomb suffit à stopper le rayonnement produit avec ses sources de rayons X.
- Ils sont diffusés par la matière. C'est l'origine du rayonnement de fluorescence.
- Ils impressionnent une plaque photographique.

---

[1] Cf. Riaud Xavier, « La toute première radiographie dentaire », in *Indépendentaire*, n°114, janvier 2014, pp. 82-83.

- Ils déchargent les corps chargés électriquement.
Il montre également que les rayons ont pour origine la paroi du tube de verre à l'endroit où arrive le rayonnement cathodique. Dans sa première communication faite à la Société physico-médicale de Würzburg, intitulée « Sur un nouveau type de rayon », il remarque que *« si l'on met la main entre l'appareil à décharges et l'écran, on voit l'ombre plus sombre des os de la main dans la silhouette un peu moins sombre de celle-ci. »* Röntgen décrit la première image radiographique. Il réalise également le premier cliché radiographique, le 22 décembre 1895, en intercalant la main de son épouse entre le tube de Crookes et une plaque photographique. Les parties les plus denses et épaisses sont les plus sombres sur la plaque. On distingue une bague sur le majeur.

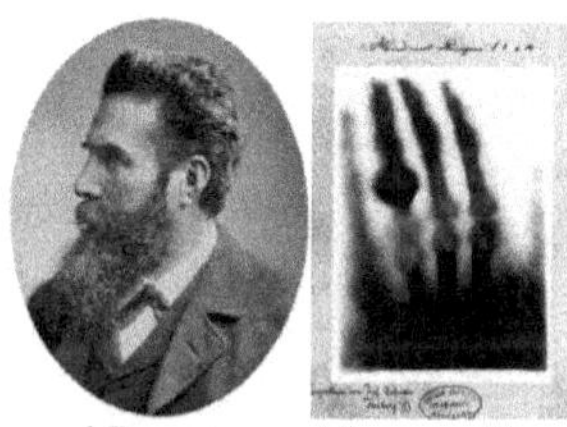

Wilhelm Conrad Roentgen et la première radiographie de la main de sa femme (1895)[1].

Röntgen se voit attribuer le premier Prix Nobel de physique en 1901 en récompense *« des services extraordinaires rendus possibles par sa découverte des rayons remarquables qui portent son nom ».* Les rayons X suscitent immédiatement un vif intérêt au sein du public. Les premières radiographies font le tour du monde par voie de presse et il ne faut pas longtemps pour que la radioscopie (observation sans prise de cliché) et la radiographie deviennent des attractions de foire. De son côté, le corps médical saisit très vite l'intérêt offert par cette technique d'imagerie.
Otto Walkhoff est né le 23 avril 1860, à Braunschweig, en Allemagne. Il décède le 8 juin 1934, à Berlin. Dentiste de profession, il publie un premier livre en 1928, intitulé le *Système des traitements médicaux des pathologies pulpaires et périodontales*. En 1931, un deuxième ouvrage paraît qui porte le titre *Le problème des infections dentaires et les moyens employés en dentisterie conservatrice pour les traiter*. Aujourd'hui, Walkhoff est encore considéré comme un des pères fondateurs de l'endodontie. Il a notamment banalisé l'usage du chlorophénol camphré pour stériliser les canaux et en 1896, accompagné de Fritz Giesel, est l'auteur de la première radio dentaire de l'histoire. Quatorze jours après la première publication de Roentgen en date du 28 décembre 1895, Walkhoff réalise la première radio dentaire de ses propres dents. Pour cela, il demande au professeur de physique Fritz Giesel également

[1] Cf. Demirdjian H., « La radiographie (I) – Histoire de la radiographie et de ses applications médicales » [History of medical X-Rays], in *CultureSciencesChimie*, 2007.

de Braunschweig de l'assister. Il le prie de prendre une radio de ses molaires. Des petits morceaux sont découpés dans les plaques du commerce d'origine et ensuite enveloppés pour en conserver un témoignage. Walkhoff a reçu les premiers rayons intrabuccaux après une exposition d'une durée de 25 minutes. Dans son compte rendu, il rapporte : *« Cela a été une vraie torture, mais j'ai ressenti une grande joie en étant confronté aux résultats. C'est là que j'ai mesuré l'importance de la découverte de Roentgen pour la dentisterie du futur. »* Mais, cette application n'a pas été sans heurt et sans effet secondaire, puisqu'elle a induit la perte des cheveux de son généreux « cobaye ».
L'usage des rayons X pour réaliser des images médicales se répand dans le monde entier dès 1896. La première installation radioscopique voit le jour en France, en 1897. En effet, le Dr Béclère installe, cette année-là, dans son service de médecine générale à l'hôpital Tenon, une installation radioscopique destinée à faire des radios du thorax et des poumons à des fins de détection de la tuberculose.

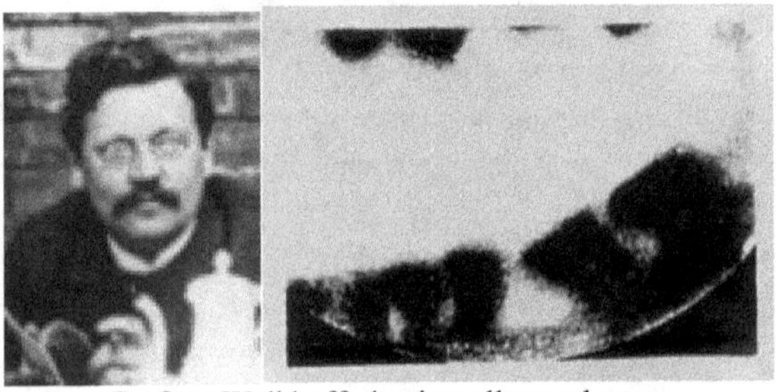

Dr Otto Walkhoff, dentiste allemand, et sa première radiographie dentaire (1896)[1].

[1] Cf. Forrai Judith, « History of X-Ray in Dentistry », in *Rev. Clín. Pesq. Odontol.*, 2007 set/dez.; 3(3) : 205-211.

Un dentiste inventeur de la chaise électrique

Alfred Porter Southwick[1] naît le 18 mai 1826, à Saybrook, dans le comté d'Ashtabula, dans l'Ohio (USA). Après le lycée, Alfred trouve du travail comme ingénieur pour la Great Lakes Steamboat Company. Il se marie avec Mary Flynn, une émigrée irlandaise en 1853. Ils adoptent une petite fille qui sera leur seule enfant. En 1859, Southwick participe à la convention de l'American Dental Association qui a lieu près des chutes du Niagara. Il y voit une opportunité de développer la fabrication d'instruments très utiles pour les dentistes. Peu de temps après, il apprend la dentisterie chez un dentiste situé à Buffalo. Le jour, il soigne des patients et le soir, il travaille à ses innovations. Son travail est d'ailleurs salué par l'Association dentaire new-yorkaise en 1877. Il a inventé une prothèse spéciale en cas de fente palatine. L'humanité a toujours cherché un moyen décent d'exécuter son prochain. C'était déjà le cas de la guillotine par le médecin Guillotin, dont l'invention sera largement détournée, au grand dam de son inventeur qui ne s'en remettra pas. L'un de ces moyens est découvert lors d'un accident survenu à Buffalo, dans l'État de New York, en 1881. Le Dr Alfred P. Southwick, un ancien ingénieur naval, dentiste et enseignant en dentisterie, assiste impuissant à la mort d'un homme ivre ayant touché par inadvertance un générateur électrique. La première réaction de Southwick est d'être choqué. Après réflexion, Southwick, convaincu de la nécessité de la peine de mort, conclut que c'est probablement la meilleure manière de quitter cette terre, avec un minimum de douleur. Notre dentiste décide d'effectuer une comparaison avec les méthodes usuelles (pendaison, guillotine). Il en conclut que c'est une méthode plus humaine. Impliqué auprès du gouverneur de New York, Southwick se bat pour modifier la législation afin que les exécutions par électrocution deviennent systématiques à New York et dans approximativement 20 autres États. C'est aussi Southwick, en tant que dentiste habitué à exercer sur des chaises, qui a l'idée d'une chaise électrique avec des fils de métal conducteur attachés à la tête et aux pieds du condamné. De 1888 à 1889, Southwick travaille dans une commission d'étude sur la mort par électrocution composée de 3 personnes, missionnée par le gouverneur de l'État de New York David B. Hill en 1886. Le 1er janvier 1889, la première loi rendant légale la mort par électrocution est votée. Le 6 août 1890, William Francis Kemmler, qui a tué sa compagne, est la première personne à mourir sur une chaise électrique dans la prison de l'État de New York à Auburn. Le public vient en masse pour assister au « spectacle ». Deux décharges électriques, la première de 17 secondes et la seconde de 70 secondes à 2 000 volts, sont nécessaires pour achever le condamné à mort. Les

[1] Cf. Riaud Xavier, « Un dentiste inventeur de la chaise électrique », in *Solutions cabinet dentaire*, n°5, avril 2018, p. 86.

témoignages sont légion. Les graphiques et dessins également. Un sentiment général de protestation émerge devant cette méthode que certains jugent barbare, mais le Dr Southwick poursuit son combat, celui d'humaniser les exécutions des condamnés à mort, notamment le jour même par une déclaration dans le *New York Herald*. Titulaire d'un doctorat en chirurgie dentaire (DDS), Southwick devient professeur à l'École dentaire de Buffalo à partir de 1892. Par la suite, la Société dentaire de l'État de New York refusera de reconnaître la légitimité de l'École dentaire de Buffalo parce que Southwick aurait reçu un titre honorifique de ses collègues. Southwick meurt le 11 juin 1898, alors âgé de 72-73 ans, à Buffalo, dans le comté Érié, dans l'État de New York. Il est enterré au cimetière Forest Lawn à Buffalo.

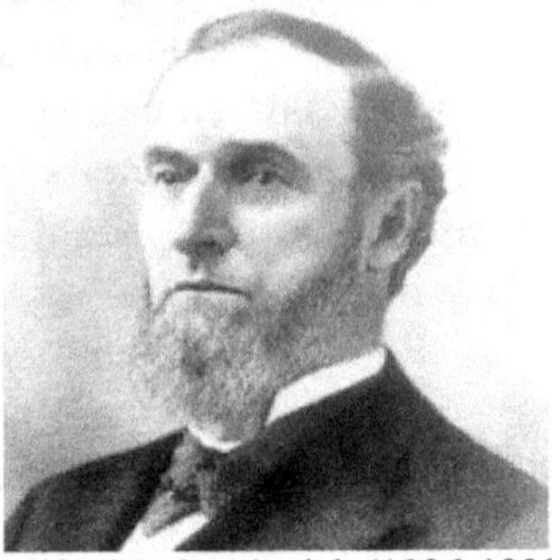

Dr Alfred P. Southwick (1926-1898)[1].

[1] Cf. Creative Commons Attribution – Share Alike 40International.

Les failles historiques de la Classification d'Angle – 1re partie

Edward Hartley Angle[1] naît à Herrick, dans le comté de Radford, en Pennsylvanie en 1855. Il entame des études dentaires en 1876, au Pennsylvania College of Dental Surgery et est diplômé en chirurgie dentaire en 1878. Il devient professeur d'orthodontie à l'Université du Minnesota en 1886. En 1895, il enseigne au Marion Sims College of Medicine. Angle dissocie l'orthodontie de la dentisterie générale, aussi bien dans son enseignement que dans son exercice. Il cherchera toujours à standardiser les dispositifs orthodontiques afin de les faire fabriquer industriellement. Ainsi, l'orthodontiste n'effectue plus aucun travail de laboratoire. Son livre fera l'objet de sept éditions de 1887 à 1907. Chacune souligne la progression de sa technique. En 1897, Angle obtient son diplôme de docteur en médecine. En 1899, il classe les malocclusions méticuleusement (reprise d'un texte paru en 1887). À l'aube du XXe siècle, il s'oppose aux extractions qui ne peuvent que nuire à la plénitude de l'occlusion. En 1900, Edward ouvre une école à Saint Louis. Son précepte conservateur est exposé dans son œuvre principale, la 7e édition de son livre intitulé *Treatment of malocclusion of teeth* qui paraît en 1907, année où son école s'installe à New York. En 1908, il s'établit à New London, dans le Connecticut, mais il n'aime pas les hivers froids de l'est. Aussi, gagne-t-il Pasadena, en Californie en 1916. Il y ouvre une école où il dispense ses cours gratuitement, à son domicile, auprès de 3 élèves. Ceux-ci apprécient tellement ses leçons qu'ils décident de l'aider à ouvrir une nouvelle école qui ouvre ses portes en 1922. En 1924, cette structure évolue en Edward H. Angle College of Orthodontia. Elle ferme en 1927. En 1922 également, est créée l'Edward H. Angle Society of Orthodontia. Le système d'Angle avec son arc d'expansion, l'*E. arch* (1889), se répand alors dans le monde entier. Mais, ce dernier n'en est pas pleinement satisfait parce qu'il ne provoque que des versions. Il cherche un appareil capable de contrôler la position des racines. Il y parvient en 1925, lorsqu'il présente *l'edgewise*. Ce dernier est publié en 1928 et 1929. Il est encore utilisé et enseigné aujourd'hui. Chaque dent porte un bracket fendu par une gorge rectangulaire dans laquelle s'insère un arc de section correspondante, qui commande de ce fait la position et l'orientation de la dent. Angle meurt en 1930, à Pasadena. Sa classification répertorie et classe tous les diagnostics de malocclusions en trois catégories, divisions et subdivisions, en vue de choisir le traitement le plus adéquat (I, II1, II2, III).

I : 1re molaire inférieure en avant d'une ½ cuspide par rapport à celle du bas (de même pour la canine).

II1 : les incisives centrales supérieures partent vers l'avant.

---

[1] Cf. Riaud Xavier, « Les failles historiques de la classification d'Angle – 1re partie », in *Indépendentaire*, n°124, janvier 2015, pp. 76-77.

II2 : désocclusion de la molaire inférieure.
III : mésiocclusion de la molaire inférieure. Il peut y avoir un inversé d'occlusion.
En 1907, l'auteur ne généralise jamais son étude à l'ensemble de la population, mais bien aux seuls patients qui le consultent. *« Les classes sont basées sur les relations mésio-distales des dents, des arcs dentaires et des maxillaires qui dépendent en premier lieu de la position mésio-distale des premières molaires à leur éruption et sur l'arcade. D'où, dans le diagnostic des cas de malocclusions, nous devons considérer, premièrement, la relation mésio-distale entre les arcs dentaires et les maxillaires comme indiqué par la relation entre la première molaire inférieure et celle du haut (les clés de l'occlusion) et deuxièmement, les positions de chaque dent notant prudemment leurs relations avec la ligne d'occlusion. »* Sur les quelques milliers de cas de malocclusions examinées, la proportion par millier concernant chaque classe est la suivante :

Class I		692
Class II		
	Division 1	90
	Subdivision	34
	Division 2	42
	Subdivision	100
Classe III		
	Division	34
	Subdivision	8
		1.000

De 1898 à 1902, aux USA, la classification d'Angle est très en avance sur son temps par la juxtaposition statique, consciente et volontaire des modèles en plâtre des patients d'Angle, ce dernier ne disposant à la main que des modèles maxillaires qu'il engrenait l'un sur l'autre. De cette classification, un protocole thérapeutique voit le jour. Son objectif est de choisir un type de traitement vers une ligne d'occlusion sans défaut, d'harmoniser les lignes de la face par cette occlusion idéale et de rectifier les insuffisances de croissance. Cependant, Angle ne précise jamais une durée de contact entre les deux arcades. Il les voit toujours fermées. Tout son intérêt est concentré sur l'engrènement des quatre premières molaires, les autres s'arrangeant *au bon vouloir de Dame Nature*. Pour lui, ce rapport définit la distance entre les os maxillaires et détermine l'aspect harmonieux de la face qui distingue un individu d'un autre, un humain d'un primate.

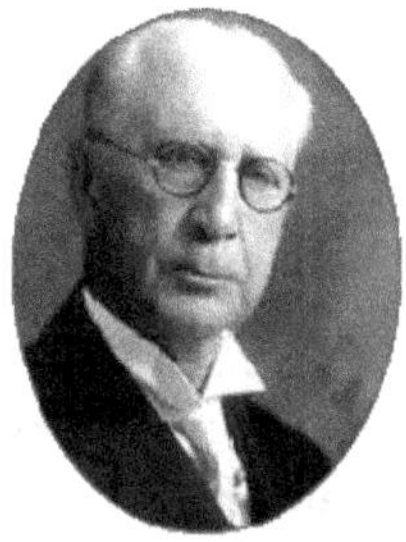

Edward Hartley Angle (1855-1930)[1].

[1] Cf. National Archives, U. S. A., 2015.

Les failles historiques de la Classification d'Angle – 2e partie

Angle[1] ne s'attarde jamais sur l'ouverture et la fermeture des mâchoires, pas plus sur la fonction linguale qu'il cite pourtant. À sa décharge, les mécanismes neurophysiologiques et moléculaires de la fonction manducatrice, notamment par son caractère réflexe dento-dentaire ou par la position de repos postural physiologique, n'ont été connus que beaucoup plus tard. En résumé, la détermination de la classe d'Angle résulte d'un examen des rapports dento-dentaires intimes et uniquement dans le plan transversal, ou dans un plan horizontal, lorsque les arcades dentaires sont en occlusion volontaire, dents supérieures contre dents inférieures. Cette méthode de classification, copiée selon ce praticien sur celle du monde végétal et celle du règne animal au XIXe siècle, n'apporte aucune contribution scientifique sur la relation dento-dentaire tridimensionnelle, ni sur la dimension verticale d'occlusion physiologique ou de repos, ni sur la fonction linguale et la déglutition salivaire infantile.

En 1899, l'occlusion des deux maxillaires est uniquement guidée par « mère Nature » et cette classification d'Angle ne tient pas compte des muscles manducateurs, de leurs fonctions, ni des réflexes qui les gouvernent, ni du repos physiologique des fibres qui les composent. En 1900, Angle précise l'objectif de cette classification qui est celui d'aider à préciser le diagnostic d'une malocclusion dento-dentaire naturelle (qu'il faut traduire aujourd'hui en « *occlusion dento-dentaire volontaire du patient* », sur « *ordre au patient* » du dentiste, de l'orthodontiste ou du radiothérapeute (en ce qui concerne les téléradiographies latérales)). Une belle harmonie des contours du visage est son seul objectif. Sa référence personnelle est le visage d'Apollon. *« Toutes les lignes* (du visage) *sont entièrement incompatibles avec des mutilations ou des malocclusions »* En aucun cas, Angle n'a contraint ses traitements orthodontiques à aboutir à une classe I, puisque celle-ci était décrite comme une franche malocclusion qui concernait 69,2 % des patients qui le consultaient. Mais, ses traitements sont mis à mal par les récidives puisque ceux-ci ne tiennent pas compte de la dysfonction linguale ni des dysfonctions maxillaires. D'ailleurs, l'orthodontiste américain offrait 50 % de son salaire à ceux qui acceptaient de prendre en charge la continuité des soins en fin de ses traitements.

L'attribution du Prix Nobel de Physiologie ou de Médecine démontre qu'Angle ne pouvait connaître en 1899, la physiologie des muscles, ni celles des neurones.

1901 : 1er Prix Nobel de Physiologie ou de Médecine attribué à Edmil Adolf von Behring (1854-1917) pour son utilisation d'un sérum contre la diphtérie. Angle a alors 46 ans.

---

[1] Cf. Riaud Xavier, « Les failles historiques de la classification d'Angle – 2e partie », in *Indépendentaire*, n°125, février 2015, pp. 56-57.

1904 : Ivan Petrovitch Pavlov (1849-1936) pour son travail sur la physiologie de la digestion, et notamment sa découverte du réflexe de salivation provoquée.
1906 : Camillo Golgi (1843-1926) et Santiago Ramón y Cajal (1852-1934) pour leur découverte des composants du système nerveux.
1922 : Archibald Vivian Hill (1886-1977) & Fritz Meyerhof (1884-1951) pour leur découverte des mécanismes énergétiques au sein des muscles.
1932 : Sir Charles Scott Sherrington (1857-1952) & Edgar Douglas Adrian (1889-1977) pour leur découverte du réflexe neuromusculaire. Sherrington étudie notamment les réflexes manducateurs sur le chat décérébré en 1917.
1953 : Hans Adolf Krebs (1900-1981) pour sa découverte du cycle de l'acide citrique qui porte son nom aujourd'hui. C'est le point de départ de la compréhension du mécanisme intracellulaire des crampes musculaires (acide lactique).
Angle avait une vision anatomiste, presque mécaniste, et seulement des dents en occlusion. Pour lui, l'occlusion du couple des premières molaires est le nombril de la morphogenèse du visage. Angle vit aux USA, alors que Sherrington (Nobel 1932) et Krebs (Nobel 1953) sont en Angleterre. Les moyens de communication n'étaient pas ce qu'ils sont aujourd'hui. Si le Prix Nobel ouvre le résultat des découvertes au monde scientifique international et qu'Angle est bien décédé en 1930, il n'a probablement jamais eu vent de ces découvertes médicales anglaises.
E. H. Angle, dentiste parfois chirurgien, avait surtout une formation en anatomie buccale, par ses titres : *« Former Professor of Histology, Orthodontia, and Comparative Anatomy of the Teeth (...) Former Surgeon for Treatment of Fractures of the Maxillae (...) »* (Ancien professeur d'Histologie, d'Orthodontie et d'Anatomie comparée des dents (...) Ancien chirurgien spécialisé dans le traitement des fractures des maxillaires (...)) et par le chapitre : « *Part II. Fractures of the maxillae* » dans la 6e version de son livre paru en 1900 (pp. 285-305) ou la mise en place d'attelles dentaires unitaires de contention dans la même version. Il faut se souvenir qu'au début du XXe siècle, Léon Frédéricq (1851-1935), physiologiste liégeois, gouttait la bave des crapauds pour quantifier la salinité des salives selon les différentes espèces. Donc, à l'époque d'Angle, la physiologie et la biochimie, telles que nous les connaissons aujourd'hui, n'existaient pas.

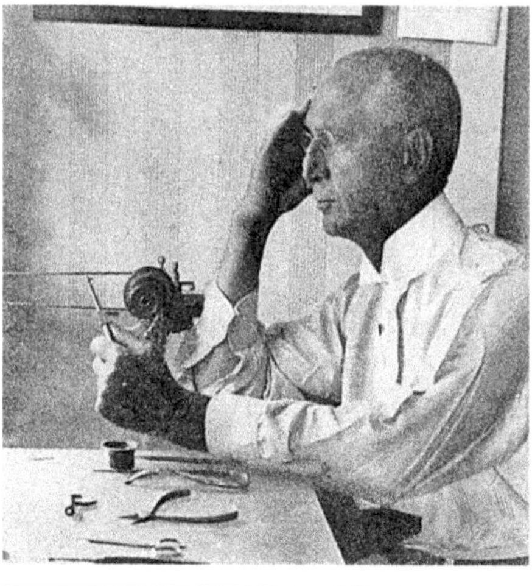

Edward Hartley Angle (1855-1930)[1].

[1] Cf. National Archives, U. S. A., 2015.

Joseph (Yossef) Trumpeldor (1880-1920), un dentiste héros d'Israël

Né à Piatigorsk en Russie, le 21 novembre 1880, il est le fils d'un militaire de l'armée russe. À ce titre, son père dispose du droit de s'installer en dehors de la zone dévolue aux Juifs. Il apprend dans une école traditionnelle juive, puis continue dans une autre élémentaire russe. Suite à une limitation du nombre des Juifs, il n'est pas reçu à l'école secondaire. Toutefois, très jeune, Joseph parvient à entrer dans une école dentaire et à suivre son enseignement jusqu'au diplôme. Aussitôt après, à seulement 22 ans, il entame un exercice en cabinet qui ne l'enchante guère. C'est pourquoi il décide de s'engager volontairement dans l'armée russe en 1902. Pendant la guerre russo-japonaise (1904-1905), assiégé à Port Arthur, il perd son bras gauche. Sa carrière de dentiste se termine là. Après la capitulation de la ville, il est cantonné dans un camp de prisonniers de guerre pendant plusieurs mois. Puis, il est rapatrié en Russie où il reçoit quatre décorations pour ses faits d'armes. Il est le Juif le plus décoré de Russie. À la fin des hostilités, il est officier de réserve dans l'armée russe, chose normalement interdite aux Juifs.

Rompant avec la tradition familiale, Trumpeldor[1] décide de commencer des études de droit à l'université de Saint-Pétersbourg. En 1912, il part pour la Palestine qui est la propriété alors de l'Empire ottoman. Arrivé là-bas, il vit un moment dans un kibboutz, à Degania.

Lorsque la Grande Guerre éclate, Joseph est expulsé vers l'Égypte où il rejoint les Juifs de Palestine qui ont été également expulsés par les Ottomans. C'est à cet instant précis qu'il envisage sérieusement, avec Vladimir Jabotinsky, autre activiste sioniste, la création d'une légion juive engagée aux côtés des Anglais pour affronter les Ottomans, dans le but unique de libérer la Palestine qui deviendrait ainsi territoire juif. En 1915, le corps des muletiers de Sion est fondé. Depuis 2 000 ans, cette division combattante est la première exclusivement juive qui a vu le jour et qui constitue le point de départ historique des forces militaires israéliennes. Cette unité se bat à la bataille de Gallipoli (19 février 1915-9 janvier 1916), également appelée bataille des Dardanelles, où Trumpeldor est blessé à l'épaule. Fin 1915, l'unité est dissoute. Joseph travaille alors activement à la mise en place d'autres organisations militaires juives au service des Anglais. Celles-ci voient le jour en 1917 et portent le nom de Légion juive.

De retour en Russie en 1918, il fonde le mouvement He-Haluz qui est une structure entièrement consacrée à la préparation de jeunes Juifs à s'établir en

[1] Cf. Riaud, Xavier, « Joseph (Yossef) Trumpeldor (1880-1920), un dentiste héros d'Israël », in *Indépendentaire*, n°138, mai 2016, pp. 82-83.

Eretz-Israël. En 1919, Trumpeldor revient en Palestine qui est, depuis la fin du conflit, sous mandat britannique.
En 1920, Joseph est missionné par l'organisation d'autodéfense juive Hachomer pour protéger les colonies agricoles en Galilée. Au cours de son intervention, il est tué à Tel Haï, au cours d'une escarmouche contre des Arabes qui ont pénétré dans le village, avec sept insurgés issus d'un village libanais voisin. Il aurait dit avant de mourir : *« C'est bon de mourir pour son pays. »* Après sa mort, le village de Tel Haï a été dépeuplé et n'a été habité de nouveau qu'en 1921. Un monument à la mémoire de Trumpeldor y a été inauguré en 1934.
Le lion de Tel Haï est resté le symbole héroïque de la résistance juive et sa mémoire est toujours fêtée chaque 1er mars, jour de sa mort, en Israël. Perçu unanimement comme authentique héros par tous les partis politiques du pays, son nom a été donné au Betar, mouvement de jeunesse de la droite sioniste, baptisé ainsi en 1923, en souvenir de Trumpeldor. En effet, c'est l'acronyme hébraïque de *Brit Yosef Trumpledor*, ou Ligue de Joseph Trumpeldor. La ville de Kiryat Shmona, ou cité des huit, a été nommée ainsi en hommage aux huit personnes qui ont été tuées à Tel Haï, dont Trumpeldor.
Dans une lettre adressée à son frère Shmouel en 1911, il écrit ces mots quasiment prophétiques : *« Si une guerre éclate en terre d'Israël, on me désignera certainement pour commander des troupes bien que je me contenterais aisément de servir comme simple soldat. Nous serons là-bas à la maison et non chez des étrangers. Je suis convaincu qu'un jour viendra où, las et fatigué, je regarderai avec joie et allégresse mes champs à moi, dans mon pays à moi. Et personne ne me dira : « Va-t'en, moins que rien ! Tu es étranger sur cette terre. » Mais, si quelqu'un me parle ainsi, je défendrai, avec la force et le glaive, mes champs et mes droits. Et si je tombe au combat, je serai heureux, je saurai pour quelle cause je tombe. »*

Greene Vardiman Black

Greene Vardiman Black[1] (1836-1915) est un des pères de la dentisterie moderne aux États-Unis, mais aussi dans le monde. Il est connu également pour être un des pères de l'Odontologie conservatrice. Il est né le 3 août 1836 à Scott County à Winchester dans l'Illinois. Son père William et sa mère Mary travaillent dans une ferme. Greene y passe son enfance. Il est leur 5e enfant. Très jeune, il s'intéresse à la nature. À l'âge de 17 ans, il commence à étudier la médecine avec l'aide de son frère. En 1857, il rencontre le Dr Speer qui lui enseigne la pratique de la chirurgie dentaire. Il sert pendant la Guerre de Sécession comme scout dans l'union. Après la guerre, il ouvre un cabinet dentaire à Jacksonville dans l'Illinois en 1864, mais part enseigner son art à Chicago et Saint Louis. Il a étudié la dentisterie pendant 20 mois, suivi d'un apprentissage chez un confrère comme c'est l'usage. C'est dans son cabinet qu'il commence ses recherches. Il est un chercheur de 1re force, un auteur, un praticien, un enseignant et un inventeur d'instruments dentaires exceptionnel. Il reçoit un doctorat honoris causa du Missouri Dental College en 1877. Il exerce depuis 20 ans la chirurgie dentaire et l'enseigne depuis 7 ans avant de recevoir cette récompense. En 1881, la 1re loi sur la chirurgie dentaire est votée. Black devient le président du State Board of Dental Examiners de 1881 à 1887. En 1892, il est nommé docteur honoris causa du Collège dentaire de l'Illinois et en 1898, de la Northwestern University Dental School. Il reçoit aussi un diplôme honorifique de l'Université de Pennsylvanie. Il enseigne dans le département dentaire de l'Université d'Iowa. Il commence en 1890 avant de partir à Chicago. Il sera le 2d doyen de la Northwestern University Dental School et en 1900, il devient le président de la National Dental Association, future Association dentaire américaine (ADA). Il s'intéresse à la fluorose dentaire et perfectionne les tailles de ses cavités avant obturation. Il développe ses propres méthodes de préparation afin de rendre ses cavités plus rétentrices, plus respectueuses de l'anatomie dentaire en exposant la pulpe a minima. Pour cela, il crée un tour à pied dentaire. Il teste aussi divers matériaux d'obturations. En 1895, il publie *Balanced amalgam formula*, un opus où il donne la bonne formule de l'amalgame qui sera utilisée pendant 70 ans. Black publie ses concepts dans un livre intitulé *Manual of Operative Dentistry* en 1896. En outre, il organise la classification qui porte toujours son nom aujourd'hui. La classe VI est ajoutée par W. J. Simon en 1956.

---

[1] Cf. Riaud Xavier, « Greene Vardiman Black », in *Solutions cabinet dentaire*, n°49, octobre 2022, p. 72.

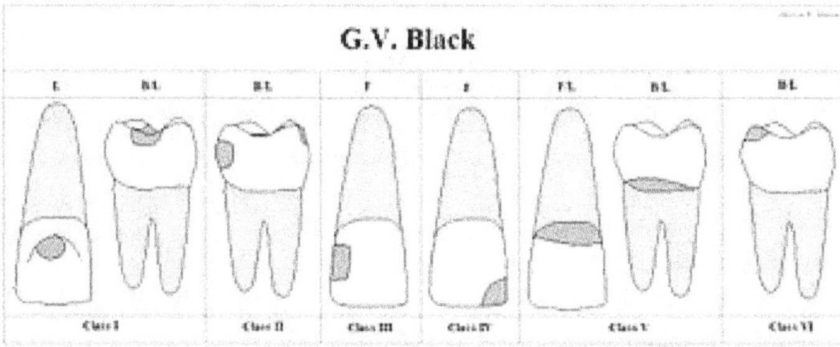

Il publie de nombreux textes, de nombreux livres. Il étudie l'histologie, la biologie cellulaire et la microbiologie. Il est le 1er à utiliser le microscope pour étudier la pathologie dentaire, comprendre les caries dentaires et les maladies parodontales. Il invente de nombreux instruments dentaires. Il meurt le 31 août 1915 à Chicago, dans l'Illinois. Sa statue est toujours visible dans le Lincoln Park de Chicago. Il a intégré aussi le hall of fame of dentistry de la Pierre Fauchard Academy en 1995. Son portrait figurait encore dans la Northwestern University à sa fermeture en 2001.

L'incendie du Bazar de la Charité

Le 4 mai 1897, 124 personnes décèdent dans l'incendie du Bazar de la Charité[1], suite à une mauvaise manipulation de produits inflammables participant au bon fonctionnement du cinématographe. Parmi elles, Sophie-Charlotte (1847-1897), duchesse d'Alençon et sœur de Sissi, l'Impératrice d'Autriche. Son corps est un des plus carbonisés. Le lendemain, vers midi, une trentaine de corps n'ont pas encore été identifiés. Le consul du Paraguay a alors l'idée de solliciter les dentistes des victimes. Trois dentistes sont alors convoqués : le Dr Charles Godon, le Dr Isaac Davenport, dentiste américain installé dans la capitale, et le professeur Ducourneau, enseignant à l'École odontotechnique de Paris. Le Dr Isaac Davenport, dentiste de Sophie-Charlotte, arrive avec sa fiche dentaire où sont notées ses 17 consultations échelonnées sur deux années, la dernière ayant eu lieu le 15 décembre 1897. Il identifie son corps et son procès-verbal est avalisé par la justice. C'est une première en France. À la fin, cinq cadavres ne sont pas reconnus. Le travail de ces praticiens est relaté par le Dr Oscar Amoëdo y Valdes au 12e congrès international de Moscou dans une présentation intitulée *« La mission des dentistes dans l'identification des cadavres de la catastrophe du Bazar de la Charité »*.
Le 7 juillet 1898, à 35 ans, Oscar soutient sa thèse de médecine *L'art dentaire en médecine légale* et obtient le titre de docteur en médecine. Le professeur Brouardel, auteur de la fameuse loi de 1892 qui confère un vrai statut au chirurgien-dentiste tel que nous l'entendons aujourd'hui et président du jury de thèse, dit alors du travail du candidat : *« Ce n'est pas une thèse, mais un traité d'odontologie. Il a comblé de grandes lacunes qui existaient quant à l'identification médico-légale. »* Les expériences de ses confrères sur le terrain et son propre savoir lui permettent de soutenir sa thèse avec succès. Ce travail de 608 pages est publié aux Éditions Masson & Cie. Ce livre est reconnu par l'ensemble de la profession dentaire comme la référence en la matière. L'identification dentaire, inexistante jusqu'alors, est née. Dans ce manuscrit, un grand nombre de pages est consacré aux techniques d'identification, aux morsures, à l'usure des dents et aux dents après la mort. Pour le compléter, l'auteur commente la jurisprudence dentaire. 52 observations consacrées à l'identification concluent cette étude.
En 1887, Charles Godon (1854-1923), fondateur de l'École dentaire de Paris (1880), président de la Fédération dentaire internationale de 1901 à 1904, puis de 1909 à 1910, propose déjà devant la Société d'Odontologie de Paris : *« Dans tous les cas où ont disparu les signes extérieurs permettant de reconnaître un cadavre, il doit être procédé à l'examen des dents ; pour cela,*

---

[1] Cf. Riaud Xavier, « Incendie du Bazar de la Charité : les premiers pas de l'odontologie en médecine légale », in *Solutions cabinet dentaire*, n°21, décembre 2019, p. 82.

un dentiste devra être chargé de dresser un schéma exact de l'état du système dentaire, indiquant toutes les restaurations partielles ou totales qui auraient été faites (obturations, aurifications, dents artificielles, etc.) ou indiquant les dents absentes et les particularités quelconques des dents présentes ». Cette motion a été aussitôt adoptée.

Dr Oscar Amoëdo y Valdes (1863-1945), père fondateur de l'odontologie médico-légale et héros

Oscar Amoëdo y Valdes[1] naît à Mantazas, village proche e La Havane à Cuba, le 10 novembre 1863. Dès l'adolescence, il s'initie à la pratique dentaire dans le cabinet de Ricardo Gordon, chirurgien-dentiste local. Ce dernier aurait poussé le jeune homme à poursuivre sa formation à l'Académie centrale des dentistes du Dr Florencio Cancio Zamora à La Havane. Il en sort diplômé avec la plus haute mention. L'étudiant sollicite le recteur de l'université de la capitale cubaine en octobre 1884 afin de passer le diplôme de chirurgien-dentiste qu'il obtient à 21 ans. Curieux de tout, Oscar décide d'intégrer le New York Dental College aux États-Unis, d'où il sort diplômé en 1888. Il retourne à Cuba et exerce en cabinet libéral jusqu'en 1889, et l'annonce du premier congrès dentaire de Paris. À la suite de ce colloque où il est ovationné, il s'installe à Paris et s'inscrit à la Faculté de médecine. En 1897, il est appelé pour identifier à partir des dents un corps supposé être celui de Louis XVII. Après examen, il conclut sans nul doute possible qu'il ne s'agit pas du défunt fils du roi décapité.

Le 4 mai 1897, 124 personnes décèdent dans l'incendie du Bazar de la Charité, suite à une mauvaise manipulation de produits inflammables participant au bon fonctionnement du cinématographe. Parmi elles, Sophie-Charlotte (1847-1897), duchesse d'Alençon et sœur de Sissi, l'Impératrice d'Autriche. Son corps est un des plus carbonisés. Le lendemain, vers midi, une trentaine de corps n'ont pas encore été identifiés. Le consul du Paraguay a alors l'idée de solliciter les dentistes des victimes. Trois dentistes sont alors convoqués : le Dr Charles Godon, le Dr Isaac Davenport et le professeur Ducourneau, enseignant à l'École odontotechnique de Paris. Le Dr Isaac Davenport, dentiste de Sophie-Charlotte, arrive avec sa fiche dentaire où sont notées ses 17 consultations échelonnées sur deux années, la dernière ayant eu lieu le 15 décembre 1897. Il identifie son corps et son procès-verbal est avalisé par la justice. C'est une première en France. À la fin, cinq cadavres ne sont pas reconnus. Le travail de ces praticiens est relaté par le Dr Oscar Amoëdo y Valdes au 12e congrès international de Moscou dans une présentation intitulée *« La mission des dentistes dans l'identification des cadavres de la catastrophe du Bazar de la Charité ».*

Le 7 juillet 1898, à 35 ans, Oscar soutient sa thèse de médecine *L'art dentaire en médecine légale* et obtient le titre de docteur en médecine. Le professeur Brouardel, auteur de la fameuse loi de 1892 qui confère un vrai statut au chirurgien-dentiste tel que nous l'entendons aujourd'hui et président du jury

[1] Cf. Riaud Xavier, « Dr Oscar Amoëdo y Valdes, père fondateur de l'odontologie médico-légale et héros », in *Indépendentaire*, n°126, mars 2015, pp. 76-77.

de thèse, dit alors du travail du candidat : *« Ce n'est pas une thèse, mais un traité d'odontologie. Il a comblé de grandes lacunes qui existaient quant à l'identification médico-légale. »*
Les expériences de ses confrères sur le terrain et son propre savoir lui permettent de soutenir sa thèse avec succès. Ce travail de 608 pages est publié aux Éditions Masson & Cie. Ce livre est reconnu par l'ensemble de la profession dentaire comme la référence en la matière. L'identification dentaire, inexistante jusqu'alors, est née. Dans ce manuscrit, un grand nombre de pages est consacré aux techniques d'identification, aux morsures, à l'usure des dents et aux dents après la mort. Pour le compléter, l'auteur commente la jurisprudence dentaire. 52 observations consacrées à l'identification concluent cette étude. D'ailleurs, le 4 août 1899, il présente avec force conviction devant la Société dentaire américaine d'Europe, une communication fondamentale et cruciale avec pour thème *« L'identification des cadavres par le dentiste expert »*.
À côté de ses études, il pratique à l'École odontotechnique de Paris. Il est successivement nommé moniteur, professeur suppléant, et enfin, professeur titulaire. Il y enseigne bénévolement pendant 15 ans. Pour vivre, Amoëdo installe son propre cabinet dentaire. Bien que le démarrage soit timide, il peut très vite déménager et emménager au 15, avenue de l'Opéra qu'il ne quitte plus.
Il a rédigé plus de 120 articles aussi divers que variés sur tous les aspects techniques de la dentisterie. Membre de 14 sociétés savantes médicales, il participe à 57 congrès professionnels.
Le 24 juillet 1900, alors qu'il subit la vindicte confraternelle et sa jalousie, le ministre de l'Instruction publique signe un décret à la demande de l'École dentaire de Paris, stipulant qu'Amoëdo peut continuer à exercer malgré son statut d'étranger. Le 26 janvier 1902, il est élu académicien à l'unanimité. De Paris, le Cubain contribue à la révolution libératrice de son pays natal. Sa plus grande fierté est d'avoir été nommé président de la Société odontologique de France. Son discours d'intronisation y exalte son amour de la profession dentaire.
Pendant la Première Guerre mondiale, il est l'un des premiers à s'engager dans la Croix-Rouge en qualité de médecin dentiste et se tient à la disposition des autorités où les besoins se font le plus sentir. Le 5 août 1914 est créé un comité de secours aux blessés des maxillaires et de la face, comité de dentistes civils destiné à recueillir des fonds pour aménager des infrastructures de soins pour ces grands blessés. Oscar y adhère aussitôt. Figure reconnue de la profession, il apparaît d'ailleurs en tête de la liste en question. Au cours de ce conflit, Amoëdo y Valdes obtient le grade de capitaine pour son dévouement. Il est fait chevalier de la Légion d'honneur et la médaille commémorative de la Grande Guerre lui est décernée. Pendant la Seconde Guerre mondiale, il est

fait prisonnier par les Allemands et est interné dans un camp. Oscar Amoëdo y Valdes meurt à Toulouse, le 27 septembre 1945. Il a 82 ans.
Grâce aux travaux d'Amoëdo y Valdes sur la dentisterie médico-légale, un renforcement du rôle du dentiste expert, qui est davantage consulté dans le cadre de procédures judiciaires, est perceptible tout au long du XXe siècle.

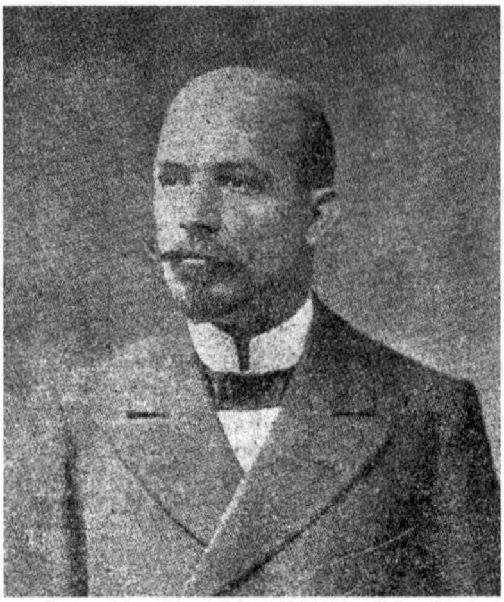
[1]

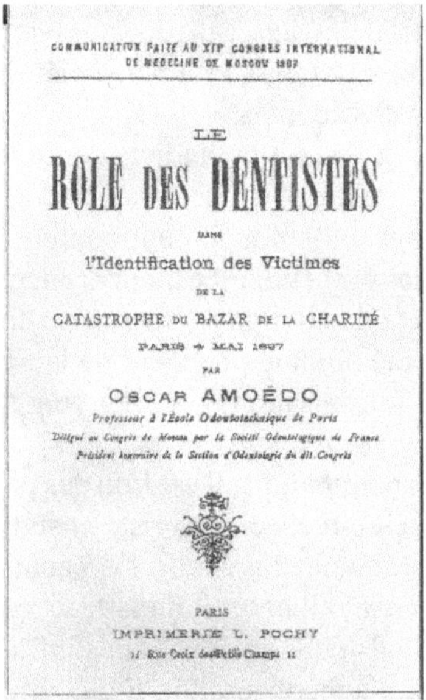

COMMUNICATION FAITE AU XIIe CONGRÈS INTERNATIONAL DE MÉDECINE DE MOSCOU 1897

LE
ROLE DES DENTISTES
DANS
l'Identification des Victimes
DE LA
CATASTROPHE DU BAZAR DE LA CHARITÉ
PARIS 4 MAI 1897
PAR
OSCAR AMOËDO
Professeur à l'École Odontotechnique de Paris
Délégué au Congrès de Moscou par la Société Odontologique de France
Président honoraire de la Section d'Odontologie du dit Congrès

PARIS
IMPRIMERIE L. POCHY
11 Rue Croix des Petits Champs 11

[2]

[1] Cf. Rodriguez Exposito César, Dr Oscar Amoëdo y Valdes, una figura de la odontologia universal, in *Cuadernos de Historia de la Salud Publica*, La Habana, Cuba, 1969, © Cuadernos de Historia.
[2] Cf. Georget Charles & Boutin Emile, *L'inattendue – Les grandes catastrophes*, Siloë (éd.), Nantes, 1996, p. 187.

Gaspard-Félix Guillot, vrai fondateur de l'École dentaire de Lyon

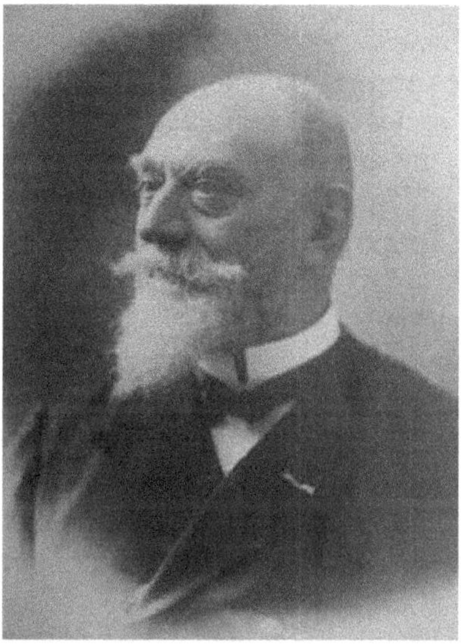
[1]

Gaspard-Félix Guillot[2] naît le 30 mars 1843, à Montreuil-Bellay, dans le Maine-et-Loire et fait ses études au collège de Saumur. En 1864, il arrive à Paris pour y faire des études de médecine comme son père Félix-Jean (1810-1897) qui est médecin d'hôpital à Montreuil-Bellay. Il a 21 ans. Vite, il est séduit par les mouvements d'opposition qui bourgeonnent dans la capitale. Le 31 mars 1865, il est condamné à 2 mois de prison pour offense publique à l'Empereur. L'année suivante, par un jugement du tribunal de Commerce de la Seine en date du 28 juillet, il paye, en tant qu'ancien gérant du journal *La Rive gauche*, à Mrs Lainé et Havard, imprimeurs, 2 291,35 francs. Désargenté, il déménage sans laisser d'adresse. En 1870, il arrête ses études, car il est mobilisé. Il montre du courage comme capitaine adjudant-major dans une batterie de mitrailleuses. Après le 18 mars 1871, au début de la Commune, Gaspard réintègre son logement de la rue M. le Prince. Il appartient alors à l'état-major du général communard Eudes, où il siège en tant que capitaine inspecteur de l'artillerie. Il commande l'artillerie des forts de Vanves et d'Issy. Blessé le 18 mai 1871, il est transporté d'abord à l'hôpital de Montrouge, puis à l'hôtel de la Légion d'honneur où se trouve l'état-major du général Eudes. Lorsque les troupes versaillaises arrivent, Guillot se cache du 23 au 30 mai. Il

[1] Cf. Famille Guillot, communication personnelle, Angers, 2008.
[2] Cf. Riaud Xavier, « Gaspard-Félix Guillot, vrai fondateur de l'école dentaire de Lyon », in *Indépendentaire*, n°128, mai 2015, pp. 62-63.

est arrêté pour sa participation à l'insurrection parisienne. Il est conduit à la prison Mazas où son père lui rend visite le 18 juin et se porte garant pour lui. Gaspard est autorisé à passer sa convalescence dans la banlieue parisienne, à Bois-le-Roi, et en profite pour s'évader. À l'audience du 14 mars 1874, le Conseil de guerre siégeant à Versailles le condamne par contumace à la déportation dans une enceinte fortifiée. Il est reconnu coupable de commandement dans des bandes armées, de complicité de recel, de pillage en bande, de port d'armes apparentes et d'uniforme militaire dans un mouvement insurrectionnel. De son évasion jusqu'au 17 décembre 1873, Gaspard voyage en Europe. Il séjourne à Bruxelles de 1872 à 1873, mais se rend aussi à Londres. Il s'oriente alors vers l'art dentaire. À l'époque, l'exercice de cette profession reste libre. Le 17 décembre 1873, il arrive en Suisse. Il y reçoit une carte provisoire comme rentier. Dès le 29 décembre, un permis de séjour lui est accordé. Dessus, il est mentionné qu'il est sans profession et qu'il réside à Genève. Dès 1876, il est reconnu pour son travail de dentiste. Il peut donner, à la Faculté de médecine de Genève ouverte cette année-là, un cours théorique et pratique de médecine et de chirurgie dentaire en qualité de *Privat Docent.* En 1876, il installe, dans des locaux de l'État, la première polyclinique dentaire gratuite de Genève. Il envisage l'ouverture d'une école dentaire. Des personnalités soutiennent ce projet qui aboutit en 1881. En effet, le 21 octobre 1881, les cours commencent. L'École dentaire est située alors rue de Lausanne. En 1918, elle est transférée rue des Lombards. La loi d'amnistie du 18 janvier 1881 permet à Gaspard de rentrer en France. Aussitôt, il figure dans l'annuaire dentaire comme dentiste patenté à Lyon, au 1, rue de la Barre. Il ne peut se rendre à l'inauguration de l'École dentaire de Genève où il officie comme professeur dentiste en 1882-1883. Il est correspondant avec la Société odontologique de France. En 1885-1886, il est correspondant avec cette société, mais depuis Lyon. Il épouse son ancienne logeuse de Genève. Certaines sommités, au fait de son expérience suisse, l'aident à ouvrir, dès avril 1891, une clinique dentaire gratuite au 32, rue Vaubécour, où sont soignés les gens de petite condition sociale. Faute de moyens, ce dispensaire cesse les soins en 1897 et se contente de faire des extractions. À 51 ans, le 16 mars 1894, il soutient sa thèse de médecine. Il y mentionne sa spécialité de chirurgien-dentiste comme la loi du 30 novembre 1892 l'y autorise. En 1896, Guillot est membre de la Commission constitutive de l'Association des dentistes du Rhône et des départements limitrophes. En 1898, il fait campagne pour la création d'une école dentaire à Lyon et présente son projet. D'ailleurs, *« au cours du IVe Congrès dentaire national à Lyon, s'affrontent, dans un long débat sur l'enseignement dentaire, Claude Martin et Gaspard-Félix Guillot. »* Au début de l'année 1899, un Comité d'initiative est formé pour ouvrir une école dentaire. Gaspard le préside. Ce comité reçoit l'appui moral et financier de l'Association générale des dentistes de France qui participe à la souscription ouverte à hauteur de 1 000 francs. Dès le 21 juin, le dispensaire de l'école dentaire au 32, rue Vaubécour est inauguré. Les cours commencent le 1er novembre 1899. À côté, Guillot fonde la Société d'odontologie de Lyon, le 15 mai 1899. Il en est le président, le 26 mai. Il est missionné pour représenter la société au 1er congrès de la F. D. I. qui se tient, en février 1900, à Paris. Dans sa séance du 13 octobre 1899, la Société de l'École et du Dispensaire dentaires de Lyon nomme Gaspard Guillot, président d'honneur, et Albéric Pont, président. Ce dernier a 29 ans et est le plus jeune membre du comité. Dans son discours du 29 novembre 1900, lors de la séance de réouverture de l'école, Albéric Pont remercie Guillot et reconnaît qu'il est *le véritable fondateur de* l'école. Les cours commencent le 1er novembre 1899. La 1re promotion comporte 9 élèves. L'École est transférée, en octobre 1902, dans une aile de l'École centrale, 20, quai de la Guillotière (actuel quai Victor Augagneur). Elle y reste jusqu'en 1928. Gaspard fait partie du corps enseignant. Il est titulaire des palmes académiques. Ses fonctions s'étendent. Le 17 février 1904, le Conseil d'administration le nomme administrateur général de l'École dentaire et directeur des études. En mars 1906, il est toujours directeur des études, mais le poste d'administrateur est supprimé. Le 26 novembre 1908, Guillot fait un rapport de rentrée sévère qui déplaît. Le 23 septembre 1909, le poste de directeur est supprimé. Ses fonctions sont confiées à Pont, toujours président. Guillot reste directeur honoraire, enseignant et administrateur. Le 2 décembre 1909, suite à un incident, Gaspard prend en grippe un jeune chef de clinique. Le Conseil d'administration accorde 1 mois de congé à Guillot, en janvier 1910. Le 20 janvier, Guillot donne sa démission. Il a 67 ans. Personne ne le revoit ensuite. Il meurt le 9 avril 1924.

Le Dr Claude Martin (1843-1911)

Il naît le 17 mai 1943 à Saint-Étienne[1]. Il est le fils d'un passementier. Il apprend le métier de tisseur, puis est apprenti mécanicien chez un dentiste de Lyon. Il part chez le frère de ce dernier à Paris pour y devenir opérateur dentaire. En 1867, à l'Exposition universelle de Paris, il est émerveillé par les prothèses dentaires présentées dans les vitrines de Préterre. Il exerce ensuite comme dentiste à Lyon en 1873. En 1874, il est dentiste attaché à l'Hôtel-Dieu de Lyon. Spécialiste des prothèses de la face et de la bouche, son chef de service est le Pr Ollier, puis ses successeurs. Précieux collaborateur, Claude Martin est passé maître dans la conception de prothèses favorisant les reconstructions faciales suite à des mutilations ou des difformités particulièrement complexes et disgracieuses. Inventif, précis et méticuleux à la fois, il jouit d'une réputation sans égale en France. Il entreprend des études de médecine tout en poursuivant son exercice initial. En 1889, il est appelé comme sapiteur par le Pr Alexandre Lacassagne responsable de l'autopsie de Gouffé, l'huissier assassiné, afin d'identifier formellement la victime (par les dents) de ce qui deviendra l'affaire criminelle dénommée « La malle à Gouffé ». En 1893, il devient docteur en médecine à Lyon. Il réalise des travaux sur la prothèse immédiate appliquée aux opérations de la face, sur la prothèse des maxillaires, des lèvres, de la langue et du nez. En 1894, il est fait chevalier de la Légion d'honneur. En 1895, il parvient à convaincre Albéric Pont de partir étudier l'art dentaire à Genève (il s'installe à Lyon en 1899 et sera le futur 1er directeur de l'École dentaire de la ville). En 1899, il est élu membre titulaire de la Société d'anthropologie de Lyon. En 1898, au cours du IVe Congrès dentaire national à Lyon, Martin s'oppose, dans un long débat sur l'enseignement dentaire, au Dr Gaspard-Félix Guillot, véritable fondateur de l'École dentaire de Lyon. Martin avait livré ses réflexions personnelles sur l'organisation d'un enseignement dentaire en 1897. En 1908, il met au point un larynx artificiel. Cette même année, il est élu membre correspondant de l'Académie nationale de médecine (division de pathologie médicale). Membre de nombreuses sociétés savantes (Société nationale de médecine et des sciences médicales de Lyon (1876) ; Société des sciences médicales (1879) ; Société de chirurgie de Lyon (1899) ; Société française de stomatologie et chirurgie maxillo-faciale (1907)), il est nommé président de l'Association des dentistes du Rhône en 1897. Ses recherches lui valent de nombreuses récompenses : il est lauréat de l'institut, de l'Académie, de la Faculté de médecine de Paris, de la Faculté de médecine de Lyon et de la Société nationale de médecine de Lyon. Il publie 1 livre aux Éditions Masson en 1889

[1] Cf. Riaud Xavier, « Le Dr Claude Martin (1843-1911) », in *Solutions cabinet dentaire*, n°51, décembre 2022, p. 68.

intitulé *Rhinoplastie sur appareil prothétique permanent. Restauration de la face*. Sa thèse de doctorat en médecine (1892-1893), *Des résultats éloignés de la prothèse immédiate dans les réactions du maxillaire inférieur*, est publiée aux Éditions Storck. On lui comptabilise environ 22 publications, s'échelonnant de 1876 à 1910, dont au moins 3 avec son fils, le Dr Francisque Martin. En 1909, un livre *Le Dr Claude Martin, un technicien de génie* est écrit et publié par le Dr Helme. Une médaille lui est remise en hommage cette même année après souscription.

Stomatologues et dentistes : une histoire mouvementée

Au cours d'un congrès récent à Reims[1], des propos particulièrement crus d'un stomatologue sur les dentistes ont interpellé. Quid des origines de cette haine viscérale de ces médecins pour nous ? Nous n'avons jamais été agresseur, nous sommes agressés, nous nous sommes bien sûr défendus. La paix n'est envisageable que si les deux parties le veulent. Remontons à la genèse de cette sourde rancœur. La pauvreté du docteur en médecine moyen, vers 1850, est palpable. Elle doit être cachée par une apparence de richesse, d'un certain standing, sous peine de voir la clientèle bourgeoise, celle riche et nantie, fuir son médecin et salir une réputation. Cette apparence est hélas limitée, car le doctorat impose une certaine réserve, synonyme de dignité. Des dentistes mondains, comme William Rogers, Fattet ou Désirabode, n'ont pas hésité à utiliser tous les moyens promotionnels possibles : publicités, signes extérieurs de richesse ou titres ronflants pour frapper l'imagination des patients fortunés. Des docteurs en médecine, jaloux de la réussite professionnelle de ces dentistes courtisans, constatant que ces derniers gagnaient plus d'argent qu'eux, ont mis en place le mouvement stomatologique, mouvement destiné ouvertement à concurrencer les dentistes, voire à les remplacer. Ainsi, les dentistes Antoine Delabarre, Edmond Andrieu, Émile Magitot, Louis Galippe ou encore Ludger Cruet, tous docteurs en médecine, la plupart fils de dentistes officiers de santé, ont revendiqué le monopole de l'exercice de l'art dentaire pour les seuls docteurs en médecine. L'absence de réglementation de la profession dentaire, véritable vide juridique, a été une vraie aubaine pour ces docteurs en veine de spécialisation. Les découvertes médicales faites par des non-médecins (Horace Wells, dentiste/anesthésie ; Pasteur, chimiste/microbes, vaccins ; Roentgen, physicien/radiologie) attirent l'attention des médecins, qui sont les seuls habilités à s'en servir, sur la chirurgie dentaire. Edmond Andrieu, stomatologue et fondateur de l'école odontotechnique de Paris en 1884, publie en 1868 un *Traité de stomatologie* dans lequel il reprend les connaissances de l'époque au sujet de l'art dentaire. Emile Magitot s'empare aussitôt du concept de la stomatologie et en fait l'argument politique d'une discipline aux revendications affirmées. *« Eh quoi ! Le traitement des maladies de la bouche et de l'appareil dentaire ne relève-t-il point des procédés chirurgicaux et des règles thérapeutiques ordinaires ? Y a-t-il plusieurs sortes de chirurgie et plusieurs thérapeutiques ? Et le praticien qui traite les maladies de la bouche et ses dépendances, a-t-il besoin de présenter moins de garanties que celui qui soigne les maladies de l'orbite, de l'oreille, de la*

---

[1] Cf. Riaud Xavier, « Stomatologues et dentistes : une histoire mouvementée », in *Solutions cabinet dentaire*, n°57, Septembre 2023, p. 70.
Écrit en 2 parties, l'article a été jugé trop long et a dû subir quelques coupes éditoriales. En voici la version intégrale.

vessie, etc. ? » Magitot revendique la région anatomique orobuccale comme une spécialité médicale à part entière. En 1888, il fonde la société de stomatologie de Paris. Les dentistes ne figurent pas dans ses statuts. En 1894, il fonde la *Revue de stomatologie*. Ce mouvement mis en branle est lancé, il ne s'arrêtera plus. Magitot meurt en 1897. En 1909, l'École française de stomatologie ouvre ses portes à Paris. Fils de dentiste, il est docteur en médecine en 1857. Ses travaux sur l'anatomie dentaire et la région orofaciale sont couronnés par l'Académie de médecine en 1868. Il y est élu comme membre associé en 1888.
Eugène Caventou, lors de la séance publique annuelle du 14 décembre 1897 à l'Académie de médecine, confirme cela dans les 6 lignes de l'éloge funèbre d'Émile Magitot qui en fait partie depuis 1888 : *« Lorsque M. Magitot fut élu à l'Académie de médecine, une de ses plus grandes ambitions fut satisfaite. Sa joie était double : c'était un succès personnel et, en même temps, le triomphe, au moins partiel, de ses idées. Son père exerçait la profession de dentiste, et, dans son enfance, son amour-propre avait dû souffrir de préjugés injustes. Dès sa 1re jeunesse, il s'était promis d'en triompher, pour lui-même et pour la profession tout entière. »* La jalousie est donc le 1er élément qui a motivé ces stomatologistes. Le 2^d^ repose sur la tradition médicale multiséculaire. L'Académie de chirurgie est fondée en 1731. L'Académie de médecine, en 1820. Après la dissolution des sociétés savantes en 1792-1793, l'ouverture de 3 écoles de médecine en 1794 instaure l'enseignement hospitalo-universitaire. Tous ceux qui en sortent sont docteurs en médecine. N'oublions pas tous les médecins anoblis par Napoléon et la fameuse noblesse d'Empire (Larrey, Corvisart,...). Louis XVIII anoblira Portal, le médecin qui fonde l'Académie royale de médecine en 1820. Et que dire de toutes ces innovations médicales ! Quid des dentistes ? Le dentiste sera le parent pauvre de la médecine tout au long du 19e siècle. Il est oublié par les lois qui se succèdent à partir de 1794. Pire, les lois d'Allarde et Le Chapelier (1791) autorisent quiconque qui le souhaite à exercer l'art dentaire moyennant le paiement d'une patente. C'est la porte ouverte à tous les abus. Les choses changent en 1880 avec l'ouverture de la 1re école dentaire française par le dentiste Charles Godon qui la dirige. En opposition, Edmond Andrieu, stomatologue, inaugure l'École odontotechnique de Paris en 1884 qu'il dirige aussi. Godon a essayé de travailler avec Andrieu. Sans succès. C'est en 1892 avec la Loi Brouardel que le dentiste voit son statut reconnu. Il faut suivre une formation de 3 ans dans une Faculté de médecine sanctionnée par un diplôme. Tout au long du 20e siècle, le dentiste acquiert ses lettres de noblesse. 1956 : création de l'Académie nationale de chirurgie dentaire. 1965 : création des écoles nationales de chirurgie dentaire et des centres de soins dentaires attenants. 1971 : création du numerus clausus en odontologie + doctorat en sciences odontologiques (par Maurice Schumann). En 1972, reconnaissance de la chirurgie dentaire comme profession médicale. La profession de chirurgien-dentiste est légitime, aux statuts indiscutables,

mais est jeune, très jeune confrontée à une médecine multiséculaire bien en place qui argumente en disant qu'elle sauve des vies, qu'elle était légitime bien avant nous et qu'elle dispose d'une formation médicale solide bien avant la spécialisation. La paix déjà tentée en d'autres temps (Charles Godon (1880) ou encore Chactas Hulin (1945) n'est pas envisageable avec un agresseur « jaloux » – sauf s'il le souhaite ; les médecins la souhaitent-ils seulement ? – , sauf si l'agressé domine assez l'agresseur pour lui imposer ses vues. Cela n'a jamais été le cas des dentistes qui se sont pourtant bien défendus. « *En un mot, ces messieurs réclament l'exercice de l'art dentaire par les médecins ; c'est à peu de choses près, ce qui a été réclamé depuis 1827 par nombre de médecins-dentistes, et c'est encore ce que la Commission de la Chambre des Députés vient de repousser. On se demande, dès lors, la nécessité qu'il y a de recommencer la campagne (...) Vous êtes un groupe de mécontents, mécontents du sort, mécontent de la loi. Vous voulez des privilèges, vous voulez que l'on immole à l'intérêt de 20 individus, peut-être 1500 à 1600 citoyens qui ne demandent rien et ne se plaignent de rien. Ce sont des citoyens comme vous ; comme vous, ils ont le droit de vivre.* (Brasseur, in *L'Art dentaire*, 1888, p. 734). » Quant aux pouvoirs publics, ils pratiquent depuis toujours la division pour mieux régner. Il y a donc peu d'espoir que ce type d'altercation cesse. Mais, tout ce qui amène à la paix doit être tenté.

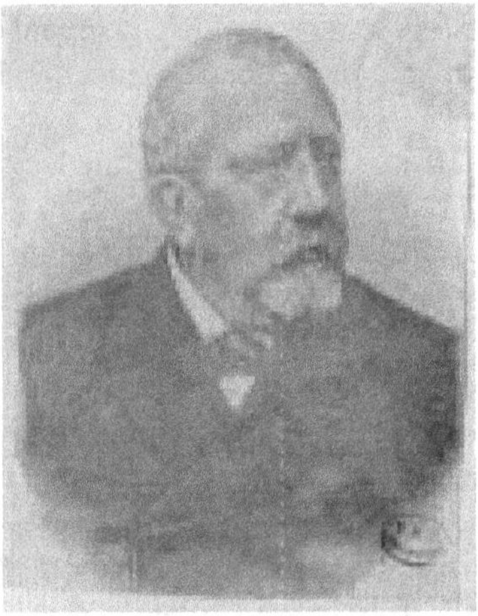

Emile Magitot (1833-1897)[1].

[1] Cf. BIU Santé, Paris, 2023.

Arsène Lupin : quand les dents donnent la clé de l'énigme

À l'heure où Arsène Lupin[1] connaît un regain d'intérêt extraordinaire avec le jeu d'acteur flamboyant d'Omar Sy dans une série TV diffusée sur une célèbre plate-forme, des rappels s'imposent.
En 1897, l'incendie du Bazar de la Charité voit 125 morts, dont la sœur de Sissi, l'impératrice, la duchesse d'Alençon. Beaucoup des victimes sont identifiées par les dents, dont la duchesse, ce qui place la chirurgie dentaire bien évidemment sur le devant de la scène. Cet art médical, bien que balbutiant, vient d'acquérir ses lettres de noblesse avec la Loi Brouardel en 1892 qui lui confère un véritable statut en décrétant la nécessité pour exercer de suivre un cursus en Faculté de médecine sanctionné par un diplôme. La fin du XIXe siècle, parallèlement à la chirurgie dentaire, c'est aussi l'explosion de toutes les disciplines médico-légales (entomologie, empreintes digitales, etc.).
Tous les plus grands auteurs de romans policiers de cette époque font des références aux dents, aux dentistes. Agatha Christie bien sûr, mais également Maurice Leblanc. Ainsi, Maurice Leblanc (1864-1941) publie-t-il le premier volet des aventures du célèbre cambrioleur en 1907. *Arsène Lupin, gentleman-cambrioleur* connaît un succès immédiat.
Les dents du Tigre met en scène Arsène Lupin en 1921. Après *813*, Lupin disparaît juste avant la Première Guerre mondiale. Tout le monde le croit mort. Il revient sous le nom d'emprunt de Don Luis Perenna. Affaibli et donc plus vulnérable, Lupin doit lutter contre un ennemi sournois et manipulateur qui captive ses victimes par procuration afin d'obtenir un héritage considérable. Succinctement, tout commence par une trace de dents laissée sur un morceau de chocolat dans une lettre adressée au préfet, puis on retrouve la même trace de dents sur une pomme abandonnée sur les lieux des méfaits du criminel. Le coupable est identifié et arrêté grâce à cette morsure.
L'agence Barnett et Cie paraît en 1928. C'est un livre recueillant une série de courtes histoires. Parmi celles-ci, figure *l'Homme aux dents d'or*. Arsène a les traits de Jim Barnett, un détective privé. Un curé est cambriolé dans son église par un individu dont le seul trait physique qu'il garde en mémoire est la présence de deux dents en or sur le côté gauche. Un homme est identifié peu après avec deux dents en or aussi, mais sur la droite, ce qui perturbe grandement l'homme d'Église et fait beaucoup rire Barnett. Notre curé avait en effet vu le reflet de ces deux fameuses dents dans un miroir, d'où l'inversion de l'image.

[1] Cf. Riaud Xavier, « Arsène Lupin : quand les dents donnent la clé de l'énig- me », in *Solutions cabinet dentaire*, n°33, février 2021, p. 78.

La Barre-y-va est écrit en 1930. Raoul d'Avenac, alias Arsène Lupin, enquête sur un complot visant à déshériter une jeune femme. Notre héros découvre un trésor dans le domaine de la Barre-y-va enterré à l'époque romaine. À la fin de l'histoire, rejeté par celle qu'il aime, Arsène décide de partir en emmenant le brigadier Béchoux dans ses prochaines aventures.
« Mais, je n'ai rien à me mettre, pas de linge, pas de bottines.
– Je t'achèterai des savates et une brosse à dents... »
Arsène Lupin n'oublie pas l'hygiène dentaire.
La femme aux deux sourires paraît en 1933. Arsène Lupin rencontre son homologue féminine dans le cambriolage. Notre homme se laisse séduire. Maurice Leblanc décrit un des nombreux sourires qui parsème son œuvre : *« et des dents dont la blancheur éclatait ou se cachait selon le mouvement d'une bouche qui semblait toujours prête à rire. »* Plus loin, *« ... et tes dents éclatantes... », « c'est le sourire qui diffère dans tes deux images... tantôt naïf et jeune, avec des coins de bouche relevés... et tantôt plus amer et désabusé »*, dit notre cambrioleur, alias Raoul, à Antonine/Clara, la femme aux deux sourires, qu'il courtise assidûment. Dans *Le dernier amour d'Arsène Lupin*, œuvre posthume de Maurice Leblanc écrite en 1936-1937, découverte par hasard par sa petite-fille et publiée en 2014 pour la première fois, Tony Carbett est l'adversaire déclaré d'Arsène Lupin. Il est cruel et possède un sourire de circonstance. *« La lèvre supérieure, presque toujours relevée, découvrait à gauche des dents de loup, blanches et cruelles. »*
La dent d'Hercule Petitgris paraît en 1924. Il s'agit d'une nouvelle policière. Arsène Lupin nous revient sous les traits d'Hercule Petitgris, un enquêteur de police envoyé par le Président du Conseil pour assister un ministre dans l'élucidation d'un mystère touchant de près l'État et l'armée. La particularité de notre homme est d'avoir une canine proéminente qui lui confère un sourire carnassier : *« une canine démesurée, une canine de bête féroce. Durant une seconde ou deux, cela lui donna un air de joie sardonique. Avec une pareille dent, le personnage devait mordre à fond. »*

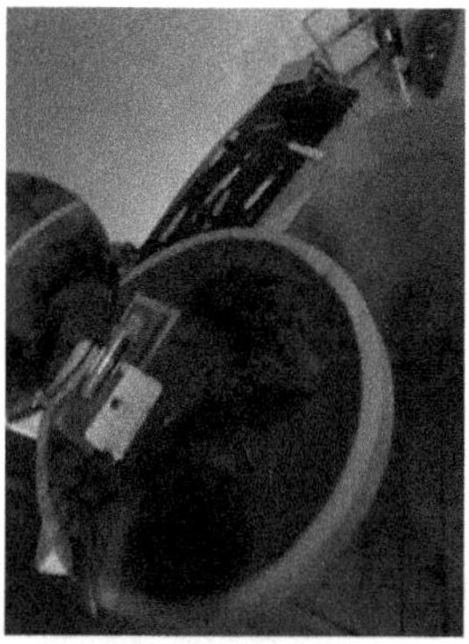

Salle des déguisements de Maurice Leblanc – Un instrument dentaire au milieu de ses ustensiles de maquillage (Le Clos Arsène Lupin – Maison Maurice Leblanc, Etretat, 2022, © Xavier Riaud).

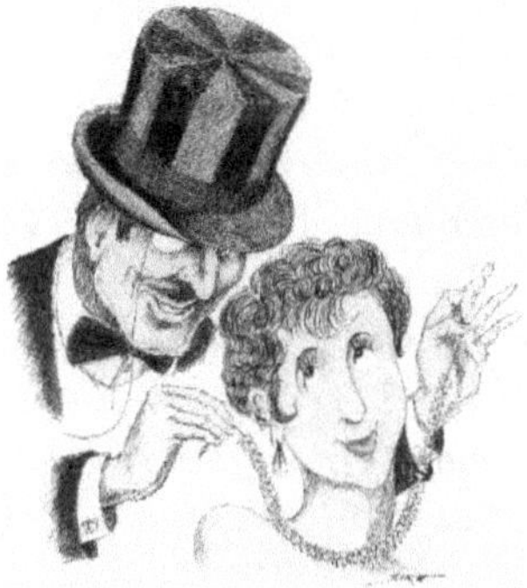

Un collier de dents (© Robert Sire, Orléans, 2008).

Références bibliographiques :

Leblanc Maurice, *Les dents du Tigre*, 1921.

Leblanc Maurice, *L'agence Barnett et Cie*, 1928.

Leblanc Maurice, *La Barre-y-va*, 1930.

Leblanc Maurice, *La femme aux deux sourires*, 1933.

Sherlock Holmes et les dents

Sir Arthur Conan Doyle[1] (1859-1930) publie son roman *Une étude en rouge* en 1887. C'est la première fois que le nom de Sherlock Holmes est cité. Il sera le héros de quatre romans et de cinquante-six nouvelles. Quid des dents du célèbre détective ?
Sherlock Holmes était capable de tirer des conclusions en observant les dents. Dans *The Adventure of the Stock-Broker's Clerk*, nouvelle publiée en 1893, le détective observe une dent avec une mauvaise obturation en or chez les deux frères Pinner qui ont admis s'en être servi pour tromper leur entourage. *« Il riait tout en disant cela, et j'eus un frisson en voyant que sa deuxième dent sur la gauche portait un plombage en or très grossier. Sherlock Holmes se frotta les mains avec ravissement, tandis que je dévisageais notre client avec ahurissement.*
– Vous pouvez avoir l'air surpris, docteur Watson, mais voilà pourquoi, dit-il. Quand je parlais avec l'autre type à Londres, au moment où il s'est mis à rire de ce que je n'irai pas à Mawson's, j'ai constaté que sa dent était plombée de façon rigoureusement identique. Le reflet de l'or attira mon attention dans les deux cas, voyez-vous. Quand j'associe cela au fait que son visage et sa voix sont les mêmes, et que les seuls détails qui différaient pouvaient avoir été produits par un rasoir ou une perruque, je n'eus plus le moindre doute, il s'agissait bien du même homme. On s'attend évidemment à ce que deux frères se ressemblent, mais pas à ce qu'ils aient la même dent soignée de la même façon. »
Le fameux enquêteur fait aussi attention à son hygiène dentaire. Alors que Watson et lui se préparent pour une visite d'une nuit à Stoke Moran dans *The Adventure of the Speckled Band*, nouvelle parue en 1892, il suggère à Watson d'apporter son révolver. *« Ça et une brosse à dents sont, je pense, tout ce dont nous avons besoin. »*
Et bien sûr, *« Faites-moi passer, s'il vous plaît, mon index des biographies qui est sur l'étagère. »*
Bien enfoncé dans son fauteuil, il tourna paresseusement les pages en soufflant de gros nuages de fumée.
– Ma collection de M est assez remarquable ! dit-il. Il suffirait déjà de Moriarty pour rendre n'importe quelle lettre illustre, et voici Morgan l'empoisonneur, et Merridew d'abominable mémoire, et Matthews qui knockouta ma canine gauche dans la salle d'attente de Charing Cross… » Sherlock a dû consulter un dentiste après son altercation avec Matthews. Cela aurait eu lieu quelques

---

[1] Cf. Riaud Xavier, « Sherlock Holmes et les dents », in *Solutions cabinet dentaire*, n°43, février 2022, p. 66.

années avant la confrontation de Holmes en 1891 avec le professeur Moriarty, car la référence figure dans l'index de Sherlock Holmes dans *The Adventure of the Empty House*, nouvelle publiée en 1903, après son retour à Londres. La visite chez le dentiste qui a découlé de l'agression de Matthews a probablement amené le dentiste à prendre des empreintes dans la bouche de Holmes afin de réparer la dent ou de la remplacer par une prothèse. Pendant que Holmes était dans le fauteuil, il a dû remarquer la rapidité de la mise en place de la préparation et a immédiatement compris tout le bénéfice que cette technique pouvait apporter à son propre travail.
Le 5 janvier 1912, Guillaume Apollinaire publie un article intitulé « Chroniques parisiennes » dans *Le petit bleu littéraire, politique, quotidien*, dans lequel il explique l'origine du choix de cette fameuse canine gauche. Selon lui, Eugène P., un auteur français, publie une gazette *Le Nain couleur de rose*. Dans le numéro 17 du 5 décembre 1815, cet auteur, sous le titre de *Parapluie trouvé*, insère une lettre avec les propos suivants : *« Sans n'avoir jamais vu ce Monsieur, dont je ne sais même pas le nom, je vous dirai qu'il porte une perruque blonde, que son teint est frais ; qu'il lui manque, du côté gauche, la dent qui précède celle qu'on nomme canine, et que sa taille est d'un peu plus de cinq pieds, quatre pouces. »*
Dans *Le signe des quatre* (1890), Sherlock démontre sa familiarité avec les moulages d'empreintes : *« Voici ma monographie sur le tracé des pas, avec quelques remarques sur les usages du plâtre de Paris comme conservateur d'empreintes. »* Il est fort probable que Holmes ait obtenu la formulation du dentiste et l'ait adaptée à ses propres fins.
Cependant, rien n'indique que Holmes a considéré les dents aussi essentielles que les empreintes de pas ou les empreintes digitales dans sa pratique. S'il l'avait fait, son travail dans *The Adventure of the Norwood Builder* (1903) aurait été plus concluant, car il y avait des dents humaines dans les cendres laissées par l'incendie survenu dans la chambre des Oldacre.

Conan Doyle s'essaiera lui-même à une enquête policière. En 1908, une femme est tuée à Glasgow. Un homme est arrêté qui est condamné à mort en 1909. Grâce à l'intervention de l'écrivain, sa peine est commuée en réclusion à perpétuité, puis il est libéré en 1927. Oscar Slater, c'est son nom, est un escroc. Arrivé d'Allemagne, il use de son charme pour duper ses proies et se fait passer notamment pour un dentiste, un vendeur de pierres précieuses… Il a l'apparence du coupable idéal… mais, il ne l'est pas et Conan Doyle en fera la démonstration.

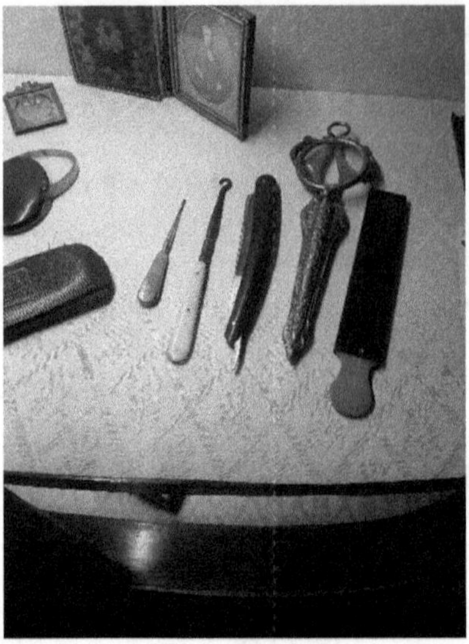

À côté du rasoir sur la gauche, deux probables instruments à détartrer, le premier étant un scaler dentaire (Musée Sherlock Holmes, Londres 2019, © Xavier Riaud).

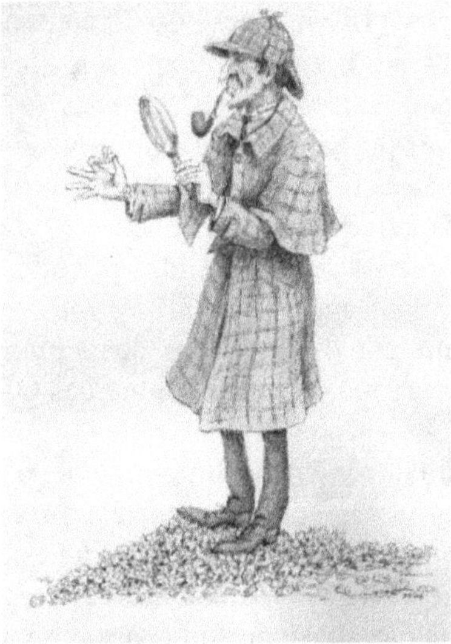

Sherlock Holmes, sur un sol jonché de dents, examine l'une d'entre elles (© Robert Sire, Orléans, 2008).

Agatha Christie (1890-1976) et les dents

Agatha Christie[1] a souffert de parodontite chronique de l'adulte. Sur de nombreuses photos, on voit une couronne esthétique sur la 12 dont le sertissage est mauvais. Lorsqu'elle écrivait un livre, elle ne se brossait pas les dents, consacrant tout son temps au développement de l'intrigue.
La mort dans les nuages est un opus publié en 1935. Un crime est commis dans un avion à l'aide d'une sarbacane. De nombreuses personnes font le voyage, dont Poirot. Faisant travailler ses fameuses « cellules grises », notre homme découvre que le dentiste, qui fait partie des passagers, est le meurtrier.
Un, deux, trois est un roman qui paraît en 1940. Hercule Poirot fait sa visite de contrôle chez son dentiste, le Dr Morley. Ce dernier lui soigne trois caries. Il se remet péniblement de sa visite chez le praticien lorsque l'inspecteur Japp lui téléphone en lui disant que son dentiste est décédé. Il se serait vraisemblablement suicidé après avoir empoisonné un patient le même jour. Constatant la présence d'un éminent financier dans la salle d'attente le même jour que lui, le détective belge enquête et démontre l'innocence de son dentiste. Dans sa salle d'attente, il examine avec attention les autres patients et s'interroge sur l'un d'eux. Appelé par le groom, il monte au 2e étage par ascenseur. Il rencontre Morley qui se lave les mains. Poirot n'aime pas consulter le dentiste. S'engage une conversation badine qui voit Poirot s'installer sur le fauteuil et le dentiste adapter l'appui-tête. *« Mr Morley approcha une petite table, prit d'une main un miroir minuscule et de l'autre un instrument pointu, et s'apprêta à officier. Hercule Poirot, les mains crispées sur les bras du fauteuil, ferma les yeux et ouvrit la bouche. « Y a-t-il une dent qui vous fasse souffrir ? » s'enquit le dentiste. »* C'est la visite de contrôle des 6 mois, mais la 37 fait un peu mal. Un plombage abîmé y siège, mais, après examen, les gencives sont saines. L'examen se poursuit. Une dent de sagesse inférieure présente une carie. *« Rien de grave. Un plombage ou deux à revoir et quelques soins à cette molaire du haut. Nous allons arranger ça tout de suite ! »* Il allume son fauteuil et entame son soin. Attentionné, il se soucie du bien-être de son patient et le laisse cracher régulièrement, marquant ainsi des pauses dans son soin qu'il achève par une obturation à l'amalgame préparé manuellement. Le dentiste parle, mais la bouche ouverte, des cotons en place et une aspiration rendent difficile toute réponse. *« Mr Morley était un excellent dentiste, mais on trouvait à Londres beaucoup d'autres dentistes, qui, eux aussi, étaient excellents. »* Morley s'échine sur la 2e dent. Avec un spray d'air, il sèche la cavité. *« Deux minutes plus tard, Poirot descendait du fauteuil. Il se retrouvait de nouveau un homme libre. »* Poirot ne reprend pas

[1] Cf. Riaud Xavier, « Les enquêtes dentaires d'Agatha Christie », in *Solutions cabinet dentaire*, n°46, mai 2022, p. 66.

l'ascenseur, il prend l'escalier. *« Poirot entra dans le salon d'attente, pour y prendre son chapeau et sa canne qu'il y avait laissés. »*
La mort avait les dents blanches est une nouvelle écrite en 1940. Poirot mange au restaurant avec son dentiste. Leurs échanges amicaux les portent sur des sujets truculents et plus particulièrement sur les habitudes des gens. Le détective belge assiste au repas d'un individu qui adopte une attitude surprenante. Peu de temps après, Hercule Poirot apprend que cet homme a fait une chute d'escalier et est mort. Adaptée pour la TV, cette nouvelle correspond à l'épisode 4 de la saison 1, le détective ayant les traits de David Suchet (1989).

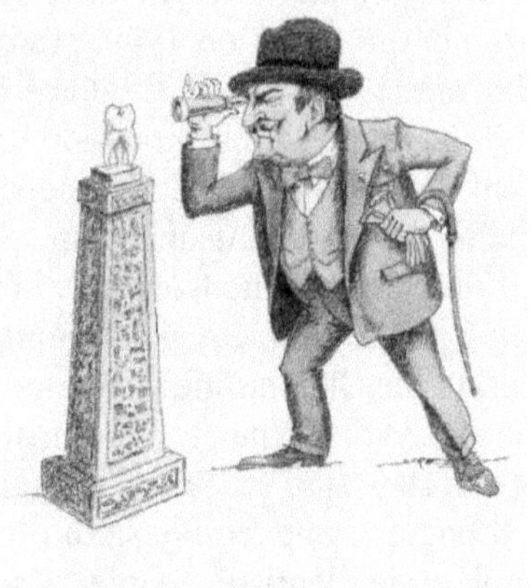

(© Robert Sire, Orléans, 2008).

Les enquêtes dentaires du commissaire Maigret

Le commissaire Jules Maigret[1] est un personnage de fiction créé par Georges Simenon (1903-1989). Il a écrit 75 romans et 28 nouvelles parus entre 1931 et 1972. Georges Simenon est connu pour être un grand fumeur de pipe. Outre les méfaits bien connus du tabac sur les dents et les gencives, les fumeurs de pipe présentent bien souvent des abrasions facilement identifiables aux bords libres des incisives à l'emplacement de la pipe. À l'écran, il a été interprété par Bruno Crémer (1929-2010), bien connu pour avoir les « dents du bonheur ». Aujourd'hui, c'est Depardieu qui l'incarne à son tour au cinéma.

L'amie de Madame Maigret paraît en 1950. Mme Maigret a rendez-vous chez le dentiste. C'est sa voisine qui lui a recommandé le Dr Floresco, un dentiste roumain qui a son cabinet au 3e étage d'un immeuble en face du square d'Anvers. Elle a rendez-vous à 11h00. Elle arrive toujours 15 minutes en avance, mais le praticien ne la reçoit jamais avant 11h15. C'est la 7e ou 8e fois qu'elle y va. Elle a rencontré le patient avant elle à qui on enlève toutes ses dents. *« Le Dr Floresco est si gentil, si doux »*. De son côté, le commissaire Maigret enquête sur un nouveau crime. Un relieur de la rue de Turennes aurait brûlé un corps dans un calorifère. Après perquisition, le policier y trouve 2 dents humaines qui sont de suite portées au laboratoire. Après examen, le rapport révèle que ces 2 dents sont celles d'un homme d'environ 30 ans. Le relieur est interrogé. Ce ne sont pas les siennes, il est porteur d'une prothèse amovible. Un homme a été assassiné dans sa cave et son corps a été brûlé pour essayer de le faire disparaître.

Maigret et la Grande Perche est publié en 1951. La Grande Perche est le surnom donné à une prostituée qui informe Maigret de la disparition de son mari bien connu des services de police pour ses cambriolages. Celui-ci a cambriolé un dentiste résidant à Neuilly, Guillaume Serre. Dans le bureau de ce dernier, le corps d'une femme assassinée. Guillaume Serre est un homme taciturne qui vit avec sa mère, sa femme ayant disparu. Maigret perquisitionne chez le dentiste et l'interroge. Un bras de fer s'engage entre les deux hommes qui se révèle vite stérile. Maigret comprend que le dentiste protège sa mère qui est la vraie coupable. Elle a tué son mari, la première femme de son fils, puis la seconde.

Maigret se défend paraît en 1964. Une manipulation voit Maigret acculer à la démission qui est réclamée par ses supérieurs. L'homme enquête et découvre qu'un dentiste François Mélan en est à l'origine. Le policier appelle le Pr Vivien, stomatologue, pour le questionner sur son ancien assistant le Dr Mélan. Ses réponses sont laconiques. Le chef de service confirme

[1] Cf. Riaud Xavier, « Les enquêtes dentaires du commissaire Maigret », in *Solutions cabinet dentaire*, n°45, avril 2022, p. 68.

l'intelligence du dentiste. Constatant une surveillance policière dans sa rue, celle-ci étant là pour une autre raison, le dentiste a pris peur et a fait accuser Maigret pour dissimuler des crimes sexuels auxquels le professionnel de santé s'adonne, ayant été jusqu'à pratiquer des avortements illicites. Maigret découvre ses méfaits et se réhabilite. Maigret a été jusqu'à consulter le Dr Mélan à son cabinet dentaire, remplir une fiche dentaire et subir un contrôle bucco-dentaire. Le diagnostic est sans appel : « Vous n'avez rien ! » Le policier a longtemps redouté une quelconque piqûre.

Histoire dentaire du Titanic

Le Titanic[1] a coulé le 15 avril 1912. Plus de 1 500 personnes sont mortes. Dans le bateau, il y avait plusieurs hôpitaux : un pour l'équipage, pour les 1res classes, les 2des. Il n'y a pas de preuve de l'existence d'un fauteuil dentaire ou d'une salle de soins. Deux médecins à bord : Dr William Francis Norman O'Loughlin et le Dr Edward Simpson. Qualifiés pour gérer les urgences médicales, ils ont reçu une formation pour régler les urgences dentaires. Ils disposent de daviers, de médicaments et probablement d'un kit dentaire proche des militaires. O'Loughlin a navigué près de 40 ans, il sait traiter les problèmes dentaires. Simpson a travaillé pour le Royal Army Medical Corps et dispose de l'expérience requise pour soigner les problèmes dentaires. Les 2 médecins sont aidés par Mme Catherine Wallis et Mme Evelyn Marsden, 2 infirmières. M. William Dunford est un chef de salle qui assiste aussi les 2 médecins. S'il y a eu au niveau des 3e classes obligation d'une visite médicale, il n'y a pas trace d'une visite dentaire. Il n'y a pas de dentiste sur le bateau. Le directeur médical de la compagnie White Star Line qui a affrété le bateau, Dr Edward C. Titus, a estimé que cela n'était pas nécessaire, car 7 jours de voyage ne risquaient pas d'altérer plus les dents des passagers. Des corps ont été retrouvés : une femme issue de la 3e classe, un steward avec chacun une couronne en or, un millionnaire Isidor Strauss dont le corps a été identifié grâce à une couronne en or sur ces dents de devant au maxillaire. Plusieurs corps ont été retrouvés avec des prothèses amovibles supérieures en vulcanite. Les prothèses amovibles mandibulaires ont été perdues dans les profondeurs. Selon les documents disponibles concernant les 3 jours de voyage, une seule urgence dentaire : une femme avec des douleurs dentaires. Sa dent ne sera enlevée qu'à New York. Dans les passagers, 8 personnes avaient des compétences médicales, dont une qui était partie pour se former à l'art dentaire. Nul ne sait si elle a survécu. Parmi les corps repêchés, un enfant inconnu est découvert le 21 avril et est inhumé au cimetière de Fairview Lawn de Halifax, Canada. À la fin de l'été 1998, les familles souhaitent identifier les corps pouvant avoir un lien de parenté. Le corps de cet enfant est exhumé. C'est une famille suédoise qui démarche, les Pålsson. Ils pensent qu'il peut être Gösta Leonard Pålsson, âgé de 2 ans et 3 mois. À l'exhumation, 3 dents (55, 73, 84) de l'enfant sont retrouvées. Après analyse et comparaison des ADN mitochondriaux de la famille et des restes, il est établi qu'il n'y a aucun lien de filiation. Après étude, il est reconnu que ces 3 dents sont des dents temporaires. Une analyse anatomique dentaire appropriée a démontré que ces dents sont celles d'un bébé dont l'âge se situe dans une fourchette de 9 à 15

[1] Cf. Riaud Xavier, « Histoire dentaire du Titanic », in *Solutions cabinet dentaire*, n°54, Avril 2023, p. 74.

mois. Au laboratoire des ADN anciens de l'université Brigham Young de l'Utah, dans le Colorado, de l'ADN mitochondrial est isolé à partir de cette dentine. Cet ADN mitochondrial provenant de nos mères, des généalogistes sont parvenus à retrouver des descendants des lignées maternelles de tous les enfants de moins de 3 ans décédés dans le naufrage et à en obtenir des échantillons d'ADN. 2 garçons correspondent au profil génétique : l'un a 19 mois et le 2^{d}, 13 mois. Comparés à leurs ancêtres maternels, les résultats sont les mêmes pour les 2 « suspects ». Mais, c'est le 2^{d} qui correspond aux critères d'âge estimés (9 à 15 mois). Il s'appelle Eino Viljam Panula. Ses restes sont inhumés. Il avait 13 mois.

Docteur Albéric Pont (1870-1960), auteur, directeur d'école, héros…

Pont[1] naît à Bagnols-sur-Cèze, le 24 février 1870. Il est le seul survivant d'une fratrie de 7 enfants. Sa mère lui donne le prénom du saint du jour de sa naissance. En juillet 1888, il est reçu au baccalauréat section philosophie et en novembre 1888, il obtient un baccalauréat section sciences. À 18 ans ½, il débute des études de médecine à Lyon.

En 1891, il est reçu 7e au concours de l'externat et le 12 octobre 1895, il est interne des Hôpitaux de Lyon. À ce moment précis, Albéric se pose des questions quant au sens à donner à sa carrière. Claude Martin (1843-1910), médecin et dentiste, parvient à le convaincre de partir étudier l'art dentaire à Genève. Pont accepte. Il a 28 ans. Il reste 8 mois en Suisse. En 1899, il s'installe à Lyon. Il devient stomatologue et dans le même temps, est chargé de cours à la Faculté. Le 12 décembre 1899, sept dentistes français fondent l'École dentaire de Lyon (Pont, Ravet, Eugène Bonnaric, Jules Bonnaric, Pilois, Rouvier et Michaud). Figure sur le compte rendu de séance, Harwood, dentiste américain, qui ne fera pas partie de l'équipe enseignante puisque d'origine étrangère et le Dr Raffin, chirurgien à Saint-Joseph, spécialisé dans les organes génito-urinaires. Pilois meurt de la tuberculose, un an après. L'école et le dispensaire dentaire de Lyon sont de 1902 à 1928, situés 20, quai de la Guillotière (actuel quai Victor-Augagneur). Dans sa séance du 13 octobre 1899, la Société de l'École et du Dispensaire dentaires de Lyon nomme Albéric Pont, qui n'a pourtant participé à sa création qu'en deuxième intention, directeur de cette école, Gaspard Félix Guillot en étant le véritable fondateur. La décision de créer cette structure émane de l'Association des Dentistes de France en 1898, dont Martin est alors le président et Tellier (1862-1940), le secrétaire. Albéric est le directeur de cette école. Il le reste jusqu'en 1943. Il ne sera président du Conseil d'administration qu'à partir de 1937 et ce, jusqu'en 1943.

En parallèle de cette activité, il assiste à la première séance de la Société Odontologique qu'il a fondée, le 10 mai 1900 et le 15 janvier 1910, il met en page le journal *La Province dentaire* pour la première fois. En 1909, il détermine un indice dentaire destiné à l'orthodontie qui conserve son nom. Il met aussi au point un élévateur pour extraire les dents qui garde son nom également. Au début de la guerre, Pont appartient à la haute bourgeoisie lyonnaise. Il gagne environ 100 000 francs de l'époque par an. Par patriotisme, il décide de s'engager et occupe la fonction d'infirmier 2e classe à la gare de Perrache. Alors que la circulaire n° 14 198 C/7 « Organisation de Services

[1] Cf. Riaud Xavier, « Dr Albéric Pont (1870-1960), auteur, directeur d'école, héros… », in *Indépendentaire*, n°113, décembre 2013, pp. 74-75.

spéciaux de stomatologie de prothèse maxillo-faciale et de restauration de la Face » rédigée à Bordeaux le 10 novembre 1914 officialise un service existant déjà au Val-de-Grâce considéré comme le premier en France, la nécessité se faisant ressentir, Albéric crée dès le 15 septembre 1914, le Centre maxillo-facial pour les mutilés de la face de Lyon constitué de 30 lits, avec l'accord de l'administration des hospices et du conseil d'administration de l'École dentaire. La circulaire ministérielle du 10 novembre, émanant de Justin Godart (1871-1956), Sous-secrétaire d'État au Service de Santé des Armées de 1915 à 1918, demande au Gouvernement militaire de Lyon de faire appel au Dr Francisque Martin, au Dr Julien Tellier ou au Dr Pont pour diriger ce centre qui s'ouvre à partir du 1er décembre 1914. C'est le Dr Pont qui est finalement choisi. Ce centre est situé au 13, quai Jaÿr et 22, rue de Saint-Cyr, dans le 9e arrondissement de Lyon. Il porte le nom d'hôpital complémentaire n° 19. L'École dentaire, quant à elle, devient un centre d'appareillage pour édentés et son laboratoire fabrique les prothèses maxillo-faciales. Albéric dispose de 4 dentistes sous ses ordres. Ils soignent 800 blessés à la fin 1915 et assurent tous les soins et empreintes. La capacité maximale de 850 lits n'est atteinte qu'en 1917. Son service traite 7 000 blessés sur toute la durée de la guerre. Le 7 avril 1916, Pont et ses hommes fêtent leur promotion au grade d'officiers dentaires. En 1916, Albéric reçoit le Prix Claude Martin de l'Académie de Médecine. En 1917, il est fait chevalier de la Légion d'honneur. Au début de la guerre, il n'existe pas d'appareil pour immobiliser les maxillaires fracturés. Face aux dégâts constatés, Albéric met au point une trousse d'urgence à utiliser immédiatement sur le front pour immobiliser les mâchoires fracturées dès la prise en charge du blessé sur le front. En complément des prothèses en céramique, vulcanite ou celluloïd, souvent lourdes et pas toujours esthétiques, il précise également la formule d'une pâte facile à modeler et qui donne un résultat esthétique satisfaisant. Certaines prothèses sont fixées à l'aide de vis ou de crochets dans les parties osseuses de la face, d'autres sont directement apposées sur la peau. À Lyon, bien que des greffes osseuses ou cutanées aient été réalisées, elles sont en faible quantité. En effet, la crainte de l'inconnu du résultat en a limité le recours. Il ne faut pas oublier la plaque de Pont (= contention pour fixer les disjonctions maxillaires) et l'arc de Pont (= fil métallique préparé à l'avance en cas de fracture, fixé sur les faces linguales et vestibulaires des dents afin d'en remplacer d'autres disparues). Il est médecin-chef pendant la durée du conflit, du centre maxillo-facial de la XIVe région. Il y reste en fonction sans solde et bénévolement après la démobilisation. Marié dès 1901 et père de 5 enfants, le dernier étant né en 1917, il s'installe définitivement en 1917 dans sa propriété de La Mulatière. En 1919, il se rend en tant que chargé de mission, à Rome, au Congrès interallié des mutilés de guerre. En 1936, se tient à Paris, le Congrès de Stomatologie dont il assure la présidence. Le 3 mars 1937, il prend la fonction d'administrateur des Hospices civils de Lyon, responsabilité qu'il quitte le 20 août 1941.

Lors de la Seconde Guerre mondiale, en 1940, à la demande de Justin Godart, Pont crée une école clandestine de mécaniciens-dentistes pour les intellectuels *« non aryens »*. Le 1er février 1950, il est nommé président du Conseil d'administration des Hospices civils de Lyon. Le 9 janvier 1952, il en est le président honoraire. Il démissionne de ses postes, le 20 avril 1959 et le 2 février 1960, il meurt à l'âge de 90 ans. Son œuvre est colossale. Il écrit pas moins de 115 articles de 1897 à 1937, dont 9 pendant la guerre 14-18. Il est aussi l'auteur de 2 livres intitulés *« Précis des maladies de la bouche »* (1921) et *« L'orthodontie dans la pratique courante »* (1928), publiés tous les deux, aux éditions Doin.

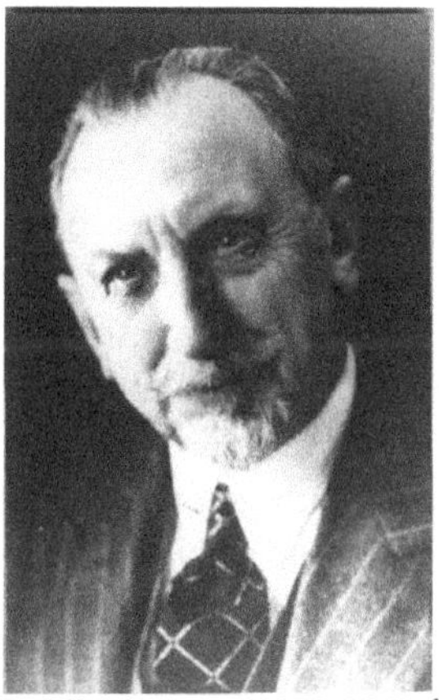

Dr Albéric Pont (1870-1960)[1].

[1] Cf. Musée des Hospices civils, Lyon, 2007.

Voitures de stomatologie (1914-1918)

En 1915, le sénateur Strauss[1] prévoit la mise en place d'un service dentaire ambulant dans l'armée. Il affirme : *« Cette organisation mobile sera destinée à offrir ses services de santé à l'avant, aux zones étapes et à la zone des armées, des secours de dentisterie et de prothèse permettant de donner, en cas de nécessité, sur la demande des chefs de corps d'armée ou des médecins majors, des soins plus complets. L'automobile pourra, le cas échéant, faire sur place et appliquer des appareils de prothèse provisoires pour les mutilés de la face, afin d'éviter des cicatrisations vicieuses. »* Ce projet est adopté par la Commission supérieure consultative du Service de santé qui effectue un essai. Le rapport du médecin major Blot du Val-de-Grâce propose en avril 1915, l'aménagement d'un bus « Ville de Paris » en voiture de stomatologie et l'aménagement d'un véhicule Berliet en atelier de prothèse. Mais, c'est le dentiste Gaumerais qui établit le 1er modèle d'automobile dentaire. Le 31 juillet 1915, Justin Godart inspecte les voitures destinées aux services militaires sanitaires. Celle, imaginée par Gaumerais, lui est présentée. Elle est choisie et entre vite en service. Gaumerais en est le chef de service, accompagné du dentiste Viel, d'un mécanicien dentiste et d'un chauffeur. Elle fait la une des journaux. Cette voiture rend de grands services. 9 autres voitures sont mises en fonction en mai 1916. Gaumerais propose de supprimer le cabinet dentaire de corps d'armée trop éloigné du front et de le remplacer par son invention plus présente sur le terrain, et plus à même de répondre aux besoins. Il y a 2 voitures par armée. Le personnel est composé d'un médecin stomatologiste et d'un dentiste militaires, ou de 2 dentistes militaires. Sont adjoints à l'équipe soignante 2 techniciens dentaires et un conducteur. Ils assurent les soins et la pose, ou les réparations, d'appareils dans les endroits où aucune formation n'existe. Elles donnent les 1ers soins prothétiques pour permettre l'évacuation rapide des blessés maxillo-faciaux. Elles sont placées au mieux afin d'éviter le déplacement des soldats. Ce ne sont pas des formations fixes et elles ne doivent pas être employées ainsi. Le dentiste militaire Gaignon du groupe de brancardiers de la 76e division affirme que chaque dentiste est attaché à une section du groupe de brancardiers et donne des consultations tous les matins de 8h00 à 11h00, dans le cantonnement de la section. L'après-midi, il se rend dans un poste de secours régimentaire où il se met à la disposition des effectifs sur le front. En cas d'attaque, ces automobiles rejoignent les hôpitaux d'évacuation indiqués par le chef supérieur du Service de santé de l'armée et le personnel de ces voitures donne les 1ers soins prothétiques pour permettre l'évacuation rapide des blessés. Entre le 15

[1] Cf. Riaud Xavier, « Les voitures de stomatologie des années 1914-1918 », in *Indépendentaire*, n°120, septembre 2014, pp. 86-87.

octobre 1916 et le 15 avril 1917, le point de stationnement du véhicule se rapproche des lignes de combat. Il siège dans un village qui sert de cantonnement aux troupes au repos. De marque Renault ou Barré, il présente une caisse d'omnibus d'un modèle courant dans l'armée française, analogue aux voitures de radiologie. La voiture est divisée en 2 parties : dans le 1/3 avant, le laboratoire pour les réparations ; dans les 2/3 restants, le cabinet, éclairé par des baies vitrées. Le panneau arrière s'ouvre en 2 parties égales : la 1re avec des fenêtres prolonge le toit ; la 2de se rabat pour former une plate-forme où est fixé au sol, le fauteuil presque en dehors de la carrosserie. L'ensemble est fermé par des toiles tendues. Le patient est à l'abri des regards de ses camarades. Une petite échelle facilite l'accès au cabinet. Il n'y a pas d'électricité. Les soins sont réalisés avec un tour à pied. Il y a un fauteuil, un crachoir, un coffre avec 2 rangées de tiroirs, des étagères qui contiennent l'instrumentation et les pansements, un lavabo à pédale alimenté en eau par un réservoir métallique de 10 litres, un appareil à essence chauffant l'eau. Le laboratoire dispose d'un établi à 2 places, équipé d'un brûleur à essence, d'un tour d'atelier et d'une planche destinée à recevoir un vulcanisateur alimenté par un réchaud à essence. Les instruments nécessaires au travail prothétique sont suspendus sur les parois latérales. L'éclairage est assuré par 3 lampes à acétylène. Grâce à ces véhicules, les soldats peuvent rejoindre le front plus vite. Louis Lasfargues, médecin aide-major, et Louis Viau, dentiste militaire, décrivent le fonctionnement de leur unité de soins. *« Avec 2 mécaniciens, un seul vulcanisateur et des lampes à essence difficiles à manier, et très longues à chauffer, nous avons pu livrer 313 appareils comprenant 1 723 dents et en réparer 80 autres. Les dimanches étant, d'après les instructions, réservés à la visite et à la remise en état de la voiture, et chaque déplacement mensuel faisant perdre 2 ou 3 jours minimum, la voiture a fonctionné 138 jours en 6 mois* (soit environ 180 jours) *et livré, par conséquent, une moyenne de plus de 2 pièces par jour, sans compter les réparations. Elle a, par le fait, évité l'évacuation de plus de 200 hommes qui n'ont quitté en réalité leur unité que peu de temps, au lieu de passer 8, 15 jours, voire même 3 semaines au centre de prothèse de l'arrière. »* Les combats s'intensifiant, les blessés de guerre affluant, le nombre de véhicules sanitaires est insuffisant. Les lignes de chemin de fer peu nombreuses, les routes impraticables suite à un mauvais climat, les commandes de matériel ne suivent plus. Les blessés sont acheminés vers l'arrière, par des voitures légères à ressort, des systèmes de brancards portés par des chevaux ou, dans les régions montagneuses, par des traîneaux ou des lits de fûts de pins. Les roulottes dentaires, inaugurées le 31 mars 1916, sont tirées par des chevaux, mais dès 1918, le matériel est acheminé, d'une tranchée à l'autre, par brouette.

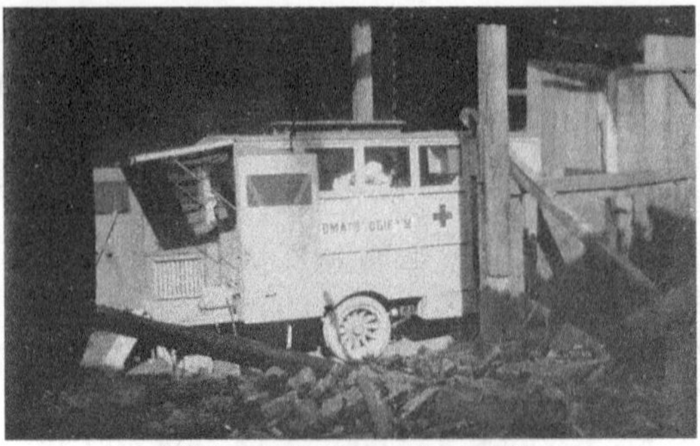

Véhicule de stomatologie n°2.

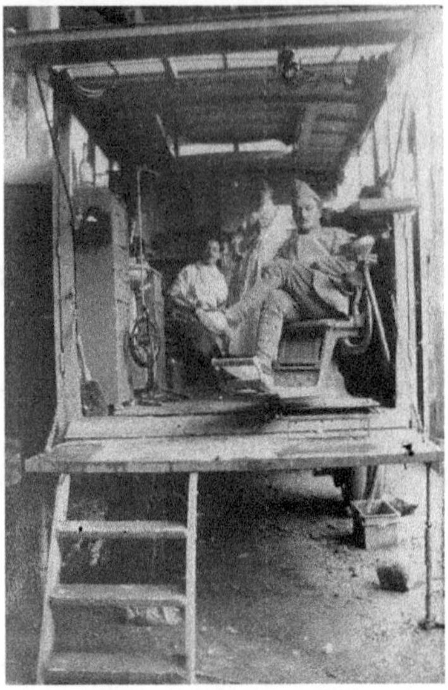

Véhicule de stomatologie n° 2 (intérieur)[1].

[1] Cf. Musée du Service de Santé des Armées, Paris, 2007.

1916 : An I du dentiste militaire en France (1re partie)

Aux USA, en 1839, la première école dentaire ouvre ses portes à Baltimore[1]. En 1844, Horace Wells, dentiste à Hartford, se fait enlever une dent de sagesse sous protoxyde d'azote, avec succès. En 1846, Thomas Morton, autre dentiste, extrait une dent à un marchand de Boston sous éther sulfurique. En France, en 1827, l'Arrêt Delpeuch rend le droit aux femmes d'exercer l'art dentaire, droit enlevé sous Charles VIII en 1484. En 1880, l'École dentaire de Paris ouvre ses portes. L'École odontotechnique délivre ses 1ers enseignements en 1884. En 1892, la Loi Brouardel donne des statuts à la dentisterie. Il faut un diplôme pour exercer, obtenu après une formation dans une faculté de médecine, sanctionnée à la fin par un examen. En 1900, la Fédération dentaire nationale regroupe les dentistes dans une même association. En 1914, une profession balbutiante s'engage dans le conflit. Au début du XXe siècle, le dentiste effectue son service militaire au grade de soldat de 2e classe. Il n'exerce pas. En 1900, 2 services dentaires sont ouverts à l'hôpital du Val-de-Grâce, à Paris, et à l'hôpital Desgenettes, à Lyon. Les meilleurs élèves des écoles dentaires sont affectés à ces 2 hôpitaux, lors de leur conscription, au grade de soldat de 2e classe. Les soins réalisés sont basiques : détartrages, extractions et obturations dentaires. Le 10 octobre 1907, la circulaire n° 60 du ministre de la Guerre organise un service de stomatologie dans l'armée. L'état bucco-dentaire du soldat préoccupe. Un examen dentaire est effectué à l'incorporation de chaque soldat et est répertorié. La circulaire du ministre de la Guerre du 2 décembre 1910 crée 3 cabinets dentaires de garnison (Paris, Lyon et Bordeaux). Le dentiste est sous l'autorité du médecin en chef de la place. En 1913, la Fédération dentaire nationale fait la proposition d'un corps de dentistes dans l'armée. Le président du Conseil Alexandre Millerand refuse. Le 5 mai, ce refus est confirmé. En cas de conflit, le dentiste ne constituerait que « gêne et embarras ». Un service dentaire est mis en place dans l'infanterie coloniale dès les 1ers tirs. Au début de la guerre, les dentistes n'occupent que des fonctions subalternes (brancardier, infirmier, simples soldats, etc.). Ils se distinguent par leur bravoure, souvent au prix de leurs vies. Jean Piel Melcion d'Arc, zouave, « s'est fait tuer héroïquement le 13 novembre 1914, en repoussant une attaque allemande qui tentait de franchir un pont (bataille de l'Yser). » Il est porté à l'ordre du régiment. Au XIXe siècle, un soldat sans ses incisives centrales ne peut déchirer les cartouches de poudre qui permettent de charger son fusil par la gueule. Aussi, est-il soit exempté de service militaire, soit affecté à l'artillerie ou à des tâches manutentionnaires. Cet état entraîne l'inaptitude. L'hygiène du soldat est inexistante. Les blessures de la

---

[1] Cf. Riaud Xavier, « 1916 : An I du dentiste militaire en France (1re partie) », in *Indépendentaire*, n°116, mars 2014, p. 80.

face sont très délabrantes. L'alimentation déplorable (tabac à priser, alimentation carnée, boîtes de conserve, alcool, etc.) provoque l'apparition de gingivites, de parodontites, de caries, de pulpites ou encore d'abcès. L'absence de dents est responsable de troubles phonétiques chez les officiers, posant des problèmes dans le commandement. Les soldats ne sont pas suivis, ne sont pas informés des moyens de prévention et d'hygiène dentaire. Les délais pour se faire soigner privent le front de nombreux soldats, trop nombreux selon le commandement. Une vraie prise de conscience se fait. Il faut les soigner de leurs maux afin qu'ils rejoignent vite les combats. Chaque homme compte. Le commandement s'emploie à remédier à ce problème. Les dentistes soignent et enseignent l'hygiène bucco-dentaire. Le 15 octobre 1914, une circulaire ministérielle permet que les dentistes soient incorporés dans les sections d'infirmiers militaires pour les soins d'urgence aux combattants, mais en tant que soldats. Le même jour, le 1er cabinet dentaire de campagne ouvre à Clermont-en-Argonne, sous la direction du médecin aide-major de 1re classe Armand Lévy. Le 10 novembre, une circulaire décrète l'ouverture de 3 centres de stomatologie et de prothèse maxillo-faciale à Paris, Lyon et Bordeaux, celui du Val-de-Grâce étant le 1er, car existant avant la guerre. Le 21 décembre, un dentiste prothésiste, recruté dans les formations sanitaires ou les corps de troupe, est affecté dans les hôpitaux d'évacuation. Il pose des pansements et des appareils provisoires de contention aux blessés atteints de mutilations de la face et des mâchoires. À l'avant, des dentistes donnent aux soldats les soins causés par des affections dentaires. Le 24 décembre, une circulaire autorise les *« Directeurs régionaux du service de santé à faire appel aux concours bénévoles pour assurer le fonctionnement des cabinets dentaires de garnison là où ils ne trouveront pas de dentistes mobilisés. »* Le 10 mars 1915, le J. O. publie les décisions de la Commission supérieure consultative du service de santé qui ne sont pas appliquées. Un dentiste est affecté dans chaque régiment au service dentaire. Les dentistes sans affectation font partie du contingent des infirmiers militaires. Le 14 avril, le ministre de la Guerre, Alexandre Millerand, accepte la coopération de l'École dentaire de Paris pour les soins à donner aux militaires. Le 10 mai, celle du Comité de secours pour les blessés des maxillaires et de la face est approuvée par le même ministre. Le 11 juin, l'école doit assurer le service d'une ambulance de 200 lits pour les mutilés de la face à l'hôpital des convalescents du Lycée Michelet de Vanves. Ce service est pourvu en personnel et en matériel provenant de l'école. Le 1er juillet, Justin Godart devient Sous-secrétaire d'État au Service de Santé. Le 31 juillet, il visite la 1re automobile dentaire. Le même jour, Godart émet un arrêté qui impose l'appareillage des édentés de 15 à 20 jours.

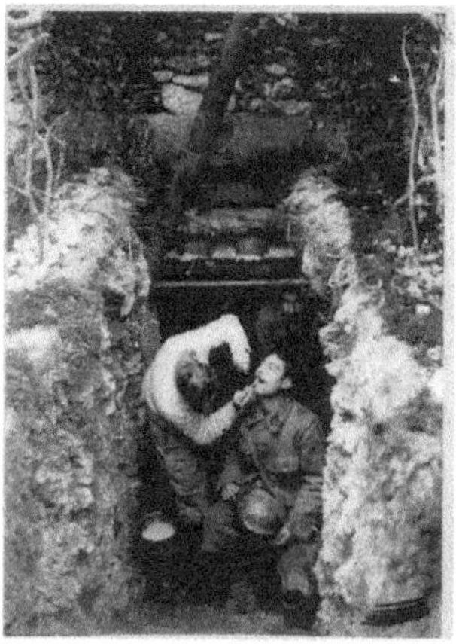

Un dentiste opère sur le seuil d'un poste de secours[1].

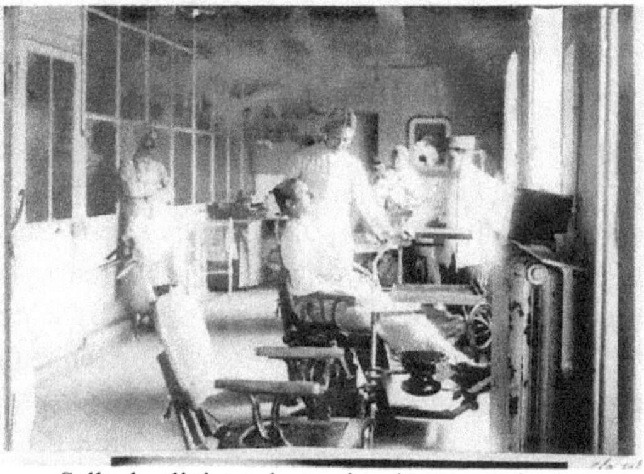

Salle de clinique du service de stomatologie.
Hôpital du Val-de-Grâce, Paris[2].

[1] Cf. Musée du Service de Santé des Armées, Paris, 2007.
[2] Cf. Musée du Service de Santé des Armées, Paris, 2007.

1916 : An I du dentiste militaire en France (2e partie)

Face à l'abnégation de ces hommes, des journaux s'émeuvent de l'absence des dentistes au sein des équipes de stomatologie (*Petit Journal* (20/08/1915), *France de demain* (21/08/1915) et *L'Humanité* (29/08/1915)). Le 31 août, Godart convoque la direction de l'École dentaire de Paris et demande la rédaction d'un rapport pour la création d'un service dentaire militaire, qui, rédigé par Villain, lui est remis le 9 septembre 1915. Le 26 février 1916, le ministre de la Guerre Galliéni demande la création d'un dentiste militaire dans l'armée de terre au président de la République Poincaré. Dans un décret daté du 26 février paru au J. O. du 3 mars, Poincaré crée un corps de dentistes militaires pour l'armée de terre et pour la durée de la guerre. Le 27 février, Godart précise qu'ils seront 1 000, avec le grade d'adjudant. La tenue est celle de l'adjudant-infirmier avec un caducée argent complété de la lettre D haute de 1 cm. Ils sont affiliés aux ministères des Armées et de l'Intérieur, et sous les ordres du médecin-chef de leur unité. Ils portent le brassard prévu par la Convention de Genève signée par la France, le 22 septembre 1864. En janvier 1916, Blatter, président de la Fédération dentaire nationale (FDN), et Villain, son secrétaire, se rendent auprès de l'amiral Lacaze, ministre de la Marine, pour y créer un corps de dentistes militaires. Le 1er mars, Lacaze envoie un rapport à Poincaré qui donne son accord. Les dentistes de la Marine sont assimilés aux médecins auxiliaires, avec les mêmes tenues et insignes. À la parution des décrets, la FDN les envoie aux dentistes dans une lettre du 3 mars. Le 4 mars, le J. O. publie un décret précisant que l'amiral Lacaze est autorisé à recruter des dentistes pour seconder les médecins de la Marine. Un autre à la même date ordonne que les dentistes non gradés soient affectés dans des sections d'infirmiers. Le 9 juin, l'instruction ministérielle sur les services de stomatologie, n° 8119 3/7 établit l'organisation des centres de chirurgie et de prothèses maxillo-faciales, des centres d'édentés et des cabinets dentaires de garnison. Un événement se tient à Paris en 1916 : le Congrès dentaire interallié. Ses séances du 9 au 13 novembre sont consacrées aux démonstrations et aux communications sur le traitement des fractures des 2 maxillaires. Les visites dans les divers services et les formations de Paris s'occupant de prothèses et de restaurations maxillo-faciales ont lieu du 14 au 18. L'assemblée générale se tient le lundi 13 novembre, à l'École dentaire de Paris. Une exposition offre, aux congressistes, des moulages et appareils de contention temporaire ou définitive, des appareils de redressement, de blocage des mâchoires, de dilatation pour les divers trismus, les atrésies labiales et buccales. La séance solennelle est présidée par Godart. L'organisateur est Villain. Les actes du congrès sont publiés par lui en 1917, en moins d'un an. Ils représentent 2 tomes, 1 600 pages et 1 100 figures. À l'issue du colloque, Villain est applaudi. Ce congrès connaît un grand succès, mais cause un ralentissement des thérapeutiques maxillo-faciales, les praticiens y assistant. Le 1er décembre 1916, Lacaze sollicite Poincaré pour qu'il donne de l'avancement aux dentistes de la Marine. Le Président signe un décret en ce sens dès le 2 décembre. Les dentistes sont nommés médecins de 3e classe et de 2e classe, mais leur nombre est limité au 1/3 de l'effectif total. À partir de 1917, les écoles dentaires organisent des centres d'appareillage pour les malades ambulatoires, en liaison avec les hôpitaux militaires et les centres de stomatologie. Le 10 mars, Godart décrète la gratuité des appareils dentaires pour les soldats. Le 7 avril, le dentiste militaire régimentaire voit le jour. À la fin 1917, 50 dentistes existent. Le 3 juillet, une circulaire informe les dentistes qu'ils recevront tout le matériel nécessaire à leur exercice au 1er septembre. Le 8 février 1918, Godart quitte ses fonctions, salué par la FDN. Mourier le remplace. Le 25 mars, un projet de loi est déposé pour la création d'officiers dentistes à la Chambre des députés, au nom du ministre de la Guerre et de celui des Finances. Le 20 octobre 1918, la loi du 18 octobre 1918 visant à la création d'officiers dentistes au sein du service de santé paraît au J. O. Les dentistes peuvent prétendre au grade de dentiste de 2e classe (sous-lieutenant) et de 1re classe (lieutenant). Un corps d'officiers dentistes est constitué sans limitation de durée. Le décret du 11 janvier 1919 précise qu'un dentiste auxiliaire a le grade d'adjudant et ne peut devenir dentiste de 2e classe que s'il a un an d'exercice en période de guerre. De même, pour un 2e classe promu dentiste de 1re classe. Le nombre de dentistes auxiliaires ne dépasse pas 1 000, celui de 2e classe, 100 et celui de 1re classe, 25. Le même jour, Mourier promulgue une instruction qui accompagne le décret précédent, qui stipule que les dentistes officiers sont nommés par le ministre. Il faut faire état de ses diplômes, des travaux scientifiques, du temps de présence aux armées et des citations. L'uniforme des dentistes auxiliaires est celui des médecins auxiliaires et celui des 2e, et des 1res classes est celui des médecins aides-majors avec le bandeau du képi. Les insignes du collet sont en velours violet. Un dentiste est affecté à chaque formation militaire ou médicale de l'avant (excepté 2, responsables d'une unité mobile), et dans la zone des étapes. À l'intérieur, un praticien rejoint les petites structures et leur nombre varie en fonction de l'importance des organismes hospitaliers. L'*Odontologie* du 30 mars 1919 annonce la nomination d'une 1re série d'officiers dentistes d'après la loi du 18 octobre 1918. Le J. O. n'annonce la nomination de 50 dentistes auxiliaires au grade de dentiste de 2e classe de réserve que le 8 juin 1919. De 1914 à 1918, 88 dentistes meurent sur le front. 156 citations sont délivrées.

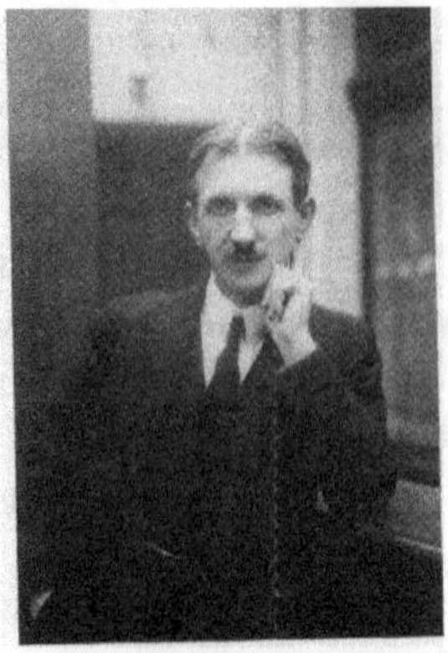

Georges Villain (1881-1938)[1].

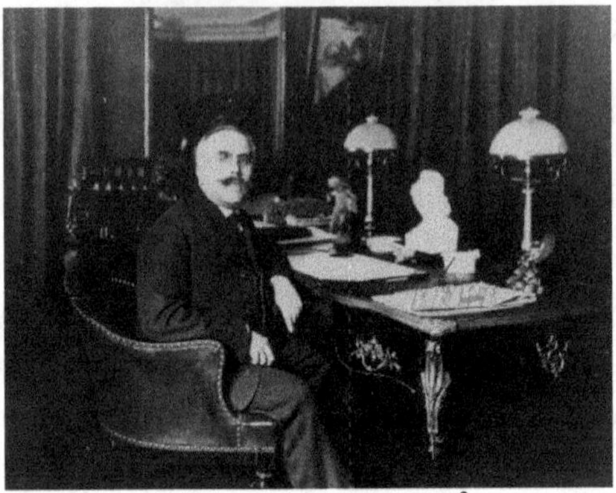

Justin Godart (1871-1956)[2].

[1] Cf. Musée du Service de Santé des Armées, Paris, 2007.
[2] Cf. Musée du Service de Santé des Armées, Paris, 2007.

Auguste Valadier, un précurseur en chirurgie maxillo-faciale

Auguste C. Valadier[1], un Français, est le 1er en Angleterre à promouvoir la chirurgie maxillo-faciale pour les blessés du front. Il naît le 26 novembre 1873, à Paris. Ses parents partent aux USA. En 1901, il obtient son DDS à Philadelphie. En 1902, il s'installe à New York. En 1910, il officie comme dentiste à Paris, au 22, place Vendôme. Avec son DDS, il passe une équivalence à l'École odontotechnique de Paris du 15 novembre 1910 au 20 juin 1911. Il obtient son certificat de chirurgien-dentiste, le 23 juillet 1912, ce qui lui donne le droit d'exercer en France. En 1913, il se marie à la mairie du VIIIe arrondissement. En 1914, Valadier offre ses services à l'armée française qui refuse. Grâce à la Croix-Rouge, il travaille pour les Anglais qui l'affectent à Abbeville, puis à l'hôpital général n° 13 de Boulogne. Le 25 octobre 1914, il est lieutenant dans le corps médical de la Royal Army. En 1915, Auguste aménage une Rolls-Royce avec un fauteuil dentaire. Il soigne tous les responsables du quartier général anglais et il convainc les généraux de la nécessité d'une unité de chirurgie maxillo-faciale. Ensuite, il organise une unité de 50 lits rattachée au 83e Dublin General Hospital de Wimereux. Il fournit l'équipement à ses frais et ses prothésistes de Paris lui font ses prothèses pour ses traitements de fractures maxillaires. Le médecin Sir Harold Delf Gillies le rejoint à sa clinique. Il considère le Français comme le *« père de la chirurgie maxillo-faciale en Angleterre »*. En 1916, Auguste est fait compagnon de Saint-Michael et de Saint-Georges. En 1917, il publie un rapport qui affirme que toutes les dents doivent être préservées, y compris les racines, et que les blessures de la face doivent être refermées au plus vite avant de replacer la mâchoire en position, même si la blessure est horrible. Toutefois, des cas traités par Valadier présentent des suites purulentes. Auguste utilise de l'eau bouillie pour nettoyer les blessures. Il rapporte qu'il a traité 1 010 patients avec seulement 27 morts. En 1917, il est fait chevalier de Saint John de Jérusalem. On dit de lui : *« Un séducteur un peu pompeux, dilapidant son argent, un amuseur, mais aussi comme un caractère flamboyant, énergique, un pionnier magnifique de la chirurgie maxillo-faciale au commencement du conflit qui a fait tant de choses pour elle. »* Il manque pourtant d'entraînement chirurgical. Des visites d'inspection de sa clinique sont faites. Rien de suspect. En 1918, promu major, sa clinique devient un centre d'évacuation, les grands blessés étant orientés vers Sidcup. À l'armistice, il doit achever ses opérations et son centre est fermé. Il est fait chevalier de l'Empire britannique le 16 mars 1920, après être devenu citoyen britannique. Sir Auguste C. Valadier retourne à Paris où il prend un cabinet

---

[1] Cf. Riaud Xavier, « Auguste Valadier, un précurseur en chirurgie maxillo-faciale », in *Solutions cabinet dentaire*, n°12, janvier 2019, p. 100.

dentaire au 47, avenue Hoche. Il consulte aussi à l'hôpital américain de Neuilly. Il devient président de l'American Dental Club de Paris et reçoit la Légion d'honneur. Il est décrit comme un praticien *« dilettante »*. Il arrive à son cabinet à 10h30 et en part à l'heure du thé. Il examine ses patients, les radios, détartre les bouches, prend des empreintes et fait quelques extractions avant de remettre les dossiers à ses associés qui font tout le travail. Sir Valadier prend des honoraires énormes à ses riches patients. Après la mort de sa mère, sa vie est extravagante. Il publie ses propres vers, perd des sommes colossales au jeu. Il meurt désargenté dans sa villa du Touquet, le 31 août 1931. Il a 4 publications (3 collectives), parues de 1916 à 1918, en anglais.

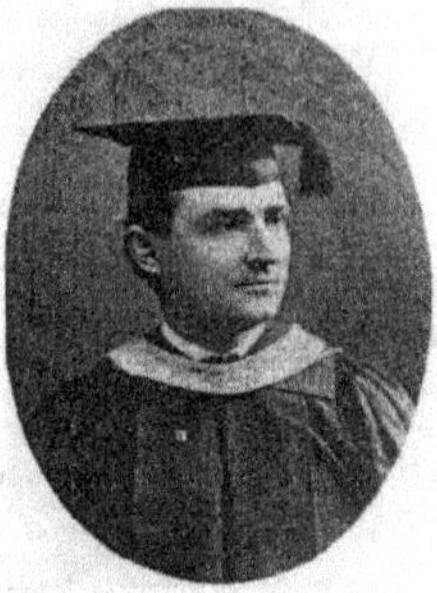

[1]

[1] Cf. Philadelphia Dental College, *Year book of Class*, Library of Temple University Dental School, Philadelphia, USA, 1901.

Hippolyte Morestin (1869-1919), le chirurgien légendaire des « Gueules cassées »

Hippolyte Morestin[1] naît à Basse-Pointe en Martinique dans les Antilles. Il est le fils d'un médecin qui décède en 1902 suite à une éruption volcanique qui fait 25 000 morts. À Paris, Hippolyte est décrit comme un jeune homme *« calme, lunatique et malheureusement solitaire. »* Il met peu de temps pour devenir professeur d'anatomie à la Faculté de Paris. Très intéressé par l'étude du cancer de la langue, il soigne ses dissections cervicales. Par contre, il se montre trop rapide dans la 2e étape : la glossectomie faite sous anesthésie incomplète. Sa difficulté a été de trouver une bonne technique d'anesthésie. À propos des cancers labio-bucco-pharyngés et maxillaires, la chirurgie large est introduite en 1899, par Morestin. Avec le rebord alvéolaire du maxillaire inférieur, il enlève tous les tissus mous de l'auge sous-maxillaire. L'opération de Morestin définie comme *« opération du cancer du plancher de la cavité buccale »* est ensuite améliorée, mais demeure connue. Lors des interventions, pour empêcher le sang de gagner les voies aériennes, la pompe à salive des dentistes est trop faible. Aussi, Morestin fait construire en 1902 un appareillage pour remplacer les éponges imbibées de sang épanché dans le pharynx. Il conçoit une pompe électrique puissante, branchée sur une canule. La circulaire n° 14 198 C/7 *« Organisation de Services spéciaux de stomatologie de prothèse maxillo-faciale et de restauration de la Face »* rédigée à Bordeaux, le 10 novembre 1914, créée 3 centres de chirurgie maxillo-faciale : Paris, Bordeaux et Lyon. À Paris, l'hôpital du Val-de-Grâce existe avant le début de la guerre. Il est réaménagé en fonction des besoins, ce qui fait de lui le 1er centre de France. Dès le début du conflit, alors chef du service ORL à l'hôpital Saint-Louis de Paris, Morestin travaille à l'hôpital du Val-de-Grâce. Il y organise la Vème division des blessés de la face au sein du Service de chirurgie générale qu'il dirige à partir du 14 décembre 1914. Son efficacité est telle qu'entre le 17 mars 1914 et le 30 octobre 1918, il publie plus de 45 articles dans les *Bulletins et mémoires de la société de chirurgie de Paris* sans oublier des contributions à des ouvrages médicaux. Chacun étudie toutes les étapes techniques et anatomiques de la chirurgie de reconstruction faciale. Morestin est convaincu qu'une peau large et du tissu sous-cutané sont bénéfiques à la fermeture des blessures qui peut se faire sans nécrose. Il multiplie les incisions partielles pour le traitement d'une lésion de large ampleur. En 1914, Morestin se rend à New York pour le Congrès international de chirurgie. Il y défend les greffes cartilagineuses. Il s'oppose aux greffes cutanées libres. En juin 1915, Sir Harold Delf Gillies, le célèbre chirurgien

[1] Cf. Riaud Xavier, « Hippolyte Morestin (1869-1919), le chirurgien légendaire des « gueules cassées » », in *Solutions cabinet dentaire*, n°19, octobre 2019, p. 94.

maxillo-facial anglais, qui lui rend visite, dit de lui : *« Je restais fasciné de le voir enlever la moitié d'un visage avec un horrible cancer et ensuite, de le voir adroitement rabattre un volet de la peau du cou pour reconstruire pas seulement la joue, mais aussi le côté du nez et de la lèvre, ceci en un seul temps. »* C'est à cette époque que Morestin réalise la 1re greffe cartilagineuse. La méthode utilisée porte d'ailleurs son nom. En 1915, dans le *Bulletin de la Société de Chirurgie de Paris*, Morestin déplore le manque de suivi dentaire chez les appelés, ce qui complique les restaurations maxillo-faciales. Le 20 janvier 1916, suite aux démarches entreprises par 5 dentistes, pour désengorger le Val-de-Grâce, l'American Face and Jaw Hospital ouvre ses portes. Le matériel neuf est fourni par la maison américaine S. S. White et par les Sœurs de l'Assomption. Le Pr Morestin en devient, à titre militaire, le chirurgien en chef, tout en conservant ses responsabilités au Val-de-Grâce.

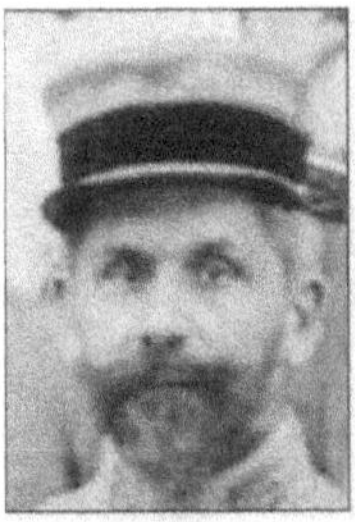

Pr Hippolyte Morestin[1].

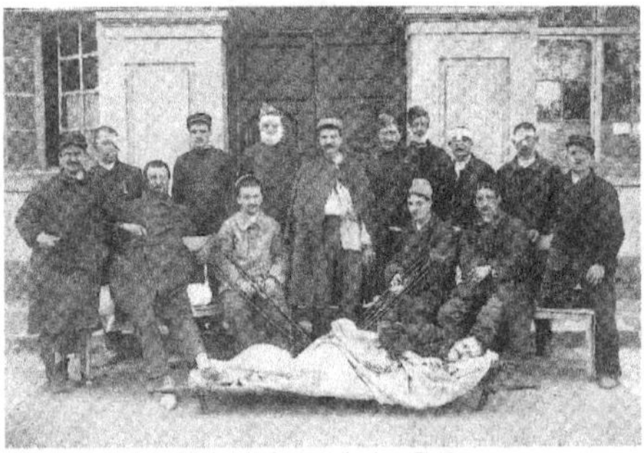

Hôpital du Val-de-Grâce.
Vème division des blessés de la face[2].

[1] Cf. Musée du Service de Santé des Armées, Paris, 2007.
[2] Cf. Musée du Service de Santé des Armées, Paris, 2007.

Hippolyte Morestin (2e partie), le pionnier de la chirurgie esthétique

Seulement, Morestin[1] refuse de travailler avec les dentistes. *« Je ne veux d'eux que comme « mécaniciens » auxquels je ferai appel quand il me plaira et uniquement quand j'en aurai besoin ».* Malgré toutes les tentatives pour tenter de le convaincre, Morestin ne vient plus à l'hôpital. Cette situation a été tragique pour les blessés. Beaucoup d'entre eux auraient pu voir leur état amélioré. L'American Face and Jaw Hospital a dû fermer ses portes. Le 13 mars 1917, Morestin présente ce qu'il appelle les « autoplasties par jeu de patience » devant l'Académie de Médecine. Elles sont sans apport de tissu étranger à la région, sans prélèvement de lambeau dans le voisinage ou à distance. Usuellement, Morestin est dédaigneux des services des dentistes. Il estime *« qu'il peut tout faire avec un scalpel ».* Toutefois, il observe que malgré ses reconstructions de mentons, les malades restent sévèrement déformés. Il découvre alors les travaux de prothèses de Sir William Kelsey Fry, célèbre dentiste anglais. Les résultats esthétiques obtenus s'en sont aussitôt ressentis. En 1918, dans son livre intitulé *Les blessures de la face*, Morestin refuse de pratiquer des greffes épidermiques ou dermoépidermiques. Le 28 juin 1919, les officiels se réunissent au Château de Versailles pour approuver le Traité de la Paix. Clemenceau souhaite associer de grands blessés à cet événement. Il mandate le Gouverneur de Paris pour entrer en contact avec le médecin-chef du service de chirurgie maxillo-faciale de l'hôpital du Val-de-Grâce afin de désigner une délégation de 5 blessés. C'est Morestin qui choisit le 1er d'entre eux, Albert Jugon qui est hospitalisé depuis plus de 4 ans et a été un des premiers à avoir été admis dans son service, un des fondateurs de l'Union des Blessés de la face et de la tête (1921). C'est encore Morestin qui nomme les 4 autres.

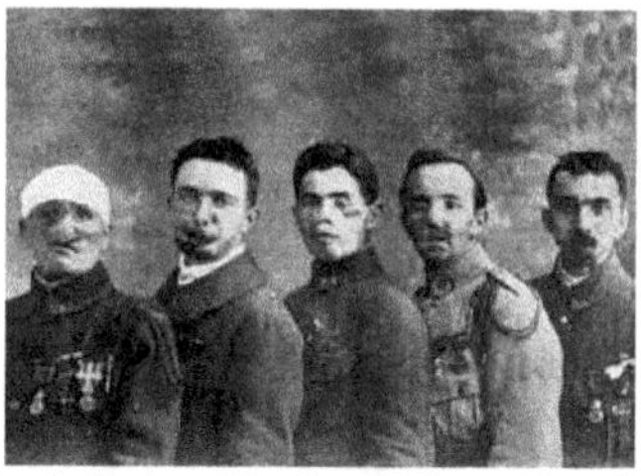

De gauche à droite : Eugène Hébert, Henri Agogué,
Pierre Richard, Albert Jugon, André Cavalier[2].

[1] Cf. Riaud Xavier, « Hippolyte Morestin (2e partie), le pionnier de la chirurgie esthétique », in *Solutions cabinet dentaire*, n°20, novembre 2019, p. 90.

[2] Cf. Musée du Service de Santé des Armées, Paris, 2007.

En 1919, à 49 ans, Hippolyte Morestin meurt de complications pulmonaires résultant de l'épidémie de grippe espagnole (1918-1919). Il laisse derrière lui 634 articles et communications, et 1 livre de référence. À sa mort, il est unanimement reconnu comme un des pères de la chirurgie maxillo-faciale dans le monde. Sa notoriété est si importante qu'au cours d'un voyage aux États-Unis (1914 ?), Al Capone, le célèbre parrain de la mafia de Chicago, exige de n'être soigné que par lui. Il soigne aussi Sarah Bernhardt, la célèbre actrice. Morestin a reçu, dans son service, de nombreux confrères étrangers venus assister à des démonstrations. Il laisse derrière lui des disciples illustres (comme Raymond Passot, Suzanne Noël ou encore Léon Dufourmentel qui lui succède en 1919 au Val-de-Grâce, « pères » fondateurs de la chirurgie esthétique, mais aussi Thierry de Martel, un des précurseurs de la neurochirurgie). De taille moyenne, il est reconnu d'une générosité absolue envers ses patients, mais vis-à-vis de ses confrères, il se révèle lunatique et prétentieux. Ses infirmières sont remplies d'admiration pour son dévouement et son abnégation sans limites pour ses malades. Beaucoup gardent en mémoire sa curiosité scientifique sans cesse renouvelée, sa soif de connaissances, et sa puissance de travail extraordinaire. S'il n'a pas été le 1er à s'essayer à la chirurgie maxillo-faciale, il est indiscutablement le 1er à s'essayer à toutes les spécialités complémentaires et attenantes à celle-ci, y compris l'odontologie. Il a compris que dans toute intervention chirurgicale, même la plus simple, il doit y avoir une approche esthétique.

Les dentistes américains pendant la Grande Guerre

Aux U.SA., le 11 février 1901, le Dr John Sayre Marshall[1] devient officier supérieur et est le premier dentiste sous contrat. La même année, suite à un décret du Parlement, 30 postes sont créés. Mais, c'est le 3 mars 1911 qu'est officiellement établi le corps dentaire de l'armée américaine. Le 22 août 1912, un service similaire est institué dans la Marine. En France, dès les quinze premiers jours des hostilités, l'Ambulance américaine de l'Hôpital militaire américain de Paris, dirigée par Georges B. Hayes et W. S. Davenport, assure les soins de 150 blessés. 4 000 officiers dentaires sont appelés sous les drapeaux dès le début de la guerre. Aucun d'entre eux n'a reçu le moindre entraînement requis à cet effet. Toutefois, certains d'entre eux bénéficient de la formation délivrée par la Ligue de préparation des dentistes américains formée en mars 1916. L'objectif original de cette association est de délivrer des soins gratuits aux hommes qui veulent s'engager dans l'armée. Environ 1 700 dentistes civils sous l'égide de cette ligue ont réalisé près de 1 million de soins sans aucun coût pour leurs patients durant cette guerre. Cette ligue gère également des groupes d'études destinés aux dentistes qui veulent s'enrôler. Des écoles dentaires sont sélectionnées et réquisitionnées par le gouvernement fédéral pour former ces dentistes. Ceux-ci constituent le Corps d'entraînement des étudiants de l'armée. Ces écoles sont l'Université de Washington à Saint Louis, l'Université du Nord-Ouest à Chicago et l'Université de Pennsylvanie à Philadelphie. Le gouvernement paye pour chacun des étudiants qui, une fois diplômé, entre dans l'armée. Outre une formation dentaire sévère, les futurs dentistes reçoivent aussi un entraînement militaire de premier ordre. Le 3 juin 1916, le Congrès vote l'Acte de Défense nationale qui modifie le Corps dentaire notamment. Le système de contrat probatoire est aboli. Les dentistes intègrent l'armée au rang de lieutenant. Ils peuvent passer capitaines après 8 années et major au bout de 24 ans d'active. La création d'un Corps dentaire de réserve est également approuvée. Après que la guerre ait été déclarée le 6 avril 1917, le premier contingent dentaire américain arrive en France le 20 août 1917. C'est le capitaine Robert T. Oliver qui en a la charge. 13 dentistes du corps de réserve ont rejoint le service hospitalier de l'armée et ont été prêtés aux services anglais. 26 ont été envoyés en tant que service de régulière. Les équipements français et anglais se faisant rares, la majeure partie du matériel et des fournitures a été convoyée par bateaux depuis les États-Unis. 35 officiers dentaires de la Marine servent sous les drapeaux au commencement de ce conflit. Ils sont 500 à la fin. Le 6 octobre 1917, une loi est promulguée qui établit le même rang, le même salaire, les

---

[1] Cf. Riaud Xavier, « Les dentistes américains pendant la Grande Guerre », in *Solutions cabinet dentaire*, n°9, octobre 2018, p. 94.

mêmes promotions et les mêmes droits à la retraite aux dentistes qu'aux médecins. Un lieutenant ne peut passer capitaine que s'il passe un examen ordonné par le ministère de la Guerre. Cette loi prévoit un officier dentaire pour 1 000 hommes servant sous les drapeaux. Pour les troupes se rendant en Europe, un service dentaire n'est organisé sur les navires qu'après la guerre, en 1919. Le 30 novembre 1918, le nombre de dentistes d'active s'élève à 4 620, dont 1 864 stationnés en Europe. De juillet 1917 à mai 1919, 1 396 957 soldats des forces expéditionnaires américaines sont traités de différentes manières. 1 505 424 obturations, 384 427 extractions, 60 387 couronnes et 13 140 appareils dentaires sont effectués. Sept officiers dentaires et sept assistants sont tués aux combats. Huit praticiens meurent de maladies et 36 d'entre eux sont blessés. En 1920, les dentistes américains sont présents en Angleterre, en France, en Belgique, en Allemagne, en Russie et en Pologne. Au commencement, les dentistes ont reçu comme consignes de ne remplacer que les dents perdues sur le front. En mars 1918, elles sont remplacées, peu importe la cause de leur perte. Le matériel de réalisation des prothèses dentaires est fourni essentiellement par les hôpitaux d'évacuation ou ceux figurant dans les camps de base. Les soldats devant être appareillés retournent en zone arrière pour être traités, ce qui a très vite impliqué des démarches multiples – jusqu'à des destructions volontaires d'anciens appareils –, des combattants pour quitter le front afin de recevoir des prothèses qui n'étaient pas toujours essentielles. La nécessité d'équiper les unités situées sur les lignes avant s'est donc très vite fait ressentir. Convaincus qu'il est très difficile d'avoir des résultats esthétiques fiables sur le champ de bataille, les dentistes ont regretté ouvertement de voir les soldats refaire les soins dentaires qui avaient été effectués en Europe, une fois revenus à la vie civile, parce qu'ils étaient insatisfaits ou souffraient d'avoir pu être dévisagés par les traitements mis en place dans l'urgence avec des moyens très limités. Ainsi, la réputation de précipitation de ces praticiens n'était plus à faire.

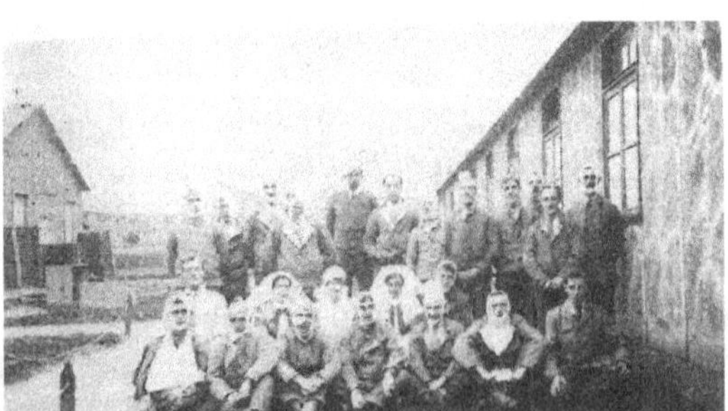

Patients et infirmières du Pr Kazanjian à l'hôpital n° 20[1].

[1] Cf. Francis A. Countway Library of Medicine, Harvard Medical Library, communication personnelle, Boston, USA, 2009.

Henri Petit, dentiste pendant la Grande Guerre

Pendant la Grande Guerre, Henri Petit[1] a été dentiste sur le front. La particularité de son témoignage est qu'il repose entièrement sur un reportage photographique fait de son vivant et récupéré par son petit-fils, Daniel, malheureusement décédé, qu'il m'a personnellement autorisé à publier de son vivant. La famille Petit est originaire de Waldweistroff en Moselle. Après l'annexion de 1870, la famille s'installe à Nancy en France le 16 mai 1872. Henri Petit entre à la Faculté de Médecine de Nancy en 1901. Il bénéficie de la formation dentaire qui y est dispensée sous la direction de M. René Rosenthal. Après trois ans d'études, Henri obtient son titre de chirurgien-dentiste, le 18 juillet 1904. Il a 19 ans. Il appartient à la première promotion de chirurgiens-dentistes de la Faculté de Médecine de Nancy. Pendant deux années, il travaille en tant qu'opérateur au cabinet de M. Gilles. Il est incorporé pour son service militaire, le 1er octobre 1906 au 79ème régiment d'infanterie. Libéré le 25 septembre 1908, il ouvre six jours après, le 1er octobre 1908, son premier cabinet dans la rue du faubourg Saint-Jean à Nancy. Petit est mobilisé le 2 août 1914. Il rejoint aussitôt le dépôt du 79ème régiment d'infanterie de Nevers. Il participe aux combats de la Somme où il est blessé à Cappy, le 25 septembre 1914. De ses blessures, il conserve des éclats d'obus dans les poumons, le reste de ses jours. Il est nommé infirmier le 18 mars 1915 et est affecté au Dépôt des armées de Lorraine de Landremont, cantonné à Nancy de mars 1915 à juin 1916. Suite au décret du 27 février 1916 et à la formation d'un corps de dentistes militaires, Henri Petit devient le 10 juin 1916, adjudant-dentiste militaire de l'Ambulance 1/44 installée au Château de Morey en Meurthe-et-Moselle. Il rejoint le Centre hospitalier de Dugny dans la Meuse, en octobre 1916. En février 1917, il est affecté au Centre hospitalier de Verdun. Le service dentaire est aménagé dans la Maison Nathan. D'août à septembre 1917, il rejoint le Centre dentaire de Pévy, situé près de Reims. Le 11 septembre 1917, Petit est décoré de la Croix de Guerre. Son congé de démobilisation survient le 12 mars 1919, après avoir été nommé chirurgien-dentiste de 1ère classe, élevé au grade de lieutenant en 1918 et après avoir également participé aux combats de Monchy-Humières près de Compiègne. Pendant quatre années, Henri travaille dans l'armée avec des installations de fortune. Avec celles-ci, il a essayé de respecter des principes élémentaires d'asepsie. Il reçoit la Légion d'honneur en 1930. Après la guerre, il ouvre son second cabinet dentaire au 48 de la rue Gambetta à Nancy.

[1] À paraître en 2025.

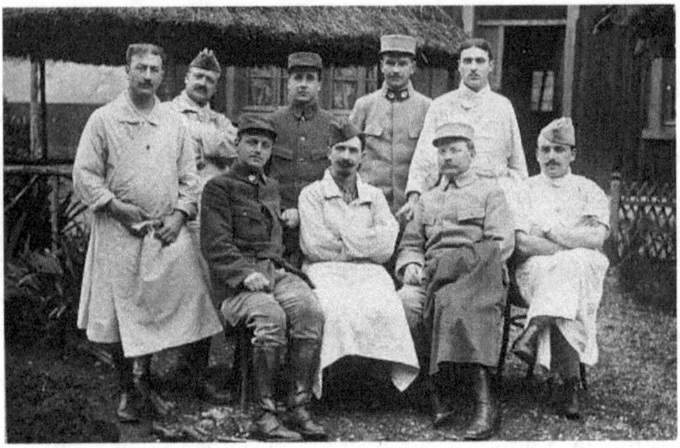

Le personnel du Centre dentaire du Château de Morey
en Meurthe-et-Moselle (juin-juillet 1916).

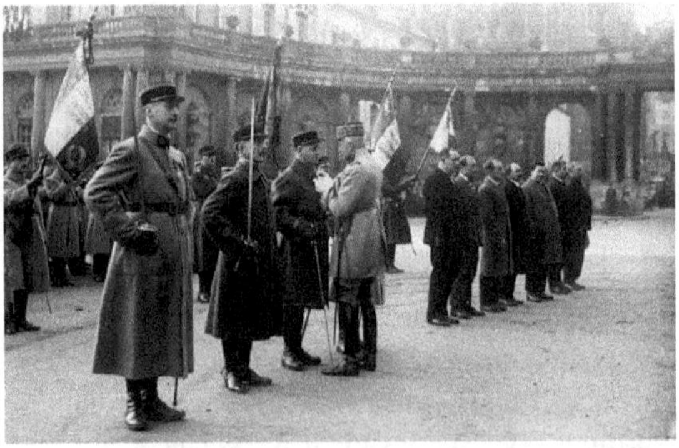

Remise de décoration à Henri Petit à Nancy en 1930.

Amédée Hesse (1970-1915)

Pierre-Amédée Hesse[1] est né à Metz, le 26 juillet 1870. Il part en Belgique et c'est à Liège qu'il devient chirurgien-dentiste le 24 août 1895. Luxembourgeois, il exerce à Spa, vers 1900, après un exercice à Verviers. Fin mai 1907, il épouse en 2des noces Marie Sury avec qui il aura 3 fils (Jacques, Jean et Amédée). Les publicités qu'il fait paraître dans la presse locale précisent que son cabinet dentaire utilise les techniques américaines et qu'il réalise des dentiers perfectionnés et brevetés dont il est l'inventeur. Outre ses activités professionnelles, il pratique couramment le vélo et crée, en avril 1908, avec quelques amis la société de pêche La Warfaazienne dont il est le premier président. Il participe et organise de nombreuses courses cyclistes. En août 1914, il ne peut accepter l'invasion allemande et devient vite un agent de renseignements pour l'état-major français. Il est membre du Service de renseignement français « Rénier ». Le 26 août 1915, il est arrêté à son domicile, avenue du Marteau (de nos jours avenue Reine Astrid). Il est mis dans la cellule 183 de la prison Saint-Léonard de Liège. Condamné le 15 octobre à la peine de mort, il est transféré à la Chartreuse à Liège le 17 octobre à 23h00. Il est fusillé à la Chartreuse à Liège, le 18 du même mois à 5h00. Il avait reçu la grâce impériale, mais un gouverneur en a décidé autrement. Le 2 août 1919, sa dépouille est transférée à Spa où des funérailles solennelles sont organisées le mardi 5 août. Le 25 juillet 1920, La Warfaazienne inaugure, au Lac de Warfaaz, adossé à la colline au niveau du barrage, un monument à la mémoire de son président fondateur. En 1940, les Allemands le détruisent, comme ils l'ont fait avec beaucoup de souvenirs de la Guerre 14-18 dans les territoires qu'ils occupent. Grâce à l'architecte Ivan Dethier, qui a sauvé et conservé l'effigie du monument, en 1946, le mémorial est reconstruit, mais pas à l'identique. En 2008, à l'occasion du centenaire de la société de pêche, il est restauré. L'Administration communale de Spa donna le nom de « Avenue Amédée Hesse » à la route reliant Spa au lac de Warfaaz. Sa dernière lettre à sa femme quelques heures avant de mourir. *« Ma chère femme aimée, Ma dernière étape : nous sommes à la chartreuse. Je dis nous, car j'ai ici cinq malheureux compagnons de voyage. -On a beau être brave, c'est dur quand même, relativement jeune encore, avoir devant soi encore toute une vie, une femme que l'on aime et qui vous aime, des enfants charmants, en un mot une belle vie, et devoir là, en quelques heures, tout quitter, mère, frère, et tout, sans même avoir pu se donner un dernier baiser. J'aurais bien aimé te revoir, mais il n'y a pas eu moyen ; c'est vrai que le dernier moment aurait encore été, si possible, plus pénible : quand on y pense, il valait tout de même mieux*

[1] Cf. Riaud Xavier, « Amédée Hesse », in *Solutions cabinet dentaire*, n°60, Janvier-Février 2024, p. 68.

pas ; je serais mort en pensant à ton retour. Enfin, remettons-nous, puisque je suis là. Je veux être brave, mais ardemment, je demande que tu le sois, toi surtout ; moi, en somme c'est un moment, quelques heures, et ce sera fait. Mais toi, hélas ! C'est seulement alors que tu vas commencer. Comment vas-tu recevoir ce choc ? Pourvu que tu ne sois pas totalement surprise, ni ma mère, par cette nouvelle. L'aumônier m'a promis de te porter lui-même la présente ; j'aime mieux cela. En tout cas, il faut être brave ; tu n'as pas le droit de ne pas l'être, tu te dois aux chers petits, donc, c'est entendu, moi, je ne dois plus compter, puisque je suis disparu, mais toi, et eux c'est tout autre. Je compte donc, ma femme aimée, encore une fois sur toute ton énergie et ton courage. Tu dois te dire que je radote à toujours répéter presque tout le temps la même chose. Enfin, je pense que je pourrai sans cesse te causer, et ce, sans arrêt, jusqu'à la dernière minute ; enfin, si je ne te cause, sache que je ne cesserai de penser à toi. Embrasse encore et toujours mes chers enfants, pour moi et pour toi. Mon meilleur baiser. Ton mari encore un peu. Amédée »

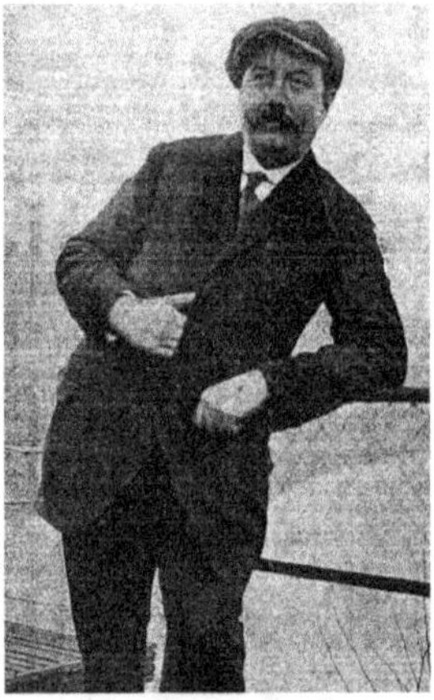

Amédée Hesse[1].

[1] Cf. Le Campinaire Jean, « Amédée Hesse, le dentiste-espion », in *www.sparealites.be*, 2014.

Une dent pour l'Alsace-Lorraine

Georges Clemenceau[1] (1841-1929), président du Conseil de 1906 à 1909 et de 1917 à 1920, surnommé « Père la Victoire » de la Grande Guerre, a pour dentiste, le Dr Arthur Hugenschmidt (1862-1929), qui serait le fils de Napoléon III et de la comtesse de Castiglione dont la liaison est avérée en 1856/1857, malgré une filiation déclarée à l'État civil comme étant le fils de Christophe Hugenschmidt (1826-1893), employé de la maison de l'Empereur, et d'Élisabeth Hauger (1825-1915). Lucien Daudet, Mallarmé, Gaston Doumergue et Robert de Montesquiou sont également ses patients.
Arthur est élevé avec le Prince impérial. À la débâcle de 1870, Napoléon III le confie à son praticien, le Dr Thomas W. Evans, dentiste américain installé rue de la Paix à Paris, proche confident, ambassadeur à plusieurs reprises et ami de l'Empereur. Evans le forme naturellement à la dentisterie.
À la mort du Prince impérial en 1879, l'impératrice Eugénie demande à rencontrer Arthur Hugenschmidt. Fascinée par sa ressemblance avec son fils, elle conserve des liens amicaux avec lui jusqu'à sa mort. Le dentiste, d'ailleurs, la soigne et aussi le roi Léopold de Belgique.
Étudiant en médecine à la Faculté de Paris et à l'université de Pennsylvanie, qui lui attribue un prix pour ses recherches en odontologie et en stomatologie, Arthur Hugenschmidt soutient sa thèse de doctorat en 1887. Continuant ses investigations à l'Institut Pasteur de 1894 à 1896, il devient aussi docteur de l'université de Pennsylvanie. Associé au Dr Evans, Arthur reprend logiquement son cabinet en 1897.
En 1918, la guerre est terminée. Lors d'une consultation, alors qu'il s'apprête à enlever une dent à Clemenceau, le dentiste, d'origine alsacienne, s'enquiert du retour de l'Alsace-Lorraine dans le territoire français. En pleines négociations du Traité de Versailles, le « Tigre » se heurte aux Anglais qui considèrent que cette région est une contrée allemande et que la France n'a aucun droit dessus. Hugenschmidt se rappelle alors que l'impératrice Eugénie, avec qui il entretient légitimement une correspondance, dispose d'une lettre du roi de Prusse Guillaume Ier, datée du 26 octobre 1870, dans laquelle ce dernier reconnaît vouloir posséder l'Alsace-Lorraine à des fins stratégiques et que cette région est avant tout, légitimement, selon lui, une propriété française. Clemenceau se laisse enlever sa dent, mais, aussitôt après, écrit une lettre à l'impératrice Eugénie. Il ordonne au dentiste de se rendre en Angleterre pour récupérer le document. Hugenschmidt s'exécute et ramène la fameuse lettre. Avec celle-ci, Clemenceau obtient gain de cause. Le Traité de Versailles est

[1] Cf. Riaud Xavier « Une dent pour l'Alsace-Lorraine », in *Solutions cabinet dentaire*, n°2, janvier 2018, p. 102.

signé le 28 juin 1919 et l'Alsace-Lorraine est rendue à la France… grâce à une dent de Clemenceau.

Pourtant, Clemenceau a longuement hésité avant de se servir de *« cette arme offerte par une femme qu'il a exécrée »*.

Hungenschmidt aurait aussi été un expert dans la lutte contre les gaz de combat à la suite de leur emploi par les Allemands en 1914-18. Il aurait contribué à la mise au point de masques protecteurs. Chevalier de la Légion d'honneur par décret du 13 janvier 1909, il est, par la suite, promu officier, le 27 février 1924. Le Dr Arthur Hugenschmidt est mort à Paris, le 7 septembre 1929.

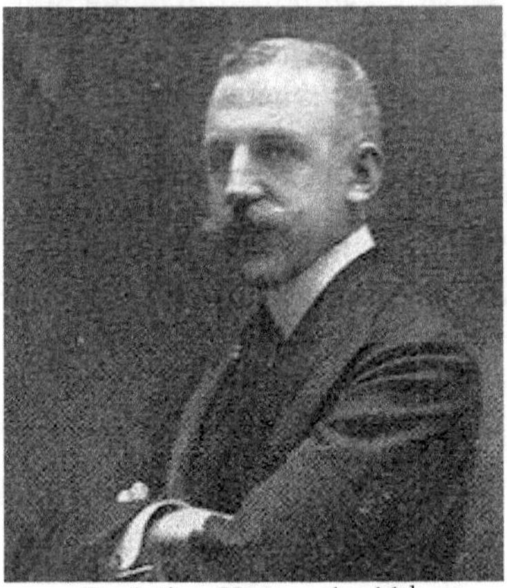

Dr Arthur Hugenschmidt[1].

[1] Domaine public.

La pénicilline

Le 3 septembre 1928, Alexander Fleming[1] revient de vacances. Dans son laboratoire du St Mary's Hospital, à Londres, il a laissé des cultures de staphylocoques, pour regarder l'effet antibactérien du lysozyme des larmes et de la salive. Ses boîtes sont pleines de moisissures. Contaminées par un champignon, le penicillium notatum, Fleming constate qu'autour des moisissures, il y a une zone circulaire sans staphylocoque. Il soupçonne une substance sécrétée par ce champignon qu'il nomme pénicilline. En 1929, dans le *British Journal of Experimental Pathology*, il publie ses résultats qui suscitent peu d'intérêt. Il suggère de l'utiliser comme antiseptique sur la peau, mais préconise des injections. En 1933, Ernst Chain, chimiste juif, quitte l'Allemagne pour l'Angleterre. En 1935, il est assistant en pathologie à Oxford. En 1938, il lit l'article de Fleming. Son équipe cherche les moyens de produire cette moisissure à grande échelle et d'en extraire son principe actif. Chain et Florey découvrent son action médicale, sa composition chimique, comment l'isoler et la concentrer. En 1940, ils en produisent 100 mg. Le 25 mai, Florey teste son remède sur 4 souris après avoir injecté une dose mortelle de streptocoques. 10h00 après, les 2 dernières survivent ainsi que l'1 des 2 ayant reçu une injection. Florey le teste sur 6 patients dont l'état s'améliore. Ils publient leurs résultats dans *The Lancet*, du 24 août 1940. L'Angleterre menacée, leur article n'intéresse pas. Leur pays en guerre n'est pas capable de permettre la culture industrielle de la pénicilline et sa séparation. Les soldats et les civils meurent par milliers. Épidémies et mauvaise hygiène sont récurrentes. Informé, Churchill comprend l'intérêt de cette substance. Il la réquisitionne pour l'effort de guerre. Florey part aux USA et entre en contact avec Peoria, une usine d'épuration des eaux usées. Un jour, une femme apporte un melon avec une moisissure. Appelée penicillium chrysogenum, son étude démontre qu'elle produit 200 fois plus de pénicilline que celle de Fleming. Elle peut être produite industriellement. Les laboratoires américains Merck, Pfizer et Squibb s'en occupent. La pénicilline est vue comme un remède miracle. Utilisée sur le front par l'U. S. Army pour la lutte contre la gangrène et les maladies vénériennes, son emploi s'étend aux civils, au Royaume-Uni et à la France. Les Allemands échouent à la produire. Des transporteurs sont envoyés par la Croix-Rouge, qui amènent des quantités allant jusqu'à 2 500 kg. Cette distribution demeure insuffisante pour lutter contre les ravages de la guerre. Une contrebande aggrave l'état de santé des faibles, dont les enfants qui, mal soignés, meurent. Le moral des Anglais est bas. La domination allemande est totale. Les bonnes nouvelles sont rares. Les succès de la pénicilline tombent bien. En août 1942, les journaux s'emparent

[1] Cf. Riaud Xavier, « La pénicilline », in *Indépendentaire*, n°111, octobre 2013, p. 84.

du médicament miracle. Dans une lettre au *London Times*, le chef de Fleming au St Mary's Hospital affirme que ce triomphe est celui de Fleming qui devient un héros. Mais, tout se passe à Oxford dans l'équipe de Florey. Fleming ne cherche plus. La presse l'adule. Il n'oublie pas de rappeler tout le travail de Florey et de Chain. Aux USA, l'opinion est informée des succès des entreprises américaines dans la production du médicament. Elle entend parler de Fleming qui est à la base du triomphe américain. L'équipe d'Oxford progresse. Des 2 côtés de l'Atlantique, malgré les sous-marins nazis, les chercheurs échangent par télégrammes et par valise diplomatique. En juin 1944, le Gal Billotte, chef du service de santé, crée une commission pour elle. Les Alliés ont assez de pénicilline pour leurs troupes. Les débarquements se suivent. Les nazis sont débordés. Florey et Chain ne parlent pas à la presse. Aux USA, le public est persuadé que leurs scientifiques ont tout fait et en Angleterre, Fleming est déifié. Les firmes britanniques s'agacent. Elles produisent des quantités inférieures à celles des Américains. La guerre finit le 8 mai 1945. Le 10 décembre, Florey, Chain et Fleming reçoivent le prix Nobel de physiologie ou de médecine.

Le cancer du maxillaire de Sigmund Freud (1856-1939)

Principal théoricien de la psychanalyse, il repense les processus et instances psychiques, et en premier lieu les concepts d'inconscient, de rêve et de névrose, puis propose une technique de thérapie, la cure psychanalytique. Freud regroupe une génération de psychothérapeutes qui, peu à peu, élaborent la psychanalyse, partout dans le monde. En dépit des scissions internes et des critiques émanant de certains psychiatres, notamment, et malgré les années de guerre, la psychanalyse s'installe comme une nouvelle discipline des sciences humaines dès 1920. En 1938, Freud[1], menacé par le régime nazi, quitte alors Vienne pour s'exiler à Londres, où il meurt d'un cancer en 1939.

En 1919, Sigmund Freud consulte Hans Pichler (1877-1949), stomatologue autrichien, considéré alors comme un des meilleurs chirurgiens de la face européens, pour la première fois, pour une enflure douloureuse sur le palais droit et au niveau de la tubérosité maxillaire qui a persisté pendant une semaine.

De 1923 à 1938, Pichler opère le philosophe, qui est un grand fumeur, à environ 25 reprises d'un cancer du côté droit du palais mou, du palais dur, de l'arche glosso-palatine, de la muqueuse buccale et de la muqueuse postérieure de la mandibule. Le 4 et 11 octobre 1923, il pratique l'excision d'une partie de la mâchoire supérieure et du palais droit, avec ligature de l'artère carotide droite externe et ablation des ganglions lymphatiques sous-mandibulaires et cervicaux. Le 12 novembre 1923, il réalise la résection du processus ptérygoïdien et d'une partie du palais mou. Les opérations sont un succès. La convalescence est difficile et Freud ne reprend le travail qu'en janvier 1924. Sa première prothèse ayant été posée en 1923, il réalise aussi son 5e obturateur palatin en 1928.

Le jour de ses 70 ans, il affirme : *« Je déteste ma mâchoire mécanique. »* À propos de ses nouvelles prothèses, il n'hésite pas le parallèle : *« Poser une nouvelle prothèse, c'est comme la quête du bonheur. On croit l'avoir atteint et, puis, très vite, on se rend compte que tout est à refaire. »* Quand on lui demande de parler le français, il refuse en disant : *« Ma prothèse ne parle pas français. »*

Dans une lettre du 23 avril 1923, Freud écrit : *« J'ai détecté, il y a 2 mois, une grosseur leucoplasique sur mon maxillaire et mon palais droit qui ont été déjà enlevés. Je ne travaille toujours pas et ne peux déglutir. Je suis sûr de sa bénignité, mais, comme vous le savez, on ne peut jamais être certain tout à fait. Mon diagnostic personnel penche pour un épithélioma, mais n'a pas été accepté par les confrères. Le tabac en serait responsable. »* Il avait commencé

[1] Cf. Riaud Xavier, « Le cancer du maxillaire de Sigmund Freud (1856-1939), in *Indépendentaire*, n°143, décembre 2016, pp. 84-85.

à fumer à l'âge de 24 ans et s'était très vite mis à consommer exclusivement des cigares.

En 1930, Freud fait deux séjours à Berlin, où une première prothèse est posée par le Dr Hermann Schroeder, directeur du Dental Institute of the University of Berlin. Ses voyages dans la capitale épuisent le patient. Aussi, pendant un laps de temps très court, un dentiste de Vienne, le Dr Joseph Weinmann, entreprend de s'occuper de lui. Dans les deux cas, Freud souffre beaucoup et ne tolère pas les prothèses réalisées chez lui.

En 1931, le Dr Brunswick, un proche collaborateur de Freud sollicite, à l'insu du patient, le professeur Varaztad Kazanjian (1879-1974), éminent dentiste américano-arménien et pionnier de la chirurgie maxillo-faciale au XXe siècle, pour qu'il vienne à Vienne et conçoive les nouvelles prothèses du philosophe. De passage en Europe pour des congrès à Londres et à Paris, en 1931, Kazanjian refuse au début. Brunswick demande alors à la princesse Marie de Grèce d'intervenir, ce qu'elle fait. Kazanjian finit par accepter et fait un détour par Vienne, le 31 juillet et le 1er août. Au cabinet de Pichler, il reçoit ces deux jours, le philosophe. Le 3 août, dans son journal intime, Freud écrit : *« Et l'incroyable s'est produit ! En une journée et demie, le magicien a réalisé une prothèse qui est moitié moins envahissante et lourde que toutes les autres, avec laquelle je peux mâcher, parler et fumer comme avant. »* Il a conçu lui-même, de ses propres mains, dans le laboratoire de Pichler, avec les fournitures que lui a fait parvenir la princesse Marie, en fait trois prothèses. Freud sait que Kazanjian peut difficilement faire plus pour lui. Plus tard, Kazanjian dira, à un de ses confrères, que les chances de succès étaient bien minces. Kazanjian quitte Vienne, le 29 août. Le 30 août 1931, Freud écrit : *« Le magicien est parti hier. Je ne me sens pas aussi bien, mais je parle beaucoup mieux. Il me semble difficile de faire plus pour moi. »* Kazanjian a demandé 5 000 $ pour son travail qui lui ont été payés. Pendant tout son séjour, Kazanjian est resté uniquement dans le laboratoire de Pichler. Il n'a rien vu de Vienne. Il a travaillé nuit et jour, et le patient a consulté parfois pendant 3 à 4 heures dans une journée. Après ce court séjour de 20 jours, Kazanjian ne peut plus revenir à Vienne, car il doit se rendre auprès de sa famille. Les prothèses de Kazanjian servent pendant 3 ans au célèbre psychanalyste.

Le dentiste autrichien a par ailleurs vu 143 fois Freud en consultation entre 1923 et 1924, et 122 fois entre 1926 à 1928. Il l'aurait traité 16 fois en 1923, 74 fois en 1924 et 94 fois en 1932. En 1938, Pichler examine Freud une dernière fois avant son départ d'Autriche, car il craint les nazis. Il l'examine aussi le 7 septembre 1938, à Londres, et constate une récidive de son carcinome. Freud meurt en 1939, à 83 ans, d'un carcinome verruqueux d'Ackerman. Il aurait demandé, avec l'accord d'Anna Freud, sa fille, à son médecin personnel autrichien de 1928 à 1938, Max Schur, de lui injecter une dose – mortelle ? – de morphine. Max Schur (1897-1969), médecin versé également dans la psychanalyse, formé à Vienne et ami intime de son illustre patient, a fait le choix de le suivre en Angleterre, dans sa fuite du régime hitlérien. Sigmund Freud n'a jamais cessé de fumer, malgré sa maladie. Quant à Pichler et Kazanjian, ils sont restés amis par la suite et n'ont pas cessé de correspondre.

Le carcinome verruqueux d'Ackerman est une forme histologique rare de carcinome, actuellement reconnue comme une entité clinique et histopathologique indépendante. Il peut se développer au niveau de toutes les muqueuses des voies aérodigestives supérieures, la cavité buccale étant le site le plus fréquemment atteint, suivi de la muqueuse laryngée. Décrit pour la première fois en 1948, par Lauren V. Ackerman (1905-1993), médecin et pathologiste américain prestigieux qui a sublimé la chirurgie cancéreuse, il représente 1 à 3 % des carcinomes laryngés et 2 à 12 % des carcinomes buccaux. L'âge moyen au moment du diagnostic est 69. Il existe une corrélation indéniable avec l'usage du tabac et une mauvaise hygiène bucco-dentaire. C'est une lésion leucoplasique, papillomateuse, exophytique et localement agressive.

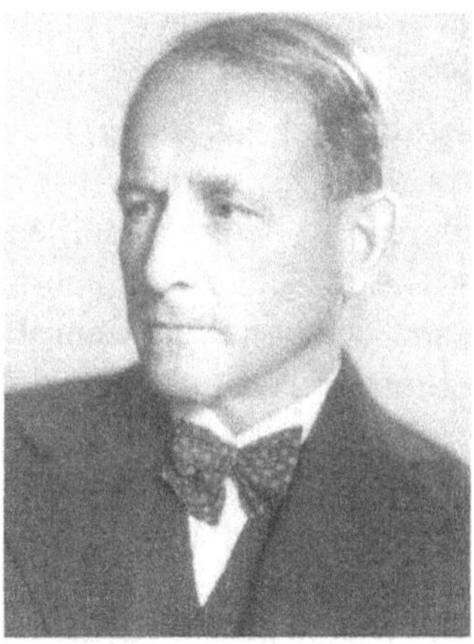

Professeur Hans Pichler (1877-1949)[1].

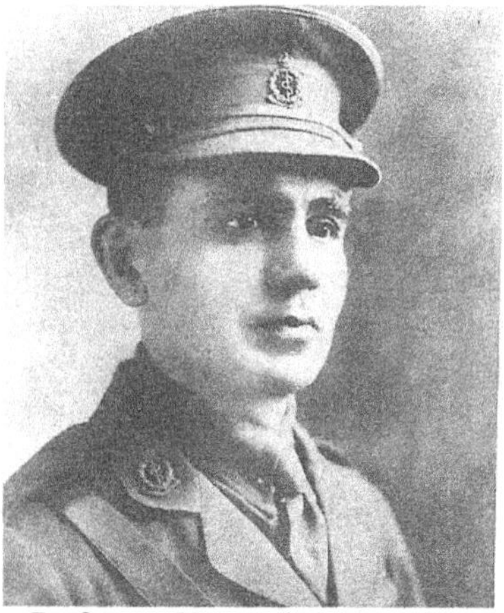

Professeur Varaztad H. Kazanjian (1879-1974)[2].

[1] Cf. Osterreichische Nationalbibliotek, communication personnelle, Picture Archive, 203340-C, Vienne, Autriche, 2009.

[2] Cf. Francis A. Countway Library of Medicine, Harvard Medical Library, communication personnelle, Boston, USA, 2009.

Paul Paulin (1852-1937), un dentiste sculpteur

Paul Paulin[1], né Cirgue Paul Jalicon, le 13 juillet 1852 à Chamalières. En 1865, son père meurt. Paul part pour Paris. M. Verdier, dentiste, passionné d'œuvres d'art et ami de famille, le prend en apprentissage. En 1867, contre l'avis de sa grand-mère, il commence son apprentissage chez M. Verdier. En 1874, il rejoint Londres et obtient son diplôme de docteur en médecine le 24 juin 1879. De retour à Paris, il reprend le travail chez Verdier. Son salaire et la succession promise sont incertains, mais c'est là qu'il rencontre Degas, Monet, Corot… Paul Paulin devient un dentiste renommé sur la place de Paris. En 1881, sa passion pour les arts, la peinture et surtout la sculpture le conduit à réaliser des œuvres en plâtre, puis en bronze avec une approche réaliste. Remarqué en 1882 suite à la sculpture de sa fille qui est exposée au Salon des artistes français visité par Edgar Degas qui détecte en lui un grand sculpteur « impressionniste », il réalise des bustes et médailles des célébrités et artistes de son temps.

Degas lui-même pose pour deux modèles vers 1885 et en 1907, l'un en plâtre et l'autre en bronze, ces deux bustes étant aujourd'hui conservés au musée d'Orsay de Paris. Très vite encouragé par un accueil critique favorable, Paul Paulin expose au Salon des artistes français à partir de 1882 jusqu'en 1889, puis au Salon des Beaux-Arts à partir de 1901. Malgré tout, Paulin travaille à mi-temps comme dentiste jusqu'en 1900. Après le buste de Degas, Paul Paulin réalise ceux d'Auguste Renoir, dont il devient un ami personnel, de Camille Pissarro, de Jean-François Raffaëlli, de Claude Monet, d'Auguste Rodin, d'Armand Guillaumin, d'Édouard Brissaud, de la reine Victoria (1901) et de bien d'autres. Il sculpte aussi des statues de nus féminins et des bustes de jeunes femmes. Il fabrique également un grand nombre de médailles bifaces en cuivre ou en bronze représentant des personnalités ou des intimes. En 1885, il se marie avec Jeanne Trinquesse, la nièce du peintre, qu'il a rencontrée à l'enterrement de Victor Hugo.

En 1922, il sculpte son premier bronze de Pierre Fauchard à l'occasion du trentenaire du diplôme voulu par la loi Brouardel (1892) et du bicentenaire de son fameux traité (1728). Cette même année, il prend sa retraite de dentiste. En 1923, sa santé se dégrade. Paul Paulin est nommé chevalier de la Légion d'honneur par décret du 11 janvier 1913 et est promu officier du même ordre par décret du 20 décembre 1929. Il meurt le 22 octobre 1937, à Neuilly, à 85 ans. Une grande partie de son œuvre est aujourd'hui conservée au musée d'Orsay ainsi qu'au musée d'art Roger-Quilliot de Clermont-Ferrand. Il est le père du scénariste et du réalisateur Jean-Paul Paulin. Une exposition d'œuvres

[1] Cf. Riaud Xavier, « Paul Paulin (1852-1937), un dentiste sculpteur », in *Solutions cabinet dentaire*, n°58, Octobre 2023, p. 70.

Paulin a eu lieu en 1983 à Clermont-Ferrand, France. Ce fut la plus grande projection de ses œuvres jamais réunies en un seul endroit.

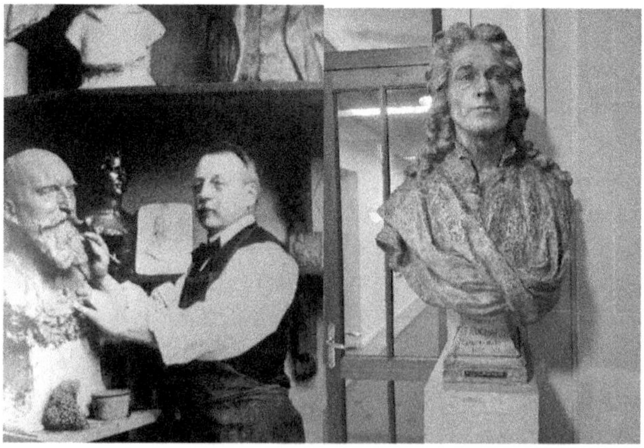

Paul Paulin[1] à gauche. À droite, Pierre Fauchard sculpté par Paul Paulin exposé au Conseil national de l'Ordre des Chirurgiens-dentistes[2].

[1] Cf. BIU Santé, Paris, 2023.
[2] Cf. Riaud Xavier, 2024.

Winston Churchill (1874-1965) et ses dentiers

Winston Churchill, Premier ministre du Royaume-Uni de 1940 à 1945, fait Compagnon de la Libération par le général de Gaulle en 1958, était connu pour ses bons mots[1]. Alors que la guerre bat son plein, un jour, Charles de Gaulle convie Churchill à petit-déjeuner : *« Disons 7 heures, monsieur le Premier ministre. »* N'aimant pas se lever aux aurores, Churchill se serait exclamé : *« Pourquoi pas 6 heures, mon général ? Nous pourrions prendre notre douche ensemble ! »* Ou encore, toujours à Londres, lors d'une rencontre avec le militaire français qui se serait exclamé en le voyant apprêté comme un dandy : *« Mais, c'est le carnaval de Londres ! »*, il aurait rétorqué : *« Mon cher, tout le monde ne peut pas s'habiller en soldat inconnu ! »* Mais, il a aussi été un fervent défenseur du sol anglais contre le régime nazi. Il a représenté une certaine idée de la liberté et de la démocratie en Europe, tout au long du conflit.

Pourtant, il est aussi connu pour avoir de véritables difficultés d'élocution. Causé par un problème dentaire qu'il a depuis l'enfance, il est fréquent qu'il zézaie, ce qui lui rend difficile l'exercice du discours. Malgré tout, les Britanniques ont eu le loisir d'écouter tous les jours qu'a duré la Seconde Guerre mondiale, sa voix martiale à la radio, dans des monologues invectivant ses concitoyens à poursuivre la lutte contre l'oppresseur allemand.

Après avoir essayé de s'en départir sans succès de nombreuses années, Churchill a demandé à son dentiste que ses prothèses dentaires soient un peu plus lâches que de coutume pour préserver ce défaut dans l'art de la diatribe. Il souhaitait en effet que ses concitoyens l'identifient sans aucune hésitation lorsqu'il s'exprimait, rendant essentielle chacune de ses allocutions. Elles ont ainsi été confectionnées spécialement pour lui dans le respect de ses directives. Il avait donc, toujours avec lui, deux prothèses amovibles de rechange. Faites-en alliage précieux, elles remplaçaient ses quatre incisives supérieures (12, 11, 21, 22) et ses deux prémolaires supérieures gauches (24, 25). Par ailleurs, elles ne présentaient pas de crochet sur la canine supérieure gauche (23) ou sur la molaire supérieure gauche (26). En outre, son prothésiste dentaire, Derek Cudlipp, aurait, sur ordre du Premier ministre anglais, été exempté de combat. Lorsque ce dernier a demandé sa mutation pour rejoindre un régiment, Churchill lui aurait arraché sa lettre des mains personnellement, considérant que la présence du prothésiste était bien plus importante à Londres, pour l'effort de guerre, à réparer ses prothèses.

Dans une interview récente à la BBC, le fils du prothésiste se souvient que Churchill avait l'habitude d'éjecter de sa bouche, son appareil, lorsqu'il

[1] Cf. Riaud Xavier, « Winston Churchill (1874-1965) et ses dentiers », in *Indépendentaire*, mars 2011, n° 86, pp. 90-91.

recevait de mauvaises nouvelles du front. Il témoigne : *« Mon père racontait des tas d'anecdotes sur la façon dont Churchill mettait son pouce derrière ses dents pour les éjecter. Il disait qu'il pouvait savoir où en était l'effort de guerre à la distance qu'elles parcouraient dans la pièce. »*

Le 19 janvier 2011, à Londres, lors d'une vente aux enchères, une prothèse amovible de Churchill, appartenant à la famille Cudlipp, a été vendue 19 000 euros.

Une autre prothèse est exposée au Hunterian Museum au Royal College of Surgeons de Londres. Offerte par la même famille, cette pièce constitue un des éléments les plus regardés du musée et, comme l'affirme son conservateur, *« Voici les dents qui ont sauvé le monde. Sans elles, « Fight them on the beaches » n'aurait pas eu la même intonation. Elles ont été vitales pour l'effort de guerre. »*

Le dentiste du Général de Gaulle

Nul n'ignore l'homme politique[1]. Mais que sait-on de ses dents ? Comme beaucoup de soldats ayant fait la Première Guerre mondiale, de plus prisonnier de guerre, de Gaulle n'a pas une dentition en très bon état. Pourtant, il n'a jamais eu d'appareil dentaire. Rappelons que l'alimentation du Poilu était principalement à base de vin et de viande, ce qui a contribué beaucoup à l'essor des maladies parodontales chez les soldats français. L'hygiène bucco-dentaire est par ailleurs absente. Pendant la Seconde Guerre mondiale, en permanence sur le front du conflit, il souffre de nombreux abcès dentaires qu'il fait percer en urgence, n'ayant pas le temps de se soigner véritablement. Sur le territoire français, dès que cela a été possible, selon son fils, « en maugréant », il se fait emmener à Chaumont pour qu'un dentiste le reçoive. À la Libération, son fils aîné lui trouve un dentiste sur Paris, boulevard Malesherbes, le Dr Poisson. Ce dernier s'arrange pour que sa salle d'attente soit toujours vide quand il vient. Ce souci de discrétion est fort apprécié du Général qui continuera à aller chez lui en soins. Militaire dans l'âme, avant de consulter tout praticien, de Gaulle veut connaître ses états de service pour savoir chez qui il se rend et s'il peut lui faire confiance. Le 2 décembre 1947, une dent lui fait mal : la 47. Cariée, un traitement endodontique a été fait dessus, puis une couronne. Le Général soigne son mal avec de l'aspirine qu'il consomme en abondance dès qu'il est fatigué. Plusieurs épisodes douloureux se succèdent sur cette dent qui cèdent à chaque fois avec une prise d'aspirine. Le 10 août 1967, au cours d'une allocution radiotélévisée, le Général ressent les prémisses d'un nouvel épisode infectieux. La 47 bouge beaucoup. Le dimanche 13 août à 16h30, l'abcès est lancé. De Gaulle souffre énormément et se résout à faire extraire sa dent. Ce sont les vacances. Aucun dentiste n'est ouvert dans la capitale, y compris le Pr Cernéa, grand patron de la stomatologie parisienne. Sur la recommandation du chauffeur Paul Fontenil, le colonel Albert Lurin, aide de camp du Général, prend contact avec Michel Aubriot, dentiste à Chaumont, 7, avenue du Général Leclerc. Appelé en plein ball-trap, Aubriot revient toute affaire cessante. On ne dit pas « Non ! » au Général. Rendez-vous est donc pris pour le lendemain lundi 10h00. C'est le jour de congé du dentiste. Et le dentiste de stresser la fin du dimanche. Et le Général de passer une soirée difficile. Le lendemain, à son réveil, le Général souffre moins, la cellulite a gagné les tissus celluleux voisins. À 10h00 pétante, la DS officielle se range devant le cabinet. Lurin reste dans la salle d'attente où les volets demeurent fermés par souci de discrétion. Le Général monte à l'étage dans le cabinet dentaire. Interrogatoire préalable du Général

[1] Cf. Riaud Xavier, « Le dentiste du Général de Gaulle », in *Solutions cabinet dentaire*, n°34, mars 2021, p. 86.

sur les états de service militaire du dentiste. Satisfait de la réponse, le dentiste peut officier. Extraction de la 47 sous anesthésie, curetage du kyste. Le Général sort du cabinet à 10h30. Tout s'est bien passé. Malgré la prise d'aspirine abondante, il n'y a pas de saignement anormal après l'intervention. *« Pour les gens de mon âge (...) qui avions connu la tyrannique occupation des Allemands, le Général était un monument. Alors, le voir sur mon fauteuil... C'était un géant qui se présentait à moi. Je l'ai reçu timidement, je ne savais pas exactement quoi lui dire... »* Michel Aubriot devient, par la suite, le dentiste traitant du Général et de sa femme. Il lui est aussi arrivé de soigner les petits-enfants lors des vacances scolaires. Avec le temps, toujours soucieux du respect du secret médical, Aubriot est devenu un confident et un ami du Général. Il sera invité à dîner à la Boisserie, mais aussi par Yvonne à s'incliner sur le cercueil du Général à sa mort le 10 novembre 1970. Il sera aussi le témoin devant le notaire d'Yvonne lors de la signature des documents de la succession du Général le 21 janvier 1971. Le Dr Michel Aubriot est décédé en juillet 2020.

Merci au Dr Serge Deschaux pour son livre remarquable sur la santé du Général et son autorisation d'écrire cet article.

Des colosses aux dents d'argile

. Franklin Roosevelt (1882-1945) est le 32e président des États-Unis[1]. Il officie à ce poste de 1933 à 1945. Il est le seul président américain à avoir été élu à 4 reprises. Il ne fait qu'entamer son 4e mandat, la maladie ayant raison de lui. Dans l'enfance, il est un garçon nerveux qui se sent seul au pensionnat. Il écrit souvent à sa mère aimante, se plaignant de problèmes buccaux, comme des abcès de gencives. Il a suivi un long traitement orthodontique multibagues. Roosevelt était connu pour avoir un beau sourire. Il a une prothèse amovible partielle de 2 dents pour remplacer ses 2 incisives centrales. Elle tombe souvent, mais il la remet pour parler en public. Il ne la porte pas toujours et son fils se souvient l'avoir vu la chercher. L'amiral Ralph W. Malone est le chef de la division dentaire de la Marine à partir de mars 1955 et quitte ses fonctions le 1er novembre 1958. Pendant la Seconde Guerre mondiale, il sert sur l'*USS New Jersey* et participe à la campagne de Kwajalein (31 janvier-3 février 1944) et des îles Truk (Opération Hailstone 17-18 février 1944). Alors, qu'il donne des cours à la Naval Dental School, il est recruté pour devenir le dentiste personnel de Roosevelt. Il a toujours refusé d'en parler.

. Harry Truman (1884-1972) est le 33e président des États-Unis. Il prend la suite de Roosevelt et reste à ce poste jusqu'en 1953. Il prend soin de sa bouche et est un adepte des contrôles dentaires réguliers. Son dentiste Bruce D. Forsyth (1907-1991) s'occupe de lui à partir de son investiture et le suit jusqu'à la fin de son mandat. Il réalise chez le président des amalgames, des couronnes et bridges. Forsyth soigne aussi toute la famille. Diplômé en 1930 de la Faculté dentaire du Michigan et en santé publique de l'Université d'Harvard, il exerce en libéral dès 1930 à Detroit. À partir de 1931, il est interne en dentisterie et travaille dès 1934 pour l'US Public Health Service. À partir de 1945, basé à Washington D. C., en même temps qu'il devient le dentiste officiel de la Maison-Blanche, il reçoit la charge d'assistant chirurgien général et chef de la division dentaire pour l'US Public Health Service. C'est le dentiste qui se rend à la Maison-Blanche sur convocation. Et c'est Truman, sous l'influence de Forsyth, qui réforme la chirurgie dentaire américaine en essayant de la rendre accessible au plus grand nombre, en particulier les enfants. Il s'attarde sur la fluoration et la prévention bucco-dentaire chez les enfants, mais il s'attache aussi à développer la recherche dentaire. Un cabinet dentaire est mis en place dans la Maison-Blanche sous l'administration Hoover.

[1] Cf. Riaud Xavier, « Des colosses aux dents d'argile », in *Solutions cabinet dentaire*, n°39, octobre 2021, p. 768.

. En 1945, un théâtre d'Hollywood crée une tête géante en plâtre de l'empereur Hirohito (1901-1989) avec des dents fixées sur des charnières qui pouvaient être battues par des spectateurs de passage.
. Agonisant, Joseph Staline (1878-1953) est retrouvé le matin de sa mort dans un état pitoyable. Ses prothèses dentaires presque brisées sont retrouvées par terre. Ses mains tremblantes les ont lâchées. Son dentiste Alexeï Doinikov atteste que le dictateur n'a plus que 3 dents à sa mort en 1953. C'est à partir de 1921 qu'il connaît de sévères problèmes dentaires qui ont nécessité de nombreuses interventions. Le dictateur soviétique Josef Staline et ses sbires ont de mauvaises dents et préfèrent les dentiers en platine, selon son dentiste qui a traité des générations de dirigeants communistes. Lavrentiy Beria (1899-1953), le chef redouté de la police secrète soviétique pendant le règne de Staline, a des dents mobiles et en très mauvais état selon Doinikov. Aucun dentiste n'accepte de travailler sur lui seul, craignant des représailles mortelles. Nikita Khrouchtchev (1894-1971) se soucie de ses dents et se fait suivre avec beaucoup d'attention. Le général d'armée Constantin Rokossovski (1896-1968), héros et maréchal de l'Union soviétique, a été dentiste dans sa jeunesse avant d'entrer dans l'Armée rouge et de devenir le militaire qui a brillé à la bataille de Koursk (1943). Lors des purges staliniennes, emprisonné en 1937, il perd 9 dents pendant sa détention.

Danielle Casanova (1909-1943), dentiste héroïque de la Résistance française

Danielle Casanova est née Vincentella Périni, à Ajaccio, en 1909. Après une scolarité à l'école du Luc, dans le Var, un séjour à Marseille, au lycée de Longchamp, elle se rend à Paris, pour suivre les cours de l'École dentaire, rue Garancière, en novembre 1927. À 18 ans, elle s'inscrit à l'Union fédérale des étudiants (UFE). Elle y rencontre Laurent Casanova qu'elle épouse en 1933. Son mari est fait prisonnier en 1940. Il s'évade, puis assure de hautes responsabilités dans la Résistance[1]. Devenue une des figures de l'UFE, elle y dirige la section dentaire. En 1928, elle entre aux Jeunesses communistes et se fait appeler Danielle. Elle gère le secrétariat du groupe de la Faculté de médecine. À côté, elle poursuit ses études dentaires. En 1934, elle s'occupe du secrétariat du mouvement. Elle crée l'Union des jeunes filles de France en 1936. Ses études finies, elle exerce à la clinique dentaire de la coopérative ouvrière « La Bellevilloise » et au dispensaire de Villejuif. En 1938, elle fustige le régime nazi à New York, lors d'un congrès du parti communiste. En 1939, ce dernier est interdit. Sous l'Occupation, elle participe à sa refonte. Quand il entre en Résistance, elle est rédactrice de *La Voix des femmes*. Le 15 février 1942, elle est arrêtée chez des amis, les Politzer, rue de Grenelle, par la police française. Elle ne parle pas. Elle est examinée des pieds à la tête et emprisonnée jusqu'au 23 mars. Elle rejoint la prison de la Santé en isolement. Elle y reste 5 mois et ½. Le 9 juin, elle est interrogée par la Gestapo. Le 24 août, elle arrive au Fort de Romainville où elle se dévoue pour les autres. Munie d'un livre unique, Danielle donne des cours d'histoire. Le 11 novembre, elle entonne une Marseillaise avec tous les détenus, à 12h00. Elle se sert d'un petit carnet comme journal clandestin et offre de la nourriture aux plus démunis.

Elle fait partie du convoi du 24 janvier 1943, pour Auschwitz, avec 230 femmes. Le 27 janvier, elles entrent dans le camp pour femmes de Birkenau, en chantant la Marseillaise. Une gardienne SS demande s'il y a une dentiste. Danielle quitte le groupe et gagne l'infirmerie où elle travaille à la baraque réservée aux soins dentaires, divisée en trois pièces : une salle d'attente, une chambre avec 3 lits pour le dentiste et 2 assistantes, et un beau cabinet dentaire selon Danielle. Personnalité du camp, elle garde ses cheveux. Le matricule 31 655 est tatoué sur son bras gauche. Son nom apparaît pour la 1re fois dans les registres du camp, le 29 avril, avec mention de sa fonction de dentiste au camp de femmes de Birkenau. Dès lors, elle se démène pour procurer à ses

---

[1] Cf. Riaud Xavier, « Danielle Casanova (1909-1943), dentiste héroïque de la Résistance française », in *Indépendentaire*, novembre 2011, n° 92, pp. 114-115 ; cf. Riaud Xavier, « Danielle Casanova, dentiste héroïque de la Résistance française », in *Solutions cabinet dentaire*, n°26, mai 2020, p. 74.

camarades des emplois, leur voler des médicaments, détourner des victuailles, prendre sur sa ration et surtout leur apporter un soutien moral constant. Jusqu'au bout, Danielle reste fidèle à cet objectif. Elle contacte l'organisation clandestine du camp et parvient à faire sortir des informations sur les horreurs constatées, au péril de sa vie. Elle fait tout ce qu'elle peut afin d'aider ses camarades malades. Le 1er mai, elle est prise d'une fièvre violente. Le médecin SS Röder la vaccine, mais trop tard. Elle meurt du typhus à Auschwitz, dans la nuit du 9 au 10 mai 1943. Son décès est annoncé dans un document officiel du camp, le 17 juin.
Le Conseil national de l'ordre des chirurgiens-dentistes créé le 3 février 1945, par un arrêté du ministre de la Santé publique, publie, dans le numéro 1-2-3 de mai-juin-juillet 1945 de son bulletin, une liste de *« Martyrs de la profession »*. Danielle Casanova est la 1re.

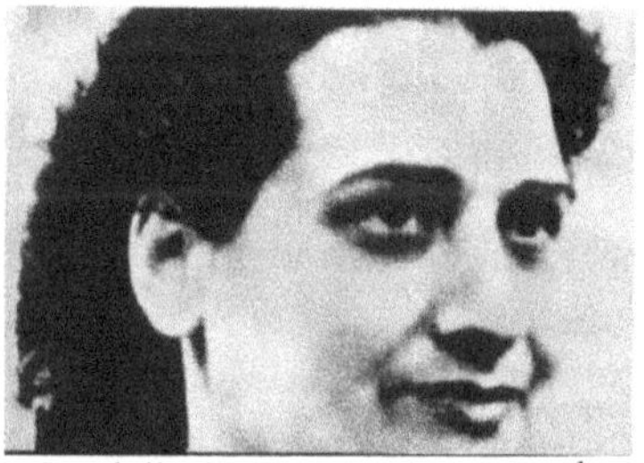

Danielle Casanova (1909-1943)[1].

[1] Cf. FNDIRP, communication personnelle, Paris, 2003, © FNDIRP.

Georges Paulin (1902-1942), dentiste et héros de la Résistance

Georges Paulin naît à Paris en 1902. Il est surdoué et dessine très bien[1]. En 1918, sa mère est tuée dans les bombardements de la capitale. Prothésiste dentaire, il reprend ses études pour devenir dentiste. Diplômé de Garancière, cette activité professionnelle ne lui sert qu'à financer sa passion. En 1931, Paulin invente le coupé-cabriolet avec le carrossier Marcel Pourtout dont il devient le styliste. Il abandonne son cabinet dentaire. Il crée le système *Eclipse* de motorisation du toit pour lequel il dépose son 1er brevet. Les 2 hommes produisent une variété de marques, de modèles et de voitures carrossées assez exceptionnelle. Sa notoriété étant plus grande chaque jour, il élabore des roadsters Peugeot Darl'mat, dont 2 d'entre eux brillent au Mans, en 1937 et en 1938. Paulin est perçu aujourd'hui, par les spécialistes, comme le plus grand styliste automobile de l'entre-deux-guerres. Fin 1939, il accepte de devenir ingénieur-conseil et aérodynamicien chez Roll's Royce/Bentley. En 1940, les bombardements allemands mettent un terme à leur collaboration. Le 18 juin 1940, il s'engage auprès de ses amis anglais à résister et à ne pas se rendre. En 1940, en zone non occupée, il rencontre Walter Sleator, agent au MI6, qui dirige le réseau *Phill* depuis Madrid et fournit le 1er poste émetteur pour Londres. 14 personnes y relèvent les plans ou les effectifs des bases de la Luftwaffe. Les données sont transmises à Londres pour les bombardiers. Ils n'ont aucun secours à espérer et exécutent leurs missions en dépensant leur propre argent. Ils reçoivent, pour la 1re fois, des fonds d'Angleterre, à la fin 1941. En mars 1942, les usines Renault à Boulogne sont les cibles des bombardiers de la RAF qui les anéantissent, grâce à Paulin et ses amis. Pour couvrir ses activités, Georges, qui a été dentiste, entre en novembre 1940, au service de Durren-Berger, dentiste français qui parle allemand et qui soigne les membres de l'ambassade d'Allemagne. Avant la guerre, Durren-Berger est un agent du 2e bureau de l'armée française. Il continue jusqu'en 1942, sa mission pour le 2e bureau de Vichy. Ses informations sont transmises aux Anglais. Il ignore l'activité d'espionnage de Paulin. De même, Paulin, celle de Durren-Berger. Les agents du réseau *Phill* viennent au cabinet de Paulin. Dans une statue creuse du cabinet de Georges sont déposées les informations, à l'insu des nazis. Sur dénonciation, ils sont arrêtés en novembre 1941. Lafont, le chef de la Gestapo française de la rue Lauriston, et ses acolytes se chargent de cette mission. Pour sauver sa vie, Durren-Berger livre toutes les fiches dentaires des membres du réseau *Phill* qui consultent au cabinet. 4 autres personnes sont arrêtées à cause de lui. Georges Paulin est violenté et ne dit pas un mot durant

---

1 Cf. Riaud Xavier, « Georges Paulin, dentiste héros de la Résistance », in *Indépendentaire*, n°109, juin 2013, pp. 92-93.

8 jours d'interrogatoire. Aucun des résistants capturés n'a dénoncé ses compagnons encore libres, malgré les traitements inhumains qui leur ont été infligés. Ils sont jugés à Paris, le 20 mars 1942, et sont tous condamnés à mort. Pendant les 4 mois suivants, ils sont torturés sans cesse. Ils ne parlent pas. Paulin doit être plâtré au cou et au torse pour être attaché au poteau d'exécution. Avant de mourir, il laisse ses derniers mots : *« Ne me vengez pas, je vous aime. »* Ils sont tous fusillés au Mont-Valérien. En 1945, le dénonciateur, qui a perçu 400 000 francs par résistant livré, n'a jamais été inquiété. Durren-Berger est condamné à mort pour trahison, le 15 novembre 1945, gracié le 18 novembre, amnistié et libéré en 1951. De nombreux honneurs posthumes ont été rendus à Georges Paulin.

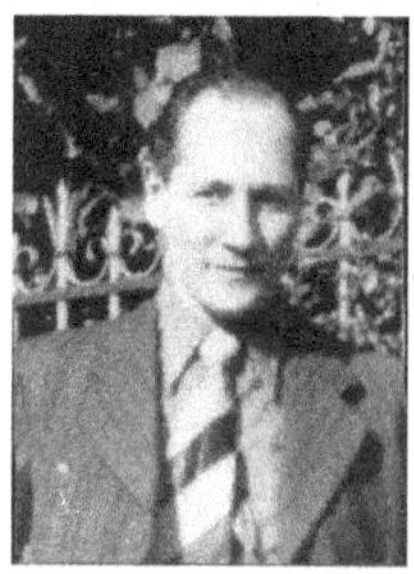

Georges Paulin (1902-1942)[1].

[1] Cf. Paulin Michel-Georges, communication personnelle, 2008, © Michel-Georges Paulin.

Georges Paulin (1902-1942), dentiste inventeur

Georges Paulin[1] naît à Paris en 1902. De famille modeste, il est surdoué et s'ennuie très vite à l'école. Très tôt, il présente des aptitudes exceptionnelles pour le dessin. En 1918, sa mère est tuée dans les bombardements de la capitale. Il ne s'en remettra jamais. Dès l'âge de 14 ans, il devient prothésiste dentaire et est très vite reconnu pour ses talents. Il s'installe à son compte et reprend ses études pour devenir chirurgien-dentiste. De même son frère, il est diplômé de Garancière. Cette activité professionnelle ne lui sert qu'à financer sa passion. *« C'est en 1927 qu'ont débuté ses recherches. Il était accoudé à la fenêtre de son laboratoire de prothèse dentaire à Nice, quand est survenue une averse orageuse très brutale. Sur le trottoir opposé, un magnifique cabriolet Delage était arrêté décapoté et malgré tous ses efforts, le propriétaire n'est pas parvenu à fermer la capote avant que l'intérieur en cuir et velours ait été inondé. Pour Georges Paulin, cela a été le déclic. »*

En 1931, Georges Paulin se fait connaître pour son invention du coupé-cabriolet avec l'aide du carrossier Marcel Pourtout dont il devient le styliste attitré. Il abandonne son cabinet dentaire à cette époque. Paulin invente le système *Eclipse* de motorisation du toit pour lequel il dépose son premier brevet. Il réalise une maquette au dixième d'une Citroën Rosalie qui fonctionne à l'électricité. En pleine construction de la traction avant et bien qu'admiratif, Citroën ne donne pas suite. Associé à un financier, Pourtout construit sur les plans de Paulin, un Coach Hotchkiss 4 places pour le salon de 1933. En désaccord sur la répartition des gains, le projet avorte. Les deux hommes produisent une variété de marques (Renault, Delage, Bentley…) et de modèles, et un nombre de voitures carrossées assez exceptionnelles. Un parent lui prête de l'argent et Georges réalise un second prototype sur un châssis Peugeot fourni par le concessionnaire Darl'mat qui s'enthousiasme et lance la fabrication de 401 et de 601 modifiée par Pourtout. Paulin propose un nouveau système dans le cadre de la conception de la 302 et de la 402 Éclipse encore révolutionnaire aujourd'hui puisque le toit replié n'empiète que très peu sur le volume du coffre. Sa notoriété se faisant plus grande chaque jour, il élabore des roadsters Peugeot Darl'mat, dont deux d'entre eux s'illustrent au Mans en 1937 et 1938.

« Le contrat signé entre Peugeot et Georges Paulin atteignait la fin d'une première période lors du lancement de la 402. La nouvelle rémunération proposée par le constructeur était jugée trop faible par Paulin. Un procès les a opposés et la justice a donné raison au constructeur qui pouvait alors

[1] Cf. Riaud Xavier, « Georges Paulin (1902-1942), dentiste inventeur », in *Indépendentaire*, n°147, avril 2017, pp. 82-83.

utiliser le brevet à sa guise. Cela a été un coup terrible pour Georges Paulin qui était un homme passionné et peu enclin à transiger. »
En 1937, André Embiricos, banquier et frère de Nicky Embiricos, coureur amateur sur Bugatti et sur Era, fait l'acquisition d'un châssis Bentley. Le représentant en France de cette marque lui recommande de le faire habiller par Paulin et Pourtout. Celui-ci en propose un tracé original en 1938. Sa conception en a fait un véhicule exceptionnel avec des performances défiant toutes les normes pour l'époque. Susceptible de battre Mercedes, cette voiture est montrée d'exposition en exposition, sur le sol français, puis allemand. En 1939, André Embiricos, las de ne pouvoir la posséder, la revend. Elle ne réapparaît au Mans qu'en 1949 où elle participe à trois épreuves consécutives. En 2000, elle gagne un concours d'élégance en Californie. La Delage 1937 a reçu en 2006, le Vuitton Award. D'une valeur de 3 millions d'euros, cette voiture a été exposée sur les Champs-Élysées. Paulin est considéré aujourd'hui, par les spécialistes américains et anglais, comme le plus grand styliste automobile de l'entre-deux-guerres.
Fin 1939, après des négociations difficiles, Georges ayant été très marqué par un procès qui l'a opposé à Peugeot, il accepte de devenir ingénieur-conseil et aérodynamicien du groupe Roll's Royce/Bentley qui a été séduit par ses travaux. En 1940, les bombardements allemands mettent un terme à leur collaboration en détruisant partiellement le fruit de leur collaboration dans le port de Dieppe.
Georges Paulin tenait en grande estime ses concurrents allemands et n'aspirait qu'à la paix. Malgré tout, il n'oubliait pas la mort de sa mère. Le 18 juin 1940, alors ingénieur dans une usine d'aéronautique militaire, il s'engage dans une lettre à un de ses amis anglais à ne pas baisser les armes et à ne pas reconnaître le Maréchal Pétain qu'il tient en partie responsable de la débâcle française. Mais, ceci est une autre histoire…

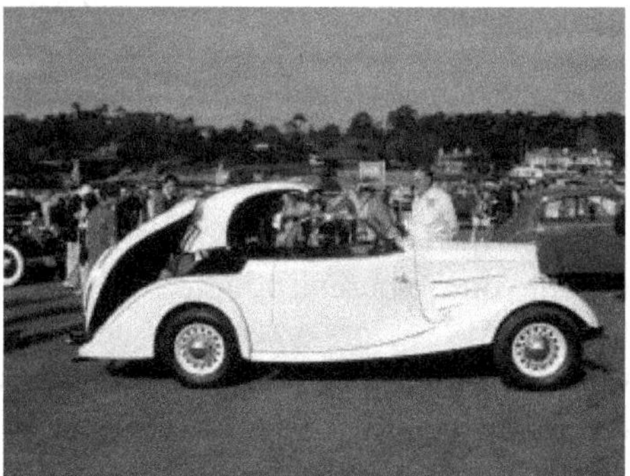

Peugeot 401 Éclipse de 1935[1].

[1] Cf. Paulin Michel-Georges, communication personnelle, 2008, © Michel-Georges Paulin.

Le coup de gueule de Maurice Roy

Maurice Roy naît le 24 décembre 1866. À 14 ans, il entre dans un laboratoire dentaire, en tant qu'apprenti mécanicien[1]. Il s'inscrit à l'École dentaire de Paris en 1884 et obtient son diplôme en 1886. En 1900, il est professeur titulaire. Il réussit son baccalauréat. Il entame alors des études de médecine. Pour subvenir à ses besoins, il exerce en tant que dentiste. Il est exempté de service militaire pour myopie. Il peut se consacrer à la rédaction de sa thèse soutenue en 1894. Lorsque l'Affaire Dreyfus éclate, au cri *« J'accuse... »* de Zola paru en 1898, il signe la pétition militant pour la réhabilitation du capitaine. Ayant contribué à la création de la Fédération dentaire internationale (FDI) en 1901, il devient membre de son comité exécutif en 1904, puis vice-président en 1911. Il est réélu à cette fonction en 1936. Il fonde en 1902, la Société coopérative des dentistes de France qui fournit en matériel les praticiens du pays. En 1914, il crée le Comité de secours des blessés des maxillaires et de la face. Il se dévoue sans compter, établit des protocoles de chirurgie et de réhabilitation prothétique, repris par d'autres centres. En 1915, il crée l'Aide confraternelle aux dentistes français et belges victimes de la guerre. En 1923, il prend la direction de la revue *L'Odontologie*. Roy en fait un acteur incontournable de la dentisterie de l'époque. Tous les thèmes sont étudiés avec objectivité. En 1928, il quitte l'Assistance publique. Le 28 juillet 1933, lors du congrès de la FDI à Édimbourg, après un discours tonitruant de Georges Villain, son président et ami, fustigeant les crimes nazis et souhaitant aider les dentistes juifs allemands en grande détresse, Roy fait adopter par le comité exécutif, cette motion : *« Le conseil exécutif de la FDI, dûment rassemblé en session à Édimbourg, le 28 juillet 1933, considérant uniquement la protection des droits acquis par les dentistes du monde entier par leurs diplômes accordés par des autorités compétentes dans leurs pays respectifs, déclare qu'en aucun cas, une question de race, de religion ou de politique ne peut restreindre la liberté et l'exercice de la profession de nos collègues dûment qualifiés. De même, aucune restriction ne peut leur être imposée qui pourrait les pousser à des manquements quant à leurs obligations morales, et professionnelles. »* Après avoir tout fait pour aider leurs confrères, sans succès, c'est à l'unanimité que le bureau adopte ce texte, moins les Allemands qui se retirent de la FDI. En 1936, lors du congrès de Vienne, Roy reçoit, pour ses travaux, la plus haute distinction, le prix Miller, attribuée par les 33 pays membres du comité exécutif, dont l'Allemagne. Cette année-là, il reçoit aussi la Légion d'honneur. Conspués au congrès de 1938, les Allemands sont absents au congrès de Zurich de 1939. Alors que le pays est occupé, Roy

---

[1] Cf. Riaud Xavier, « Le coup de gueule de Maurice Roy », in *Indépendentaire*, décembre 2012, n° 103, p. 98.

cache, chez lui, des aviateurs et des résistants. Devenu directeur de l'École dentaire de Paris, il y interdit le port de l'étoile jaune, ce qui aurait pu lui valoir d'être arrêté par la police pétainiste. Lors d'un congrès à Paris, il quitte la séance inaugurale au moment où les Allemands apparaissent, ce qui provoque un tollé retentissant. Alors que les exigences de ceux-ci se font pressantes, il cesse son activité en cabinet en 1942, mais conserve ses fonctions à l'École dentaire, au journal *L'Odontologie* et à la Coopérative jusqu'à sa mort. Ses convictions lui valent des articles injurieux dans le journal de l'Occupation, *Je suis partout*. Soupçonné par la Gestapo, il ne déplorera que des visites de routine. Maurice Roy meurt le 5 janvier 1947.

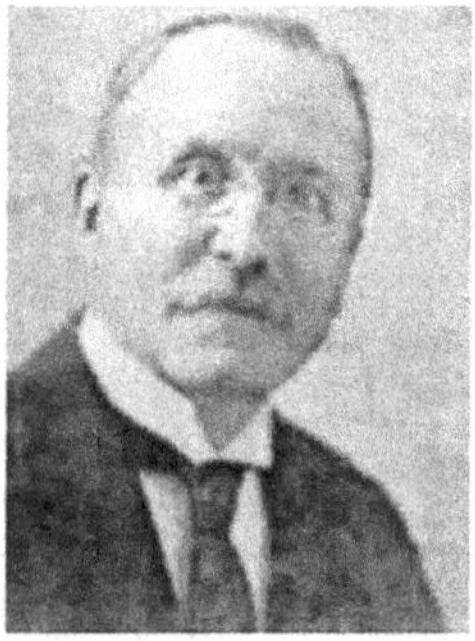

Maurice Roy (1866-1947)[1].

[1] Cf. Roy Nicole, communication personnelle, Paris, 2011, © Nicole Roy.

Un dentiste en guerre, vie et mort de Ben L. Salomon (1914-1944)

Ben Salomon[1] est né à Milwaukee, dans le Wisconsin, le 1er septembre 1914. Il est diplômé de l'École dentaire de l'Université de Caroline du Sud en 1937. Il exerce aussitôt. Quand les USA entrent en guerre, il s'engage dans l'armée en 1940. Après un court entraînement, il rejoint le 102e régiment d'infanterie et démontre rapidement des aptitudes au maniement des armes, à diriger ses camarades. Avant 1 an, il est sergent et dirige une section de mitrailleuses. En 1942, Salomon est muté au Corps dentaire et devient officier. Il cherche à rester dans l'infanterie et son supérieur le recommande pour être 2d lieutenant, ce qui lui est refusé dans un 1er temps. Le 14 août 1942, il obtient le grade de 1er lieutenant. Après plusieurs mois de travail dans un hôpital, Salomon est affecté en mai 1943 au 105e régiment d'infanterie de la 27e division d'infanterie. Bien que n'ayant pas exercé depuis deux ans, Ben Salomon est très vite reconnu comme un excellent dentiste par ses patients. Le matin, il administre ses soins et l'après-midi, il rejoint son régiment pour participer à l'entraînement. Il ne sera jamais un simple observateur. Il est de toutes les simulations de combat et de toutes les courses d'obstacles. Il parvient à gagner toutes les compétitions au sein de son régiment. En 1944, promu capitaine, il part avec le 105e régiment dans la campagne de reconquête de Saïpan dans les îles Mariannes. Au front, il y a peu de travail pour un dentiste de régiment. Il se porte volontaire pour remplacer le chirurgien du 2e bataillon qui a été blessé par une attaque au mortier le 22 juin. Le 7 juillet 1944, au matin, une attaque massive déborde le 2e bataillon près de Tanapag. Les Japonais enfoncent les lignes américaines. En moins de 10 minutes, plus de 30 blessés s'entassent à la station médicale. Soudain, des Japonais pénètrent sous la tente de l'hôpital de fortune. Ben tue le 1er qui a exécuté un blessé sur le sol. Il tue aussi les 2 suivants. À nouveau, 4 soldats nippons arrivent. Il les tue tous. Ben voit vite que la situation est désespérée. Les 2 bataillons sont totalement débordés par l'attaque. Ben ordonne au personnel soignant l'évacuation des blessés et décide de rester pour couvrir leur retraite. Il rejoint une poche de résistance et s'empare d'une mitrailleuse. Au début de l'attaque, les 2 bataillons américains sont composés de 1 108 hommes. Après, moins de 200 sont encore opérationnels. Le 8 juillet, les positions perdues sont reprises par les soldats américains. Salomon est retrouvé mort. 98 soldats japonais sont étendus face à la position qu'il défendait. Il a été obligé de déplacer son arme à quatre reprises pour avoir un champ de tir dégagé. Le corps de Ben Salomon est criblé de balles, 76 pour être très précis. Salomon a souffert lors des 24ères blessures

[1] Cf. Riaud Xavier, « Un dentiste en guerre, vie et mort de Ben Salomon (1914-1944) », in *Solutions cabinet dentaire*, n°25, avril 2020, p. 84.

avant de mourir, mais il a sauvé son personnel et ses blessés. Le 1er mai 2002, le Président George W. Bush lui décerne à titre posthume, en accord avec une loi du Congrès en date du 3 mars 1963, la Médaille d'Honneur. Ben Salomon est le 1er dentiste de l'armée américaine à l'avoir obtenue à ce jour. Une clinique dentaire militaire à Fort Brenning porte son nom.

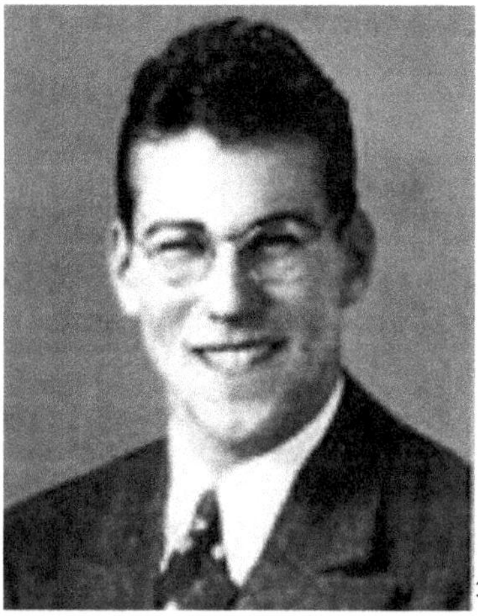[1]

[1] Cf. King John E. (Colonel), *Highlights in the History of the U.S. Army Dentistry*, Office du Chef de l'U.S. Army Dental Corps, Virginie, 2002.

Dr Ben Salomon, 57 ans pour devenir un héros

Ben Salomon est né à Milwaukee, le 1er septembre 1914. Il est diplômé de l'École dentaire de Caroline du Sud en 1937. Quand les USA entrent en guerre, il s'engage dans l'armée en 1940. Il y est sergent dans une section de mitrailleuses. Le 14 août 1942, il est nommé 1er lieutenant dans le service dentaire. En mai 1943, il est affecté au 105e régiment de la 27e division d'infanterie. Ben y est reconnu comme un très bon dentiste. En 1944, promu capitaine, il part à Saïpan, dans les îles Mariannes[1]. Salomon remplace un chirurgien blessé, le 22 juin. Lors d'une attaque nipponne le 7 juillet, pour couvrir l'évacuation de ses blessés, il prend une mitrailleuse et se sacrifie. Ses blessés sont saufs. 98 Japonais sont morts autour de lui. En 2002, il est décoré à titre posthume. Pourquoi avoir attendu si longtemps pour honorer Salomon ? Se faisant, les textes internationaux ont-ils été outrepassés ?

Au début de la Seconde Guerre mondiale, les USA respectent la « Convention de Genève pour l'amélioration du sort des blessés et des malades dans les armées en campagne » du 27 juillet 1929, qui stipule : *« Le personnel sanitaire a effectivement pour rôle de protéger les blessés et les malades. À ce titre seulement, il est autorisé à porter une arme et à s'en servir contre tout agresseur les menaçant. L'hôpital est un territoire neutre qui ne peut être transformé en camp retranché* (art. 8). *»*

Edmund Love, historien, de retour sur les positions tenues le 6 juillet, décrit ce qu'il y a vu : *« Nous marchons sur des soldats morts quand le général court vers un homme allongé sur une mitrailleuse. Il prend un couteau et coupe le brassard de la Croix-Rouge de Salomon. »* Il ne prend pas sa tête pour voir s'il respire ou pour l'identifier. Il lui retire son brassard parce qu'il pense qu'un acte coupable a été commis. Un dentiste porteur de celui-ci a pris les armes et a tué des ennemis. Dans l'armée américaine, il s'agit d'une violation de la Convention de Genève. En 1945, Love demande une médaille pour le courage de Salomon. Il n'obtient qu'un refus écrit qui confirme cela. En 1946, Love écrit un article sur les exploits de Salomon. Le secrétaire d'État à la Guerre lui demande de représenter une demande. En 1951, nouveau refus en raison de l'expiration des délais pour formuler ce type de demande. En 1968, Ingle, doyen de l'École dentaire de Californie du Sud, effectue une autre démarche. Il contacte Shira, chef du service dentaire de l'armée US. Après étude de la Convention de Genève de 1929, l'article 8 est soulevé. Le dentiste est blanchi de l'accusation de violation et l'attribution d'une médaille devient légitime. La nouvelle recommandation est acceptée le 21 juillet 1970. La

[1] Cf. Riaud Xavier, « Dr Ben Salomon, 57 ans pour devenir un héros », in *Indépendentaire*, décembre 2011, n° 93, p. 116.

Médaille d'honneur du congrès lui est attribuée le 1er mai 2002, par Georges Bush. Il est le seul dentiste à l'avoir jamais obtenu.
Une méconnaissance de la Convention de Genève de 1929, par les Américains, les a convaincus que les médecins ne devaient pas porter d'arme, alors qu'ils y avaient droit. Le service dentaire a perdu 116 officiers au cours de la guerre, dont 35 au front. Combien auraient pu être sauvés s'ils avaient pu se défendre ? Sur un plan juridique, la notion d'héroïsme a été débattue pendant 57 ans au sujet de Ben Salomon. En lui donnant une médaille, les Américains n'ont manqué à aucun texte de droit international et ont même mis très longtemps à les appliquer rigoureusement.

Un dentiste héroïque

Suer naît à Philadelphie en 1917. Il effectue ses études dentaires à la Temple University où il obtient son DDS en 1938. Il ouvre ensuite un cabinet dentaire[1]. N'acceptant pas les exactions allemandes, il s'engage dans l'armée de réserve en 1939. Le 1er avril 1941, il en rejoint le service dentaire. Il suit une formation médicale de 12 semaines à Carlisle, en Pennsylvanie. Physique comme pour tous les soldats, elle est aussi axée sur les soins, dentaires ou non, à donner en urgence sur le front. Après Pearl Harbor, Suer suit les cours de l'école de parachutisme de Fort Benning. Il obtient son brevet et intègre le 505th Parachute Infantry Regiment (PIR). Le 20 avril 1943, il quitte fort Bragg et part pour Camp Edwards dans le Massachusetts. Il y reçoit un entraînement intensif avant son départ pour l'Europe. Pendant une semaine, il vaccine des soldats et réalise des examens dentaires. Le 10 mai 1943, le régiment débarque au Maroc, à Casablanca. Le 9 juillet 1943, les troupes partent pour la Sicile. Au sol, le dentiste se multiplie pour sauver les blessés. Il se tient debout à l'avant de sa Jeep, sur le pare-chocs, avec un drapeau de la Croix-Rouge, pour les récupérer, sous le feu de l'ennemi. Il n'a jamais été touché. Lors du débarquement à Salerne, il est largué près de Paestum, le 14 septembre 1943. Le 1er octobre, le régiment attaque Naples. Le 18 novembre, il rejoint l'Irlande. Le 13 février 1944, les troupes se rendent en Écosse. Le 5 juin, elles reçoivent l'ordre de se préparer pour un départ imminent pour la France. Elles sont parachutées sur Sainte-Mère-Eglise. Sur place, Suer installe immédiatement un hôpital dans le village. Il soigne les blessés de toutes nationalités. La Silver Star lui est décernée pour en avoir sauvé au plus fort des combats, après le débarquement de Normandie. Au cours d'une sortie, il n'hésite pas aussi à menacer des Allemands en leur disant qu'ils sont encerclés. Ceux-ci posent les fusils et lèvent les bras. Ils sont 15. Suer est juste accompagné d'un ami. Suer devient vite l'homme le plus décoré de son régiment.

Le 17 septembre 1944, son régiment part en Hollande. L'action de Suer qui consiste à récupérer des blessés y est admirable. Il est inépuisable, malgré les balles qui sifflent autour de lui. Le 12 novembre, des soldats canadiens remplacent le 505th PIR qui rejoint Suippes, près de Reims. À sa 5e opération, dans les Ardennes, le 23 décembre 1944, Alexander est informé que 2 hommes gravement touchés attendent des soins urgents près des lignes allemandes. Avec 3 infirmiers, il les rejoint et rampe vers eux. Des tirs de mortier atteignent le dentiste aux jambes. Malgré la douleur qui le submerge, il exige que les 2 soldats blessés soient évacués avant lui. Ensuite, il est emmené au poste de secours où une perfusion de plasma lui est faite aussitôt. Ses blessures sont

---

[1] Cf. Riaud Xavier, « Un dentiste héroïque », in *Indépendentaire*, septembre 2012, n° 100, p. 98.

importantes. Alexander est transféré à l'hôpital de Liège, puis vers Paris, et de là, en avion, vers l'hôpital militaire Walter Reed près de Washington. La gangrène est prononcée. Il est amputé des 2 jambes. À 28 ans, il meurt d'une embolie pulmonaire consécutive à l'opération.

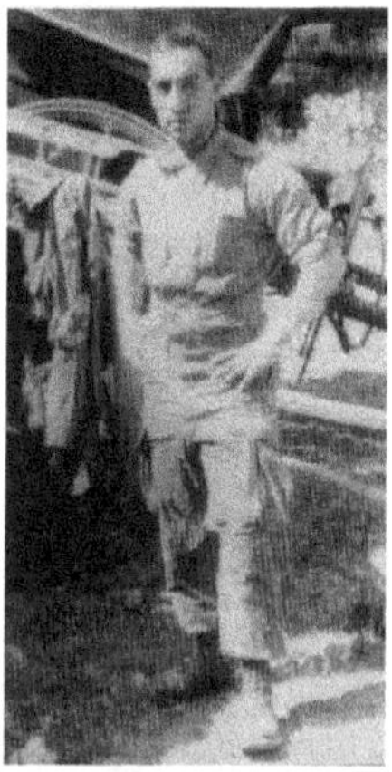

Captain Alexander « Pete » Suer (1917-1945),
dentiste au 505th Parachute Infantry Regiment (PIR)
de la 82nd Airborne Division au poste de secours
du Manoir des Flories à Varenguebec[1].

[1] Cf. De Trez Michel, *Doc McIlvoy and his parachuting Medics*, D-Day Publishing, Wezembeek-Oppem, Belgium, 2004, © Michel de Trez.

Identification médico-légale d'Adolf Hitler (1889-1945)

Le 30 avril 1945, Hitler se suicide. Son corps est brûlé dans un cratère de bombe dans le jardin de la Chancellerie, avec d'autres corps qui sont enterrés ensuite[1]. Le corps du Führer n'est retrouvé que le 3 mai 1945, par le Smersh, services secrets russes. Le 8 mai, il est emmené dans un hôpital de la banlieue berlinoise pour y être autopsié. Le 9 mai, les prothèses dentaires trouvées sur le cadavre sont présentées à l'assistante du dentiste d'Hitler et au prothésiste qui se rappellent que les Soviétiques lui ont montré une mâchoire inférieure avec 2 bridges en or, et 1 autre maxillaire en or de 9 pièces. Il reconnaît son travail pour Hitler. En prison, il soumet un rapport supplémentaire de 9 pages. L'assistante les identifie aussi. Tous 2 se souviennent de la boîte rouge où étaient entreposés les restes d'Hitler, et de l'interprète blonde. Ces 2 déclarations sont publiées. Un doute subsiste. Un rapport aboutissant à une conclusion incontestable s'impose vite.
En 1965, l'interprète blonde, Yelena Rzevskaya, publie un texte intitulé *Berlin mai 1945* dans une revue soviétique. Il raconte comment les Russes ont découvert 13 corps dans les jardins de la Chancellerie, autopsiés par une commission de 5 spécialistes dirigée par le colonel Faust Schkarawski à l'hôpital russe n° 496 de Berlin-Buch. Le 8 mai, la commission remet une boîte rouge au Smersh, avec les bridges en or des corps n° 12 et 13. Ceux d'Hitler et d'Éva Braun ? Le 9, le Smersh part à la recherche d'Hugo Blaschke, du prothésiste et de l'assistante. À la clinique de Kurfürstendamm, ils apprennent que le dentiste a quitté Berlin, le 19 avril, sur les ordres du Führer, pour Berchtesgaden. Ils parviennent à interpeller les 2 autres qui sont internés pendant 9 ans. Des informations leur sont demandées sur le contenu de la boîte rouge. Le 10 mai, le Smersh envoie un rapport à Moscou. Il conclut à l'identification des restes des 2 derniers corps, comme étant ceux d'Éva Braun et d'Hitler.
En 1966, Lew Besymenski, attaché culturel russe en Allemagne de l'Ouest, publie un livre intitulé *La mort d'Adolf Hitler*. Y apparaissent les mots du colonel Gorbushin, directeur des services secrets russes, du colonel Schkarawski et des membres de la commission. Y figurent les rapports d'autopsies des 13 corps. Les photographies des bridges y sont présentes. Les experts dentaires internationaux accèdent aux éléments post-mortem qui ont identifié Hitler. Mais, Besymenski n'offre aucune comparaison avec des éléments ante-mortem : pas d'élément du dossier dentaire du dictateur, pas de radiographie. Aucune vérification des résultats n'est possible.

---

[1] Cf. Riaud Xavier, « Identification médico-légale d'Adolf Hitler (1889-1945) », in *Indépendentaire*, avril 2012, n° 97, pp. 82-83.

En 1971, le Dr Ferdinand Strøm d'Oslo se tourne vers le Pr Reidar Sognnaes, ancien doyen de l'École dentaire d'UCLA. Strøm rappelle à Sognnaes que les Américains ont capturé Blaschke en novembre 1945. L'interrogatoire est dans les archives militaires de Washington. Sognnaes retrouve le dossier des services secrets américains. Le nazi s'y remémore les dents d'Hitler. Sognnaes retrouve aussi 5 radiographies de la tête d'Hitler, 3 du 19 septembre 1944 et 2 du 21 octobre 1944, qui se plaignait de problèmes de sinus. Ces images ne laissent aucun doute. Sognnaes venait de trouver des documents identifiant indiscutablement Hitler. Lors du 6e congrès de l'Association internationale de médecine légale à Édimbourg, Sognnaes, associé à Strøm, confirme l'identification d'Hitler à partir de ses dents. Les résultats sont publiés dans l'*Acta Odontologica Scandinavica*, en 1973.

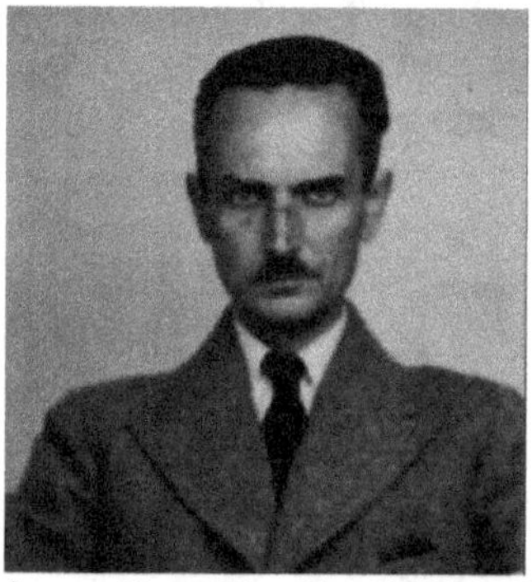

Professeur Hugo Blaschke (1881-1953)[1].

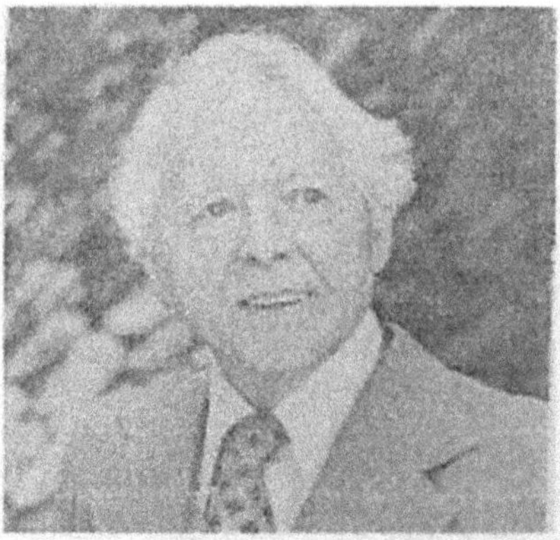

Professeur Reidar F. Sognnaes (1911-1984)[2].

[1] Cf. Bundesarchiv Berlin, communication personnelle, Berlin, Allemagne, 2004, © Bundesarchiv Berlin.
[2] Cf. Sognnaes Reidun, communication personnelle, Half Moon Bay, CA, USA, 2006, © Reidun Sognnaes.

Comment Éva Braun (1912-1945) a été identifiée

Eva Braun rencontre Hitler en 1929. Elle emménage au Berghof en 1936. En 1943, elle accède aux fonctions officielles[1]. En avril 1945, elle rejoint Hitler à Berlin. Elle se marie avec lui, le 29 avril et se suicide le 30. Son corps est trouvé le 3 mai, par le Smersh, services secrets russes, avec celui de son mari et 11 autres, et autopsié le 8. Le 10 mai, le Smersh envoie un rapport à Moscou, qui conclut à l'identification des 2 derniers corps, comme étant ceux d'Éva Braun et d'Hitler.

En 1966, Lew Besymenski, attaché culturel russe en Allemagne de l'Ouest, publie un livre intitulé *La mort d'Adolf Hitler*. Dedans, il y a une photographie d'un bridge issu de la bouche du cadavre n° 13, qui a été identifié par l'assistante et par le mécanicien dentaire d'Hugo Blaschke, le dentiste d'Hitler, le 9 mai. Le dentiste allemand le décrit dans ses notes remises aux Américains fin 1945. Il n'y a aucune raison de douter de ses témoignages. Mais, il n'y a pas de document ante-mortem concernant la bouche d'Éva Braun. Des experts, pas tous, considèrent que cette photo est une preuve de l'identité du cadavre n° 13. En 1981, lors du congrès de l'Association internationale d'identification en odontologie médico-légale, un expert émet des doutes sur l'identification d'Éva Braun. Aussitôt, les Drs Ferdinand Strøm, père de l'odontologie médico-légale dans les pays scandinaves, et Søren Keiser-Nielsen, son élève, décident d'étudier le dossier. Ils se rappellent la photo dans le livre de Besymenski qui présente le bridge et, à sa droite, *« une pièce de métal jaune (or) de forme irrégulière mesurant 6 cm x 3 cm (sûrement un plombage). »* Les 2 hommes décident de voir ce plombage comme une pièce à conviction. Ils sont persuadés qu'il s'agit d'une obturation en or. La dent est une prémolaire supérieure posée sur le bord d'un bassin, surface occlusale face à l'objectif. Lors de sa captivité, Echtmann, le prothésiste, a fourni aux Soviétiques, une déclaration descriptive avec des schémas. Les 2 hommes sont fascinés par ce rapport. Son croquis du côté gauche montre que la 1re molaire (26) est absente et que la 2de molaire (27) a été taillée pour poser une couronne en or, avec un élément jumelé pour combler l'édentement, qui n'a jamais été scellé. Pour éviter un mouvement de bascule à la mastication, une attache sur la dent devant l'édentement a été faite. Echtmann la signale sur son croquis. Ce bridge devait être livré après le 19 avril 1945, mais Blaschke, ayant quitté Berlin, n'a pu le faire. Les Russes ont trouvé cette prothèse dans la clinique dentaire du sous-sol de la Chancellerie du Reich. Sur le 2^d^ dessin, la 2de prémolaire gauche présente une obturation orientée vers l'espace vide. Le prothésiste précise : *« Flèche I*

[1] Cf. Riaud Xavier, « Comment Éva Braun (1912-1945) a été identifiée », in *Indépendentaire*, n°108, mai 2013, pp. 92-93.

montre le plombage en or pour le bridge posé chez Mlle Braun début avril 1945, par le Pr Blaschke, que j'ai fabriqué. » Le dossier ne décrit pas d'autre cavité. Avec des dents naturelles (une 27 et une 26), les 2 experts reproduisent le bridge en sectionnant leurs racines et en limant les faces linguales. Les 2 dents sont solidarisées par de la cire simulant un double pont. Le résultat est à une taille similaire de celle de l'original. Ils utilisent une 2de prémolaire où ils réalisent une cavité obturée avec de la cire. Ils y creusent une entaille pour l'attache du bridge. Ce matériau est retiré et placé à côté du bridge face triturante tournée vers un objectif photo. Après examen de la photo et comparaison avec celle fournie par Besymenski, il résulte que les tailles sont très proches. L'identification d'Éva Braun est corroborée.

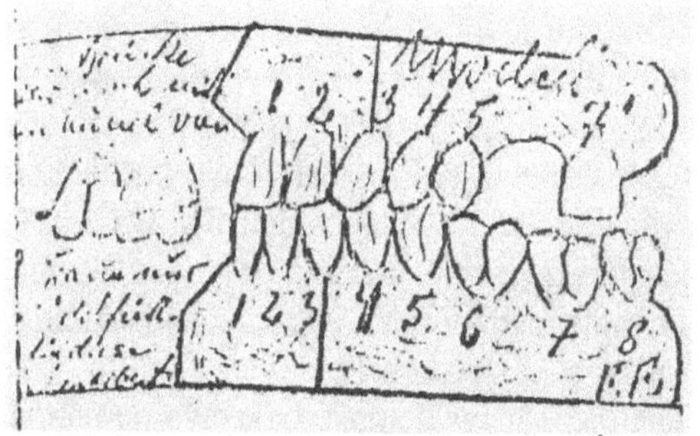

Dessin d'Etchmann du côté gauche des dents d'Éva Braun[1].

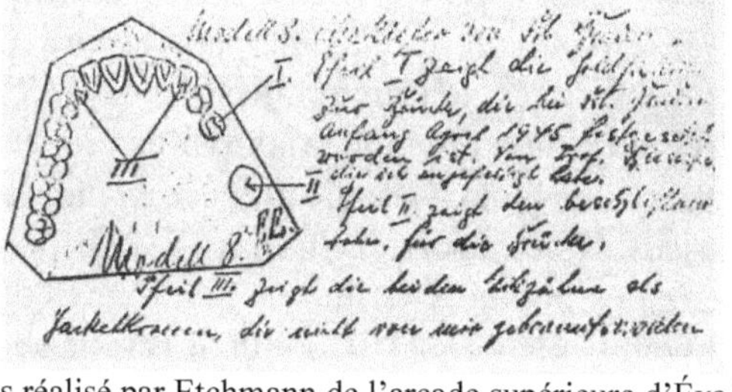

Croquis réalisé par Etchmann de l'arcade supérieure d'Éva Braun (les dents sont vues par leurs faces triturantes)[2].

[1] Cf. Keiser-Nielsen Søren, *Teeth that told*, University Press, Odense, 1992.
[2] Cf. Keiser-Nielsen Søren, 1992.

La dentisterie russe face à la Seconde Guerre mondiale

Vers 1940, la population reçoit une aide dentaire gratuite[1]. La Seconde Guerre mondiale stoppe complètement le développement de la dentisterie. Pendant la guerre, la santé publique bolchevique perd 6 000 hôpitaux, 33 000 polycliniques, 655 maisons de repos, 976 sanatoriums, 60 fabriques et usines de l'industrie médicale. L'aide dentaire se tourne vers les soins aux blessés. Plus de 200 000 médecins travaillent avec dévouement au front et à l'arrière. Ils ont aidé plus de 10 millions de blessés. Selon le Pr Entine, chef du département de stomatologie militaire, 63 % des soldats avec des blessures maxillo-faciales ont reçu une aide spécialisée au front. Les dentistes élaborent les bases scientifiques du traitement des blessures maxillo-faciales, innovent en créant diverses prothèses pour immobiliser les fractures des mâchoires et perfectionnent la prévention des complications. Dès 1943, le nombre de nouvelles institutions dentaires s'accroît sans arrêt. Kurljandsky est un dentiste responsable de reconstruction maxillo-faciale des visages détruits. En juin 1941, il est appelé à l'armée comme chef du service de stomatologie maxillo-faciale de l'hôpital. Il traverse tout le pays, mais au début de 1942, il est à Moscou. Quand des blessés arrivent du front, il ne sort pas de la salle d'opération des jours et des nuits, dort 15 minutes entre chacune. En cas de pause, il travaille pendant la nuit, écrit des articles et sa thèse de doctorat. Il n'y a ni électricité ni chauffage, il écrit à la lampe à pétrole, couvert d'un manteau. Il montre que la contention des fractures par armes à feu des maxillaires, obtenue par ligature des 2 maxillaires, développe arthrose par la durée de l'immobilisation de l'ATM. Il conclut qu'il faut les soigner avec des ligatures monomaxillaires (70 % à la mandibule et 100 % au maxillaire) et une kinésithérapie précoce. Il parvient à réhabiliter les fonctions masticatrices des mâchoires. En mai 1942, il fait 3 exposés devant la Direction générale des hôpitaux militaires qui donne l'ordre de les publier pour tous les hôpitaux. En 1943, il soutient sa thèse sur *La méthode fonctionnelle du traitement des fractures des maxillaires causées par arme à feu*. En 1944, il sort son livre tiré de sa thèse. En 1945, *Myogymnastique et massage après des lésions du visage et des mâchoires* paraît. En 1945, il obtient le grade de docteur en médecine et en 1947, le grade universitaire de professeur agrégé. Un des maîtres de Kurljandsky, son directeur de thèse de doctorat, le professeur agrégé Lukomsky, devient vers 1947, le dentiste en chef du ministère de la Santé de l'URSS. Les soldats sont rapidement renvoyés au front.

Vers 1945, il y en a 92 % dans les villes et 80 % à la campagne d'institutions dentaires créées. Après la guerre, le ministère de la Santé adopte beaucoup de

[1] Cf. Riaud Xavier, « La dentisterie russe face à la Seconde Guerre mondiale », in *Solutions cabinet dentaire*, n°62, Avril-Mai 2024, p. 66.

directives pour organiser le service dentaire du pays. Il n'y a que 3 usines pour fabriquer du matériel dentaire. Les soins dentaires sont gratuits grâce aux équipements bon marché. Le ministère de la Santé impose une durée de visite chez les dentistes : 20 minutes pour les soins, 30 minutes pour la prothèse. Ceci dure jusque dans les années 1990. Avec la Guerre froide, le régime soviétique instaure une autarcie absolue sur les nouvelles technologies qui ne parviennent pas sur le sol russe, ce qui a mis un frein à l'évolution de sa dentisterie. Le régime stalinien a favorisé le développement de la dentisterie pendant la guerre pour les soldats et l'armée exclusivement, au détriment des populations civiles qui sont délaissées. Les structures décrites n'ont concerné que les grandes villes soviétiques. Le paysan des campagnes n'a pas eu accès aux soins dentaires, si ce n'est à des extractions dentaires souvent réalisées dans des conditions précaires. Il n'existait aucune hygiène dentaire accessible pour ce même paysan qui voyait ainsi sa bouche se détériorer au fil du temps, sans parler des atteintes irréversibles du scorbut (avitaminose C) altérant sa dentition, liées à un régime alimentaire carencé.

Création du Secours dentaire international

Au cours de la guerre, le Comité international de la Croix-Rouge a cherché à développer au maximum son action médico-sociale en faveur de tous les prisonniers de guerre constatant l'état bucco-dentaire calamiteux des rescapés dans les camps allant de pair avec leur état général[1]. L'urgence est grande. En effet, l'état cachectique et dénutri des déportés impose une réalimentation progressive de leurs organismes. Comment cela peut-il être possible alors que leur état bucco-dentaire empêche toute mastication ? À partir de 1941, il lui est devenu possible d'organiser des soins dentaires dans les camps. C'est ainsi qu'ont été installés 64 cabinets dentaires pour lesquels le CICR a envoyé près de 5 tonnes de matériel et de fournitures. Ainsi, le Dr Joachim a-t-il conçu un fourgon automobile dentaire qui constitue avec sa remorque, un centre ambulant de chirurgie. Doté d'une équipe bien entraînée, le praticien s'est rendu d'un camp de prisonniers à l'autre et ne s'est pas contenté de ne soigner que ses compatriotes belges, mais aussi les captifs de toutes les nationalités, voire des ressortissants de pays n'ayant pas signé la Convention de Genève (1864). Ses résultats ont été si bons, que le CICR a cherché à s'en inspirer. Cependant, à l'automne 1944, la Suisse a traversé une crise importante de carburant et de pneumatique. La quête d'une autre solution s'est imposée. Le CICR suisse, indépendant du CICR, a racheté un wagon-restaurant désaffecté avec le soutien et l'accord du CICR, et de l'armée suisse. Il a été convenu que ce wagon soit restauré et aménagé en centre de soins dentaires ferroviaire ambulant mis à la disposition du service dentaire de l'armée suisse, destiné aux internés étrangers. Cette structure a été inaugurée le 14 décembre 1944 et jusqu'au 28 février 1945, pas moins de 940 prisonniers de toutes les nationalités ont été soignés et appareillés dans des conditions remarquables. Les résultats ont été si probants que d'éminents praticiens ont décidé d'instaurer un secours visant à délivrer des soins aux prisonniers, aux déportés et aux populations sinistrées. Le nombre des candidats postulant au Secours dentaire s'est révélé très conséquent. Est apparu alors un clivage regrettable. Le CICR, obéissant au texte de la Convention de Genève, ne pouvait prendre en charge que les prisonniers de guerre alors que le Secours dentaire qui est une organisation indépendante a pu secourir toutes les victimes de guerre. Il est apparu indispensable de créer un organisme autonome de la Croix-Rouge, s'appuyant sur des groupements professionnels, afin de poursuivre l'action du Secours dentaire. Ainsi, le Secours dentaire international a-t-il vu le jour à Genève, le 24 février 1945, sous la présidence du Dr René Jaccard, dentiste genevois, qui a mis sur pied un organisme central basé à Genève, avec des délégations dans les pays libérés. Très vite, l'appui des Croix-Rouge nationales,

[1] Cf. Riaud Xavier, « Création du Secours dentaire international », in *Indépendentaire*, n°122, novembre 2014, pp. 84-85.

des groupements professionnels et des ministères s'est révélé indispensable à la pérennité de ce projet considérable. En effet, la création de centres de soins nécessite le recrutement de personnel médical et technique ce qui ne peut se concevoir qu'avec le plein accord de la profession tout entière sous l'égide du ministère de la Santé considéré.
Les objectifs du Secours dentaire international sont les suivants :
1/ Secours aux enfants
50 enfants de praticiens français sinistrés sont venus en Suisse et ont été hébergés, nourris, habillés et soignés par des dentistes suisses, en accord avec la Croix-Rouge suisse.
2/ Installations fixes
Des centres dentaires fixes ont été installés dans certains chefs-lieux de départements français. Le CICR a été chargé par la Croix-Rouge américaine, de la gestion d'un important stock de matériel. Il s'agit de 24 cabinets dentaires destinés aux camps en Allemagne, mais la fin des combats a permis que ce matériel soit affecté à des centres de soins dentaires dans des pays libérés.
3/ Installations ambulantes concrétisées par l'idée des wagons dentaires ferroviaires. Ce sont des wagons à quatre essieux, très spacieux et susceptibles d'être aménagés en deux grands compartiments, l'un pour la chirurgie et les soins dentaires, l'autre pour le laboratoire de prothèse. L'ensemble est bien évidemment correctement pourvu pour ce qui est de la stérilisation et de la radiologie. Sur la proposition de la Croix-Rouge suisse, la population a été invitée à lui remettre ses vieux dentiers afin qu'ils soient retraités et réutilisés pour les victimes de guerre. Plus de 800 000 dents ont été ainsi récupérées. Aujourd'hui, en 2014, le Secours dentaire international existe toujours et est destiné aux pays défavorisés, avec les mêmes objectifs pour ce qui est de la réhabilitation des bouches.

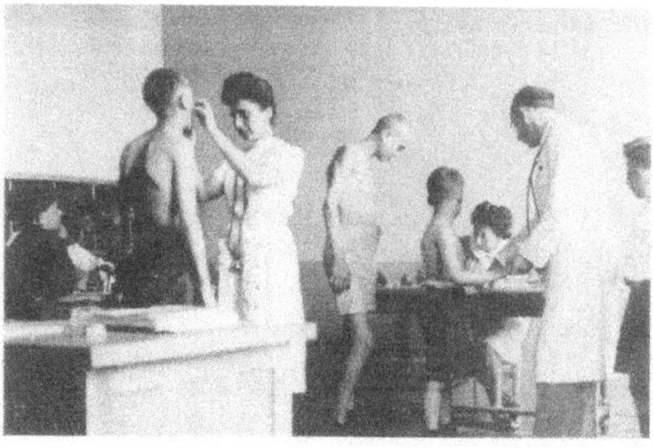

Examen médical des enfants rescapés à Buchenwald
(examen dentaire de l'enfant sur la gauche)[1].

[1] Cf. USHMM, U. S. A., 2003, © USHMM.

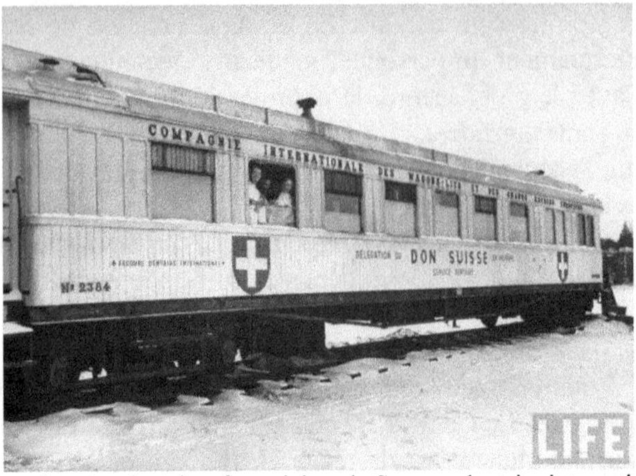

Centre de soins dentaires ferroviaires du Secours dentaire international
(Varsovie, Pologne, 1947) [1]

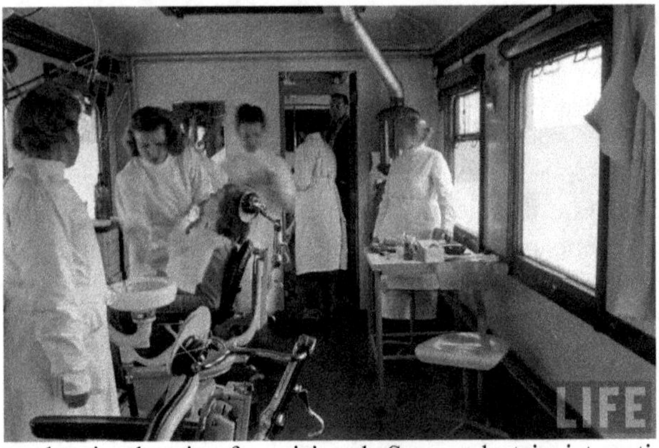

Centre de soins dentaires ferroviaires du Secours dentaire international
(Varsovie, Pologne, 1947)[2].

[1] Cf. USHMM, U. S. A., 2003, © USHMM.
[2] Cf. USHMM, U. S. A., 2003, © USHMM.

Anecdotes de la Seconde Guerre mondiale

En 1942, le dentiste américain Lytle S. Adam[1] soumet à la Maison-Blanche, pour attaquer les villes japonaises, le projet de petites bombes au napalm attachées à des chauves-souris, les Bat bombs. Roosevelt avalise l'idée. Après différents essais concluants, le programme tombe en désuétude en 1944. Les tests ont coûté 2 millions de dollars. Adam était chargé de l'approvisionnement en chauves-souris.

L'Opération Zähnarzte (= opération dentiste) a été une attaque fomentée par les Allemands visant à détruire la 3e armée américaine. Pour cela, un mouvement enveloppant, comme les deux mors d'une pince, des armées allemandes a été engagé peu avant le 1er janvier 1945. Cette action est une des dernières planifiées par le haut commandement allemand de la Seconde Guerre mondiale.

Hideki Tojo (1884-1948) a été le Premier ministre du Japon durant la Seconde Guerre mondiale. Pendant son procès pour crimes de guerre contre l'Humanité, il connaît des problèmes avec sa prothèse dentaire. Le dentiste en chef de l'armée américaine en présence à Sugamo lui fait donc un nouvel appareil. Ce que Tojo ignore, c'est qu'en morse et en anglais était inscrit dessus : « Remember Pearl Harbour ! (Souviens-toi de Pearl Harbour !) » Ainsi, ces mots l'ont accompagné pendant qu'il déposait à son procès. Le secret ayant transpiré, le dentiste a dû effacer son inscription en prétextant qu'il devait nettoyer la prothèse du ministre. Tojo ne l'a jamais su. Ce dernier a été pendu le 23 décembre 1948. Au préalable, il avait enlevé son appareil avant de monter sur l'échafaud.

La SOE (Special Operations Executive) est créée par Winston Churchill en 1940, à l'insu du Parlement, et est dissoute six ans plus tard. Son but était de regrouper les résistants et de leur fournir les moyens nécessaires à la lutte contre l'ennemi. Ses agents s'en sont pris à un grand nombre d'infrastructures allemandes et ont éliminé de nombreux dirigeants nazis. Chirurgiens, dentistes et armuriers étaient au service des agents de la SOE. *« Un éminent chirurgien plastique et son équipe étaient à notre disposition (...). Le visage pouvait être modifié pour éliminer les caractéristiques principales des origines raciales de son propriétaire. »* Le dentiste intervient dans la construction de nouvelles identités. Il a la charge, dans un souci de crédibilité, de la réfection d'amalgames dentaires selon une composition conforme aux techniques du pays où l'agent du SOE sera missionné. En effet, il est possible d'avérer une origine en fonction de la composition d'un amalgame dentaire. Des prothèses dentaires amovibles factices ont été fabriquées pour modifier la physionomie d'un individu.

---

[1] Cf. Riaud Xavier, « Anecdotes de la Seconde Guerre mondiale », in *Solutions cabinet dentaire*, n°24, mars 2020, p. 92.

Le dirigeant nazi Hermann Göring se suicide le 15 octobre 1946. Göring aurait caché l'ampoule sur sa personne, sous une couronne dentaire en or, dans une dent creuse.
« Le dentiste est enragé ». Voici une de ces phrases codées dévoilant une mission aux seuls résistants, rencontrée dans l'écoute clandestine des programmes radio de la BBC pendant la Seconde Guerre mondiale.

Naissance de la Sécurité sociale

À partir de 1944, le Conseil national de la Résistance[1] décide la création d'une Sécurité sociale dont les objectifs seraient d'*« assurer à tous les citoyens des moyens d'existence dans tous les cas où ils sont incapables de se les procurer par le travail [...] »*. Pierre Laroque (1907-1997), conseiller d'État de De Gaulle en 1944 et futur premier directeur de la Sécurité sociale, est considéré comme le père fondateur de la Sécurité sociale. À la fin de la guerre, il a pour mission de mettre en place ce nouvel organisme. Il s'inspire alors des systèmes allemand et anglais de protection sociale. *« La France va bâtir un système hybride, solidaire et redistributif, alliant protection universelle et gestion autonome par les partenaires sociaux (démocratie sociale). »* L'ordonnance du 4 octobre 1945 est le texte fondateur de la Sécurité sociale. Ambroise Croizat (1901-1951), alors ministre du Travail et de la Sécurité sociale, contribue à la mise en place et à l'organisation administrative de ce système qui comporte une mosaïque de régimes. *« L'ordonnance du 4 octobre crée un régime général destiné à rassembler l'ensemble des actifs (salariés du secteur privé et public, exploitants agricoles, travailleurs indépendants). Elle permet aussi la subsistance de régimes préexistants particuliers de Sécurité sociale. (...) L'ordonnance du 19 octobre concerne les risques maladie, invalidité, maternité, vieillesse et décès. La loi du* ***22 mai 1946*** *généralise la Sécurité sociale à toute la population, à l'exception des travailleurs non-salariés non agricoles qui s'y opposeront. Le volet de cette loi sur le régime unique de Sécurité sociale ne sera jamais appliqué. »*
L'arrêté du 15/02/1946 (pp. 1648-1649) paru dans le Journal officiel de la République française du 24/02/1946 définit les statuts du Dentiste-conseil de la Sécurité sociale.
« La loi du ***22 août 1946*** *étend les allocations familiales à presque toute la population et celle du* ***30 octobre 1946*** *intègre la réparation des accidents du travail à la Sécurité sociale. (...) Elle résulte au moins autant d'un dosage politique entre les forces en présence dans le Conseil national de la Résistance (des communistes aux gaullistes) et des corporations de l'époque que d'une vision politique en matière sociale. » « Le préambule de la constitution de la IVe République du 27 octobre 1946 reconnaît le droit de tous "notamment à l'enfant, à la mère et aux vieux travailleurs, la protection de la santé, la sécurité matérielle, le repos et les loisirs. Tout être humain qui, en raison de son âge, de son état physique ou mental, de la situation économique, se trouve*

---

[1] Cf. Riaud Xavier, « Naissance de la Sécurité sociale », in *Solutions cabinet dentaire*, n°28, septembre 2020, p. 82 ; cf. Riaud Xavier, « Naissance de la Sécurité sociale », in *Solutions cabinet dentaire*, n°32, janvier 2021, p. 81.

dans l'incapacité de travailler a le droit d'obtenir de la collectivité des moyens convenables d'existence." »
Le régime général prend en charge les risques maladie, maternité, invalidité, vieillesse, décès et accidents du travail au profit des salariés du secteur privé. Le chômage, à une époque de plein emploi, n'est pas un risque social. Seules les allocations familiales bénéficient à la quasi-totalité de la population.
En 1946, l'autonomie de certains régimes est confirmée. Les salariés agricoles sont placés sous l'autorité de la Mutualité sociale agricole et les salariés des régimes spéciaux (fonctionnaires, mineurs, cheminots, marins, etc.) sont maintenus dans leurs avantages statutaires spécifiques.
Toute la population active se retrouve à bénéficier de l'assurance vieillesse du régime général. Malheureusement, l'unification préconisée au départ ne sera jamais obtenue. Deux régimes de retraite complémentaire sont créés en 1947. Des caisses autonomes de retraite sont également mises en place en 1948, au profit des commerçants, artisans et professions libérales.

Expérimentations dentaires de Vipeholm

En 1938, le Service dentaire national de Suède est créé[1]. La santé dentaire n'est pas alors bien étudiée et les caries sont très répandues. Le sucre est soupçonné comme étant la cause des caries, mais il n'y a pas de preuve scientifique. En 1945, le Conseil médical réclame une étude sur la question qui se traduira par les expérimentations de Vipeholme. Ce site est la plus grande installation suédoise qui accueille les patients souffrant de désordres mentaux sévères : un asile psychiatrique. Cet endroit est choisi pour y organiser la plus grande expérience médicale sur des humains jamais réalisée en Suède. À l'origine, ce projet incluait les employés de l'asile. L'expérience commence en 1945 lorsque le gouvernement a approuvé les essais de vitamines auxquelles sera substitué du sucre en 1947 sans que le gouvernement en soit informé. De 1947 à 1949, un groupe de patients a été utilisé comme sujets dans une expérience à grande échelle conçue pour provoquer la carie dentaire. Ils ont reçu de grandes quantités de bonbons, de caramel et de chocolats. L'expérience a duré jusqu'en 1949 quand les essais ont été revus pour tester une alimentation plus normale riche en glucides. Sur les 660 patients concernés, au moins 50 d'entre eux ont eu leurs dents endommagées. Néanmoins, les chercheurs ont considéré que, sur un plan strictement scientifique, l'expérience a été un succès. Une des recommandations de l'étude a été qu'il était préférable pour les enfants de ne manger des bonbons qu'une fois par semaine plutôt que toute la semaine même en faible quantité. Cette pratique est établie dans la société suédoise et est toujours de mise de nos jours, les parents n'autorisant leurs enfants à ne manger des bonbons que le samedi qui est connu sous le nom de *lördagsgodis* (*journée du bonbon*). L'industrie de la confiserie a soutenu ces expériences par des dons d'argent et de bonbons. Parce qu'elles ont montré un lien évident entre la consommation de sucre et les caries dentaires, l'industrie n'a pas été satisfaite des résultats et les chercheurs ont dû retarder leur publication. Lorsque l'étude a été finalement rendue publique en 1953, un débat public a éclaté sur la raison pour laquelle les résultats n'ont pas été publiés plus tôt. Les scientifiques étaient accusés d'avoir été achetés par l'industrie. À l'époque, il n'y a pas de débat public sur l'éthique des expériences elles-mêmes. Bo Krasse, qui a participé à l'étude Vipeholm, écrit : *« Il est évident qu'un comité d'éthique de la recherche n'accepterait pas aujourd'hui un projet comme l'étude Vipeholm (...). La nécessité de l'étude était évidente pour nous en tant que dentistes. »* À partir de 1953, le Parlement suédois, puis les médias ont débattu de l'éthique de cette étude. En effet, aucun consentement éclairé n'a été demandé aux malades, à

[1] Cf. Riaud Xavier, « Expérimentations dentaires de Vipeholm », in *Solutions cabinet dentaire*, n°65, Octobre 2024, p. 64.

leurs proches et au personnel encadrant de l'asile. Dans les années 1990, des études ont été faites sur l'éthique des expériences Vipeholm. En 2000, le médiateur suédois pour les personnes handicapées a déclaré que les excès de l'étude n'étaient pas justifiés par les résultats. Elin Bommenel, historienne et doctorante à l'Université de Linköping, a réalisé une étude approfondie des expériences Vipeholm dans sa thèse publiée en 2006. Elle a été la 1re chercheuse à avoir accès aux documents originaux de Vipeholm. Ses recherches décrivent comment les scientifiques se sont retrouvés pris entre les objectifs divergents de la recherche et des soins aux patients, et ont été soumis à une immense pression politique, et économique.

Dr Chactas Hulin (1888-1977), premier président du Conseil de l'Ordre (1re partie)

Chactas Hulin[1] est né à Reims le 18 décembre 1888. D'une famille pauvre, ses parents se séparent. Il quitte Reims à 5 ans. À Saint-Émilion, il obtient son certificat d'études primaires. Il se rend à Paris à 14 ans et travaille chez un pâtissier à Enghien-les-Bains. Il devient commis-rôtisseur en 1906. Alors qu'il se trouve à Lyon, un professeur de botanique l'aide à préparer l'examen d'herboriste. Le 29 avril 1911, il en obtient le diplôme à la Faculté de médecine de Lyon. Commis-saucier à Paris, il s'inscrit à l'École de kinésithérapie. En 1912, il obtient son diplôme. Il fait une rencontre en 1911, celle d'un mécanicien dentaire, M. Chazal qui termine ses études dentaires. Hulin lui enseigne la kinésithérapie et Chazal, la prothèse dentaire. En 1915, Hulin prépare le Brevet de l'enseignement primaire supérieur qu'il reçoit le 13 octobre. Il obtient son diplôme de chirurgien-dentiste de la Faculté de médecine de Paris, en juillet 1921. En 1922, il est contacté par le Pr Gosset, chirurgien de la Salpêtrière, qui veut le voir diriger un service de recherches et de soins. Il obtient son baccalauréat en 1935, puis son doctorat en médecine, le 18 juillet 1941, soutenu à la Faculté de médecine de Paris. Il reçoit le Prix Claude Martin de l'Académie nationale de Médecine en 1937. Par le décret du 19 décembre 1941, Hulin est nommé, par le Dr Huard, secrétaire d'État à la Santé du régime de Vichy, président de la section dentaire (SD) du Conseil supérieur de l'Ordre des médecins (SDCSOM). D'autres dentistes en sont aussi nommés membres. La discorde prédomine. L'essentiel du travail repose sur Hulin. En 1942, Hulin désigne les représentants des SD départementales. La SD siège au 60, bd de la Tour-Maubourg. Alors que la SD peut s'approprier les biens des syndicats dissous en 1941 (1 500 000 francs), les dirigeants de la SD demandent le blocage des avoirs par le Conseil supérieur qu'ils obtiennent le 10 février 1943. La survie de la SD aurait reposé essentiellement sur les dons des confrères. Hulin se fait détester des médecins qui ne supportent plus ses revendications. Il adresse rapport sur rapport au secrétaire d'État à la Santé pour obtenir l'autonomie des dentistes, toutes les décisions relatives à la chirurgie dentaire relevant de l'autorité des stomatologistes proches du maréchal Pétain, y compris les lois antijuives de 1941 qu'Hulin se doit d'appliquer. Ceci insupporte Hulin qui lutte contre le monopole qu'ils essaient d'obtenir sur la profession. Lors de la séance du 28 novembre 1942 pour la commémoration du cinquantenaire du titre de chirurgien-dentiste, Hulin milite pour un doctorat en chirurgie dentaire. Sa proposition reste lettre morte jusqu'en 1971. Il se bat avec les pouvoirs publics pour que la profession ne

[1] Cf. Riaud Xavier, « Dr Chactas Hulin (1888-1977), premier président du Conseil de l'Ordre (1re partie) », in *Solutions cabinet dentaire*, n°30, novembre 2020, p. 86.

soit pas lésée, mais, avec subtilité, pour ne pas se faire remarquer des Allemands. Il conçoit, seul, le premier Tableau de l'Ordre, est à l'origine de nominations de confrères dans les conseils régionaux de l'Ordre des médecins et de la création de multiples commissions d'études. Pendant la guerre, Hulin visite Ernst Stück, le Reichszahnärzteführer, à Berlin, pour discuter du coût des dépenses dentaires des Français partis en Allemagne pour le Travail obligatoire et des soldats allemands en France soignés par des dentistes français choisis par les 2 pays. Le 11 juin 1943, il écrit à l'ambassadeur d'Allemagne pour éviter aux étudiants en dentaire et aux dentistes le S. T. O. L'intervention de Hulin auprès des pouvoirs publics a permis, grâce à la solidarité confraternelle, de préserver les cabinets dentaires des prisonniers de guerre. Elle a permis de verser des pensions aux confrères sinistrés, aux veuves et aux orphelins.

Dr Chactas Hulin (1888-1977), premier président du Conseil de l'Ordre (2e partie)

Après 1943, il facilite la relève des dentistes prisonniers de guerre par des étudiants[1], ce qui a permis aux 1ers de rentrer. Pendant l'Occupation, afin de protéger les confrères étrangers et israélites pouvant être touchés par le Service de Travail obligatoire, Hulin *« a fabriqué de toutes pièces un faux Tableau de l'Ordre qui « résista » à l'examen de la police allemande, lors d'une visite de celle-ci dans les locaux de la Section dentaire (SD) en 1944. »* En 1944, suite à une dénonciation à la Milice et à la Gestapo pour franc-maçonnerie et comme ancien maire communiste de Croissy-sur-Seine de 1935 à 1939, Hulin est arrêté et retenu 24 heures dans les locaux de la Gestapo qui en profite pour vérifier les dossiers de la SD. La dissimulation des faux papiers et le camouflage des dossiers sont si performants que rien n'est retenu contre lui. Il est relâché. La Milice surveille Hulin jusqu'à la fin de la guerre. Il quitte son domicile jusqu'à la libération. Les réunions de la SD ne se tiennent plus dans les locaux de la Tour-Maubourg, mais dans des salles cachées de cafés de Paris. Une autre dénonciation arrive à un commissariat de quartier de Paris, peu après. Hulin aurait un dépôt d'armes, ce qui est puni de mort par les nazis. Dans le même temps, à son cabinet dentaire, arrive une caisse d'armes et de munitions françaises et allemandes. Il prévient aussitôt le même commissariat qui a reçu la dénonciation. Des agents du commissariat sont venus chercher la caisse pour la Résistance. Le 24 août 1944, Paris est libéré. Pour son rôle pendant la Seconde Guerre mondiale, il est inquiété par la justice comme collaborateur supposé. Deux procédures judiciaires sont intentées contre lui dont il sort blanchi. En 1946, énormément apprécié, il est élu presque à l'unanimité président du Conseil national de l'Ordre des Chirurgiens-dentistes décrété par De Gaulle le 24 septembre 1945, la SD ayant été dissoute en 1943 par le même général. Il s'occupe de la restitution des biens des syndicats et signe chez le notaire l'achat des bâtiments actuels. Il reprend ses recherches sur les maladies parodontales. L'article 66 de l'ordonnance du 24 septembre 1945 prévoit un code de déontologie propre aux dentistes. Composé de 70 articles, Hulin le défend devant le Conseil d'État. Il est promulgué le 3 janvier 1948. La même année, Hulin quitte ses fonctions et la Salpêtrière. En 1948, il est fait officier de la Légion d'honneur et en 1951, il est élevé au grade de commandeur de l'Ordre de la Santé publique. Le Conseil national le nomme Président honoraire. Il quitte Paris et gagne Sarlat, en 1955, où il exerce en tant que praticien libéral. Là, il fonde un musée consacré aux vestiges préhistoriques. Hulin inaugure l'Hostellerie de France à Saint-Émilion qui

---

[1] Cf. Riaud Xavier, « Dr Chactas Hulin (1888-1977), premier président du Conseil de l'Ordre (2e partie) », in *Solutions cabinet dentaire*, n°31, décembre 2020, p. 74.

devient une bonne table. En 1967, il prend sa retraite à Périgueux. Avant sa mort, en novembre 1975, Hulin reçoit une médaille de l'Académie nationale de chirurgie dentaire. Il a participé à sa création (1957) et en était membre. Il est mort à Périgueux le 10 juin 1977. Il a été maire de Bayac-Dordogne de 1925 à 1926. Il a été aussi maire de Croissy-sur-Seine du 18 mai 1935 au 8 mars 1939 (Obédience : SFIO). Chactas Hulin a été président de la Société d'hygiène dentaire (1922-1924), chevalier de la Légion d'honneur (1931), docteur *honoris causa* en chirurgie dentaire de la Faculté de Beyrouth (1932), chevalier de l'Ordre de la Santé (1935), officier de l'Ordre de la Santé (1938). 72 publications scientifiques font de lui un spécialiste mondial des maladies parodontales, publiées de 1918 à 1969, dont un livre *Les parodontoses pyorrhéiques* de 739 pages qui paraît en 1941.

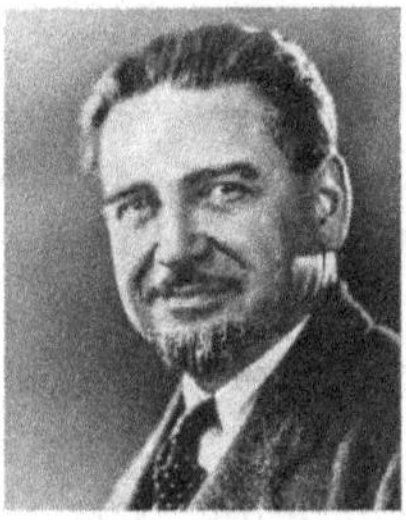

Dr Charles HULIN
Président
1946 - 1948
[1]

[1] Cf. Conseil national de l'Ordre des Chirurgiens-Dentistes, Paris, 2021.

Cancers des maxillaires : deux cas historiques

Depuis 2009, le Conseil national de l'ordre des chirurgiens-dentistes a engagé une campagne de prévention et de détection des cancers des maxillaires[1]. Pour mémoire…

Ulysses S. Grant (1822-1885), 18e président des États-Unis, meurt le 23 juillet 1885, d'un carcinome de la langue et des amygdales avec extension de la tumeur au pharynx et au larynx. Le 8 novembre 1884, souffrant du côté droit de la tête et du visage, Grant consulte le Dr Frank Abbott. Le dentiste diagnostique un abcès de la 1re molaire droite du maxillaire. Il l'enlève et le président est soulagé. Le 14 novembre, venu pour un examen de contrôle, Abbott décide d'enlever les 2de et 3e molaires du même côté, très entartrées, pensant qu'elles contribuent au développement de la lésion cancéreuse de la langue et de la gorge, objectivée en juin 1884. À l'automne 1884, Grant consulte le Dr John Douglas, spécialiste de la gorge, pour une induration de la langue. Ce dernier estime que ce n'est pas désespéré. Le médecin ne veut pas d'une opération chirurgicale. Il demande au président d'arrêter de fumer et d'appliquer un astringent, une solution antiseptique pour débrider les tissus malades, une autre de nitrate d'argent, une poudre iodoforme et de l'hydrogène peroxydé de façon topique sur la lésion linguale qui évolue en épithélioma. Grant souffre beaucoup avant de mourir. Frank Abbott a affirmé qu'une molaire brisée avait causé l'irritation à la base de sa langue. Son grand tabagisme faisant, la lésion cancéreuse a atteint le pharynx et les glandes lymphatiques. Quand Grant a enfin consulté, il était trop tard.

Sigmund Freud (1856-1939) consulte Hans Pichler, stomatologue autrichien, un des meilleurs chirurgiens européens de la face, pour la 1re fois en 1919, pour une enflure douloureuse sur le palais droit et au niveau de la tubérosité maxillaire qui a persisté pendant 1 semaine. De 1923 à 1938, Pichler opère le philosophe, qui est un grand fumeur, à 25 reprises d'un cancer du côté droit du palais mou et du palais dur, de l'arche glosso-palatine, de la muqueuse buccale et de celle postérieure de la mandibule. Les 4 et 11 octobre 1923, il pratique l'excision d'une partie de la mâchoire supérieure et du palais droit, avec ligature de l'artère carotide droite externe et ablation des ganglions lymphatiques sous-mandibulaires, et cervicaux. Le 12 novembre 1923, il réalise la résection du processus ptérygoïdien et d'une partie du palais mou. Les opérations sont un succès. Freud ne reprend le travail qu'en janvier 1924. Il porte son 5e obturateur palatin en 1928. En 1931, Pichler sollicite le Pr Kazanjian, dentiste américain, pour qu'il conçoive les nouvelles prothèses du philosophe. De passage en Europe pour des congrès à Londres et à Paris, en

[1] Cf. Riaud Xavier, « Cancers des maxillaires : deux cas historiques », in *Indépendentaire*, mai 2012, n° 98, pp. 84-85.

1931, Kazanjian se rend à Vienne, le 31 juillet et le 1er août. Au cabinet de Pichler, il reçoit le patient qui souffre de la mauvaise qualité de ses prothèses. Freud n'acceptera pas plus celles de l'Américain conçues dans le laboratoire de Pichler, qui lui auront coûté la somme de 5 000 $. Pichler a vu 143 fois Freud en consultations entre 1923 et 1924, et 122 fois entre 1926 et 1928. Il l'a opéré à 5 nouvelles reprises. En 1938, Pichler examine Freud avant son départ d'Autriche, car il craint les nazis. Il le voit aussi le 7 septembre 1938, à Londres, et constate une récidive de son carcinome. Freud meurt en 1939. Il n'a jamais cessé de fumer. Pichler et Kazanjian sont restés amis après.

Anecdotes dentaires présidentielles et politiques

Alors que nous avons voté le dimanche 6 mai 2012, il me semble bon de rappeler quelques faits historiques[1].
Adolphe Thiers (1797-1877), premier président de la IIIe République, de 1871 à 1873, a fait l'objet de nombreuses caricatures, dont une, satirique, le représente en dentiste, avec un davier à la main, accompagné de la mention : *« Messieurs et dames, nous allons extirper successivement à cette honorable dame* (la France), *qui a bien voulu nous honorer de sa confiance, toutes les molaires... le tout sans douleur... Allez la musique ! »*
Sadi Carnot (1837-1894) est élu président de la IIIe République en 1887. Il est assassiné à Lyon, par un anarchiste italien alors qu'il se rend à une exposition. Ce voyage a dû être retardé. Son ministre des Travaux publics qui devait l'accompagner a souffert d'un abcès dentaire. Que se serait-il passé si le voyage s'était déroulé normalement ?
Georges Clemenceau (1841-1929), président du Conseil de 1906 à 1909 et de 1917 à 1920, surnommé « Père la Victoire » de la Grande Guerre, a pour dentiste, le Dr Arthur Hugenschmidt (1862-1929), qui serait le fils de Napoléon III et de la comtesse de Castiglione dont la liaison est avérée en 1856/1857. Arthur est élevé avec le Prince impérial. À la débâcle de 1870, Napoléon III le confie à son praticien, le Dr Thomas W. Evans, qui le forme naturellement à la dentisterie. Étudiant en médecine à la Faculté de Paris et à l'université de Pennsylvanie, qui lui attribue un prix pour ses recherches en odontologie et en stomatologie, Arthur Hugenschmidt soutient sa thèse de doctorat en 1887. Continuant ses recherches à l'Institut Pasteur de 1894 à 1896, il devient aussi docteur de l'université de Pennsylvanie. Associé au Dr Evans, il reprend son cabinet en 1897. Il est fait officier de la Légion d'honneur en 1924.
En 1918, la guerre est terminée. Lors d'une consultation, alors qu'il s'apprête à enlever une dent à Clemenceau, le dentiste, alsacien d'origine, s'enquiert du retour de l'Alsace-Lorraine dans le territoire français. En pleines négociations du Traité de Versailles, le « Tigre » se heurte aux Anglais qui considèrent que cette région est une contrée allemande et que la France n'a aucun droit dessus. Hugenschmidt se rappelle alors que l'impératrice Eugénie, avec qui il entretient légitimement une correspondance, dispose d'une lettre du roi de Prusse Guillaume Ier (des auteurs parlent de Bismarck), datée du 26 octobre 1870, dans laquelle ce dernier reconnaît vouloir posséder l'Alsace-Lorraine à des fins stratégiques et que cette région est avant tout une propriété française. Clemenceau se laisse enlever sa dent, mais aussitôt après, écrit une lettre à

[1] Cf. Riaud Xavier, « Anecdotes dentaires présidentielles et politiques », in *Indépendentaire*, juin 2012, n° 99, pp. 84-85.

l'impératrice Eugénie. Il ordonne au dentiste de se rendre en Angleterre pour récupérer le document. Hugenschmidt s'exécute et ramène la fameuse lettre. Avec celle-ci, Clemenceau obtient gain de cause. Le Traité de Versailles est signé le 28 juin 1919 et l'Alsace-Lorraine est rendue à la France… grâce à une dent de Clemenceau.

Paul Malassagne (1918-2007) est dentiste avant la Seconde Guerre mondiale. Résistant pendant, il cesse son activité après et se consacre à la politique. Il est élu au Sénat, de 1971 à 1989, où il pose 176 questions au cours de ses 2 mandats. En 1976, il est le secrétaire du bureau du Sénat.

Plus récemment, Ségolène Royale, candidate malheureuse aux présidentielles de 2007, a consulté, dans le cadre d'une opération de « relooking », avant de se déclarer, un éminent professeur de Paris, pour réhabiliter sa bouche à des fins de communication.

ADN pulpaire et histoire (1re partie)

Aujourd'hui, l'ADN de la pulpe d'une dent, à l'abri de toute pathologie dentaire, constitue un moyen d'investigation remarquable en odontologie médico-légale, mais aussi en archéologie. Voici des exemples historiques où l'analyse de l'ADN pulpaire a donné de vrais résultats[1].

Origine

En Andorre, à Segudet, des restes humains issus d'une tombe préhistorique sont découverts dans la paroisse d'Ordino, à une altitude de 1324 m. Ce corps appartient à la période du néolithique ancien (période épicardiale située entre 4300 et 4050 av. J.-C.). Ces restes, déposés au laboratoire de la Unitat d'Antropologia, Dept. Biologia Animal, Vegetal i Ecologia, Universitat Autònoma de Barcelona, sont identifiés sous le sigle S-2001. Le squelette appartiendrait à un individu adulte, de sexe féminin, dont l'âge au décès a été évalué entre 30 et 35 ans. Après étude de l'ADN mitochondrial d'une canine supérieure droite (13), il est déterminé que l'individu appartient à l'haplogroupe européen K, caractérisé par un âge compris entre 12 900 et 18 300 ans. Ainsi, cet haplogroupe est présent dans les populations néolithiques du Pays basque et majoritairement rencontré dans les populations d'Andorre.

Identification médico-légale

Le 15 avril 1912, à 2h20, le *Titanic* coule après avoir heurté un iceberg. 1 496 passagers meurent sur les 2 208 passagers. Quelques corps sont repêchés. Parmi eux, un enfant inconnu est découvert le 21 avril et est inhumé au cimetière de Fairview Lawn de Halifax, Canada. À la fin de l'été 1998, sur l'injonction de familles qui souhaitent identifier des corps susceptibles d'avoir un lien de parenté avec eux, le corps de cet enfant est exhumé. C'est une famille suédoise qui démarche pour cet enfant, les Pålsson. Ils pensent que le petit peut être Gösta Leonard Pålsson, âgé de 2 ans et trois mois, et demi au moment de la catastrophe. À l'exhumation, 3 dents (55, 73, 84) seulement de l'enfant sont retrouvées. Après analyse et comparaison des ADN mitochondriaux de la famille et des restes, il est établi qu'il n'y a aucun lien de filiation. Après étude, il est reconnu que ces 3 dents sont des dents temporaires. Une analyse anatomique dentaire appropriée a démontré que ces dents sont celles d'un bébé dont l'âge se situe dans une fourchette de 9 à 15 mois, pas davantage. Au laboratoire des ADN anciens de l'université Brigham Young de l'Utah, dans le Colorado, de l'ADN mitochondrial est isolé à partir de cette dentine. Cet ADN mitochondrial provenant de nos mères, des généalogistes

---

[1] Cf. Riaud Xavier, « ADN pulpaire et histoire (1re partie) », in *Indépendentaire*, n°118, mai 2014, pp. 78-79.

sont parvenus à retrouver des descendants des lignées maternelles de tous les enfants de moins de 3 ans décédés dans le naufrage et à en obtenir des échantillons d'ADN. Deux garçons correspondent au profil génétique prédéterminé : l'un a 19 mois et le second, 13 mois. Comparés à leurs ancêtres maternels, les résultats sont les mêmes pour les deux « suspects ». Mais, c'est le second qui correspond aux critères d'âge estimés (9 à 15 mois). Il s'appelle Eino Viljam Panula. Ses restes sont inhumés. Il avait 13 mois.

Copernic (1473-1543), célèbre astronome, a démontré que l'ensemble des planètes tourne comme le fait la Terre autour du Soleil, l'axe de la terre oscillant comme ferait une toupie. Il est enterré dans l'imposante cathédrale de Frombork, aux bords de la Vistule, mais personne ne savait exactement où. En 2005, les recherches archéologiques effectuées sur de nouvelles bases explorent cette fois, l'autel Sainte-Croix, un des seize autels adossés aux piliers de la cathédrale. Sous le pavement de marbre, les restes de 13 corps sont retrouvés, dont le crâne et les dents d'un homme septuagénaire. Une équipe de spécialistes venus de l'Institut médico-légal de Cracovie et de l'université suédoise d'Uppsala ont identifié les derniers restes comme étant ceux de Copernic. L'enquête est menée selon les procédés les plus modernes de la police judiciaire. Les tests génétiques sont pratiqués sur le matériel dentaire, mais la preuve qu'il s'agit bien de l'ADN de Copernic fait défaut. Le matériel précieux, en l'occurrence un cheveu, est finalement trouvé en Suède, dans un livre daté de 1518, intitulé *Calendarium Romanum Magnum* de Johannes Stoeffler, un manuel que Copernic a utilisé pendant sa vie et qui a été emporté par les Suédois au cours des guerres polono-suédoises du XVIIe siècle. La comparaison de l'ADN dentaire et de celui du cheveu a abouti à l'identification certaine des restes du célèbre astronome. Le 22 mai 2010, le corps de Nicolas Copernic est enfin enterré solennellement à la cathédrale de Frombork.

Empoisonnement

Diane de Poitiers (v. 1499/1500-1566) est la maîtresse de Henri II, fils de François Ier et roi de France. La duchesse d'Étampes (v. 1508-ap. 1575), maîtresse en titre de François Ier, devenue rivale de Diane de Poitiers, affuble sa rivale du sobriquet *« vieille édentée »*, en rapport avec ses fausses dents. Elle charge un poète satirique, Jean Voûté, de railler Diane, alors âgée de 38 ans. Auteur d'une publication calomnieuse, dans ses hendécasyllabes, imprimée à Paris en 1537, il lui reproche ses dents artificielles. Ambroise Paré décrit d'ailleurs l'appareil prothétique de Diane de Poitiers dans son livre *Dix livres de chirurgie, avec le Magasin des instrumens nécessaires à icelle* paru chez Jean Le Royer, en 1564, à Paris. En 2008, au pied de l'église d'Anet, les restes de Diane de Poitiers sont exhumés. Une mandibule édentée, un hémimaxillaire gauche et une dent sont recueillis. Les ossements sont superposés avec le portrait peint par Clouet en 1562, du Musée de Chantilly.

Le résultat est conforme aux traits du visage. La dent fait l'objet de prélèvements ADN qui révèle un taux d'or plus important que la norme. L'or potable sous forme de solution buvable aurait été utilisé comme élixir de longue vie et de beauté par Diane. Cet or l'aurait intoxiqué et tué.

ADN pulpaire et histoire (2e partie)

Bactériémie suite à une épidémie

En décembre 1812, la Grande Armée fait retraite sur Vilnius[1]. En automne 2001, une fosse commune contenant des ossements de soldats français par centaine y est exhumée. Les recherches sont confiées au CNRS, qui commence par les fouilles du site, l'étude anthropologique et l'analyse des uniformes. Les prélèvements de terre, de tissus et de dents sont remis à l'Unité des Rickettsies et pathogènes émergents du CNRS. Les scientifiques sont parvenus à séparer les poux des prélèvements par une technique de leur invention. 5 catégories de poux sont repérées. Dans 3, la bactérie *Bartonella quintana*, vecteur de la maladie du typhus, est isolée. A suivi l'étude des dents de 35 soldats à partir de la pulpe dentaire. Cette pulpe présente sous forme de poudre, après étude ADN, permet de déterminer l'existence de bactéries ayant contaminé leur hôte : *Bartonella quintana* dans 7 corps et *Rickettsia prowazekii* dans 3 autres. Après examens, 30 % des soldats enterrés à Vilnius souffraient des maladies causées par les poux et en seraient morts. Ces insectes, vecteurs de la maladie du typhus, ont donc joué un rôle prépondérant dans la retraite de Russie. Cette pathologie est la première cause de mortalité durant cette campagne. Elle est responsable de 80 % des morts par maladies. 300 000 hommes meurent dans la campagne de Russie : 5 suite à une maladie pour 1 au cours des combats.

La fouille du cimetière protestant de Saint-Maurice du XVIIe siècle en 2005, menée par l'INRAP et par le laboratoire départemental d'archéologie du Val-de-Marne a mis en évidence plus de 165 inhumations et les vestiges du 1er temple. Les analyses paléopathologiques montrent les symptômes d'un rachitisme vitamino-résistant sur une grande partie de la population inhumée ainsi que la présence de la peste chez 3 individus. L'identification du bacille pesteux est faite sur 2 individus de sexe masculin et féminin provenant de la nécropole, le 3e est reconnu sur une inhumation momifiée, retrouvé en 1986 dans un sarcophage en plomb. Il s'agit d'un noble anglais, Thomas Craven, protestant et membre de l'Église réformée parisienne, mort en 1636 à l'âge de 18 ans. Les analyses biomoléculaires sont réalisées par le laboratoire des Rickettsies de la faculté de médecine de Marseille. Les prélèvements dentaires concernent 7 sépultures, incluant la momie de Thomas Craven et 6 sépultures prises au hasard. 2 gènes dont la séquence est spécifique de la bactérie responsable de la peste, *Yersinia pestis*, sont amplifiés par la technique PCR en présence de témoins négatifs. Au total, 3 individus ont un diagnostic de

[1] Cf. Riaud Xavier, « ADN pulpaire et histoire (suite et fin) », in *Indépendentaire*, n°119, juin 2014, pp. 62-63.

certitude de peste, et un autre, un diagnostic probable. La momie de Thomas Craven est ainsi le 1er individu pestiféré identifié.

Filiation

Fils du prince héritier Frédéric III et de son épouse Victoria, princesse royale du Royaume-Uni, Guillaume II (1859-1941) devient empereur en 1888. Sa politique étrangère agressive le met en confrontation directe avec le Royaume-Uni. Il ne provoque pas la Première Guerre mondiale, mais ne fait rien pour l'empêcher. Commandant en chef des armées, il se discrédite. Son abdication est prononcée le 9 novembre 1918. Il s'exile aux Pays-Bas. Il meurt à Doorn, dans sa propriété, et y est enterré. Le château de Doorn est ouvert aux visites. Lorsque le guide arrive à la chambre de l'Empereur, il prend un petit écrin contenant une dent. Il explique que c'est grâce à celle-ci que l'existence d'une fille illégitime de Guillaume II a été écartée. Une artiste peintre arguait de sa soi-disant ascendance impériale. En 1996, un prélèvement ADN est effectué sur les restes de cette dame. Il est comparé à celui de Guillaume, obtenu à partir de cette dent. Il n'y a aucun lien de filiation.

Chronobiologie

En août 2008, Richard Green de l'institut Max-Planck d'anthropologie évolutive de Leipzig réussit le 1er séquençage de l'ADN mitochondrial d'un Homo neanderthalensis, vieux de 38 000 ans. Les résultats confirment que cet ancêtre commun des Hommes de Néandertal et des Homo sapiens aurait vécu, il y a 660 000 ans (à 140 000 ans près). Svante Pääbo, de l'institut Max Planck, commence en 1997, son œuvre de déchiffrage avec la 1re analyse de l'ADN mitochondrial de Néandertalien. L'équipe internationale de chercheurs dirigée par Svante Pääbo déchiffre une séquence d'environ un million de nucléotides de l'homme de Néandertal, grâce une technique appelée le *pyrosequencing*, qui permet d'analyser les séquences d'ADN sans les amplifier. L'équipe d'Edward Rubin, qui travaille avec le même matériel en partenariat avec Pääbo, utilise une autre méthode et identifie 65 000 paires de bases. Les 2 analyses parviennent à des conclusions très proches relatives à la chronologie. Pour l'équipe de Pääbo, les Homo sapiens et les Homo neanderthalensis divergent, il y a environ 500 000 ans, tandis que l'équipe de Rubin conclut que les 2 espèces auraient partagé un ancêtre commun, il y a environ 700 000 ans et qu'elles se seraient par la suite séparées, il y a environ 370 000 ans. La différence entre les 2 génomes serait inférieure à 0,5 %. Rubin et ses collègues n'ont pas trouvé de traces d'un croisement entre l'homme moderne et l'homme de Néandertal. Les résultats, publiés par l'équipe de Pääbo en 2010, portant sur l'analyse de 4 milliards de paires de bases d'ADN nucléaire issu d'ossements fossiles de 3 Néandertaliens, montrent que ceux-ci partagent plus de caractéristiques génétiques avec les Homo sapiens modernes eurasiatiques qu'avec ceux d'Afrique subsaharienne. Ces chercheurs envisagent l'hypothèse

selon laquelle les Néandertaliens auraient contribué au génome des populations d'humains modernes non africaines.
L'étude de l'ADN dans une enquête historique ou archéologique est devenue un procédé incontournable. À l'exception de l'estimation de l'âge où les résultats ne semblent pas probants, ses champs d'investigations sont quasi illimités, pourvu que l'ADN soit exploitable au vu des vestiges anciens retrouvés. Cela demeure un recours très onéreux.

Le Dr Sten Forshufvud (1903-1985), dentiste détective de l'Histoire

Sten Forshufvud[1] naît en 1903. Il a 21 ans lorsqu'il devient chirurgien-dentiste. Il est alors le plus jeune qualifié dans cette profession en Suède. Par la suite, il poursuit des études à l'Université de Bordeaux. Sous les encouragements du célèbre histologiste Georges Dubreuil, il fait plusieurs découvertes majeures. De retour en Suède, il entame des études biologiques à la Faculté de Lund où il soutient sa thèse de docteur en médecine. Puis, il étudie aux laboratoires de bactériologie et de pathologie du Sahlgren Hospital et au laboratoire de biologie du musée zoologique de Göteborg. Ensuite, il a accès à l'Institut Nobel de Physique où il poursuit ses recherches et devient professeur à la Faculté d'odontologie. En parallèle de son métier, il engage des investigations en sérologie et se consacre à l'étude de la circulation sanguine et de ses fonctions, du plasma, et des poisons. En 1955, Forshufvud lit les mémoires de Marchand, le domestique de l'Empereur à Sainte-Hélène, et, au vu des symptômes présentés par Napoléon en exil, avant sa mort, il commence à suspecter un empoisonnement à l'arsenic. Il relève au moins 28 symptômes caractéristiques sur 31, dont la détérioration de la sphère bucco-dentaire. Napoléon n'a jamais eu de problème dentaire sérieux avant d'arriver sur l'île, mais, depuis, sa bouche s'altère au point de connaître ses 1res extractions. En 1959, le dentiste découvre un article qui se révèle déterminant et qui est rédigé par Hamilton Smith, professeur de médecine légale à Glasgow. Cet homme a mis au point un procédé selon lequel le bombardement nucléaire d'un cheveu unique active l'arsenic qui s'y trouve, ce qui facilite des mesures de quantité. En 1960, le Suédois obtient un cheveu de l'Empereur du commandant Henry Lachouque, ancien conservateur adjoint du musée de Malmaison et historien napoléonien confirmé. Forshufvud le fait analyser par Smith. Les résultats sont édifiants. En 1961, le dentiste affirme qu'il y a une proportion en arsenic 5 fois supérieure à la normale. Lachouque, le 8 octobre 1960, a, par écrit, rendu hommage au travail de Forshufvud : *« Mon cher Docteur,*

« J'ai lu et relu votre magnifique travail qui m'a naturellement fort intéressé. Permettez-moi d'abord de vous féliciter de votre patiente étude, de votre érudition, de votre sens critique, de votre fidélité aux textes. Tout ceci forme un ensemble remarquable de qualités sans lesquelles l'historien s'apparente au romancier historique. »

Après une série de conseils pour lui permettre de donner tout son poids à la thèse développée, Lachouque termine ainsi : *« Il y aura quelques retouches à*

---

[1] Cf. Riaud Xavier, « Le Dr Stern Forshufvud (1903-1985), dentiste détective de l'histoire », in *Indépendentaire*, n°132, novembre 2015, pp. 94-95.

votre texte, mais c'est insignifiant. Je vois très bien ce qu'on peut faire et c'est très intéressant... »
Il doit dès lors trouver d'autres cheveux pour confirmer la 1re étude, mais les portes se ferment, y compris celle du commandant Lachouque. Forshufvud décide alors de se tourner vers l'étranger pour trouver d'autres reliques. Des échantillons provenant de Las Cases, Marchand et d'autres (5), dont l'authenticité est indubitable, lui parviennent de Suisse, d'Australie, du New Jersey... En 1961, Forshufvud publie un livre intitulé *Napoléon a-t-il été empoisonné ?* Cet ouvrage est vilipendé par les milieux napoléoniens français, comme le Pr Tulard dans *Le Figaro littéraire* du 27 mai 1999 : *« La traduction française fut accueillie avec amusement. Les Drs Godlewski et Ganière, grands spécialistes de Sainte-Hélène et forts de leurs connaissances médicales, ne firent qu'une bouchée de l'infortuné dentiste. »* Le 26 mars 1962, Hamilton Smith confirme les résultats de son 1er examen. Le Suédois parvient à démontrer notamment que ces doses proviennent d'administrations périodiques, et pas de l'environnement, ce qui explique les phases de répit qu'a pu connaître Napoléon. Après une première rencontre en 1972, il s'associe en 1974 à Ben Weider, homme d'affaires canadien multimillionnaire, passionné par l'épopée napoléonienne, qui prospère dans le milieu du sport et a lancé la carrière d'Arnold Schwarzenegger. Le businessman se rappelle : *« Avec Sten Forshufvud, nous avons établi 2 listes chronologiques. Dans la 1re, nous avons marqué, à leur date précise, les symptômes qui affectaient Napoléon tels qu'ils étaient reportés par les témoins oculaires. Nous avons ainsi couvert les 6 derniers mois de la vie de Napoléon. Ceci correspondait exactement à la période de croissance des cheveux que nous avons fait analyser. Dans la 2de liste, nous avons noté les taux d'arsenic fournis par l'analyse en précisant les dates de variations. »* Après cette étude, le Suédois a demandé au professeur Henri Griffon, chef du bureau toxicologique de la Police de Paris, de lui expliquer les difficultés rencontrées pour déceler la présence d'une intoxication arsenicale. Il lui a répondu qu'il n'a jamais rencontré un médecin ayant diagnostiqué correctement un empoisonnement par l'arsenic comme cause de la maladie d'un de ses patients. L'arsenic trioxyde est sans saveur et sans odeur...
En 1978, Forshufvud et son comparse attestent par des tests d'activation neutronique que Napoléon a été *« empoisonné de façon répétitive »*. De nouvelles analyses parviennent à dater le début de l'empoisonnement à l'arsenic à janvier 1816 (année des 1ers problèmes dentaires de Napoléon). La période qui s'étend du 22 mars 1821 jusqu'à la mort de l'Empereur a été déchiffrée par le Suédois qui a recensé tous les indices pouvant faire penser à une intoxication arsenicale. Après étude de l'ensemble, il aboutit à la thèse, selon lui sans équivoque, de l'assassinat de Napoléon. Forshufvud et Weider publient 2 opus où ils exposent leurs conclusions : *Assassination at St Helena*

(1978) et *Assassination at St Helena revisited* (1995). Selon eux, Montholon serait le coupable plausible. Sten Forshufvud décède en 1985.
Le 14 janvier 2003, au cours d'une conférence à Strasbourg avec pour thème « *L'empoisonnement de Napoléon* », les mérites et les compétences scientifiques du dentiste suédois sont reconnus officiellement, y compris par ses détracteurs. Mais, aujourd'hui encore, sur cette question, le monde napoléonien reste divisé...

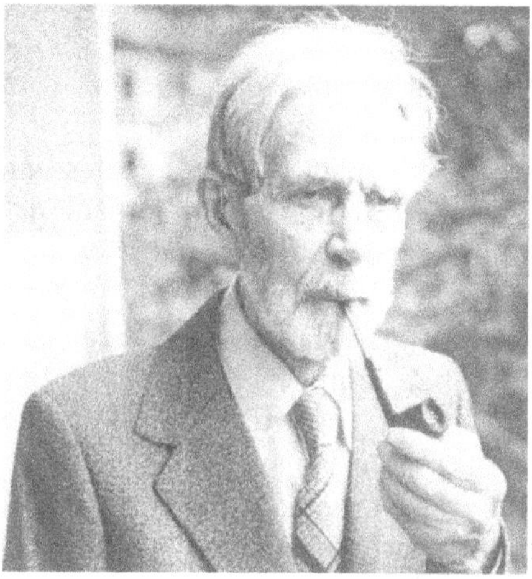 [1]

[1] Cf. Weider Ben, collection privée, Montréal, Canada, 2006.

Per-Ingvar Brånemark et l'ostéointégration

Per-Ingvar Brånemark[1] est né le 3 mai 1929. Après avoir fait ses études à l'Université de Lund en Suède, il devient professeur d'anatomie à l'Université de Gothenburg en 1969. D'origine suédoise, il est aujourd'hui un professeur d'orthopédique qui se consacre à la recherche. Il est considéré comme le père de l'implantologie moderne.

En 1952, Brånemark entend parler d'une expérience faite à l'Université de Cambridge, où des chercheurs réussissent à implanter une chambre en tantale dans le tissu souple de l'oreille d'un lapin. Le professeur suédois mène alors une étude expérimentale où il utilise un implant de titane pour mieux comprendre la circulation sanguine au niveau de l'os. Il fait confectionner une chambre optique permettant de filmer in vivo les phénomènes de réparation osseuse et de revascularisation. Cette chambre, réalisée en titane, est placée dans le tibia de lapins. L'étude terminée, lorsque le professeur Brånemark veut récupérer cette chambre optique, il se rend compte qu'elle est soudée à l'os du lapin sacrifié. L'ostéointégration est née.

En 1965, Brånemark traite son premier patient, Gösta Larson. En 1978, la première Dental Implant Consensus Conference est tenue aux USA. Elle est organisée par l'Université d'Harvard et l'Institut national de la santé américain. Ce congrès a pour objectif de faire le point sur ce qui est généralement utilisé en implantologie dentaire. Pour la première fois, les critères et les standards de l'implantologie sont précisés clairement.

Dès que les autorités sanitaires suédoises donnent, en 1978 également, le feu vert à l'utilisation clinique de la méthode d'implantation de Brånemark, l'entreprise d'armement suédoise Bofors commence à commercialiser cette technologie dentaire. En 1982, à Toronto, Brånemark révèle à la communauté dentaire internationale le fruit de ses travaux et expérimentations, réalisés sur l'animal, puis sur l'homme, commencés 15 années plus tôt à Gothenburg en Suède, avec des résultats qui ont révolutionné les thérapeutiques dentaires modernes. Il définit notamment le phénomène de l'ostéointégration comme une liaison directe entre l'os et le titane, résistante aux forces de la mastication et fiable dans le temps. En 1986, il publie sa technique en France, pour la première fois, dans l'Information dentaire.

La première exploitation commerciale des implants en titane démarre en Suède, en 1981, avec la création de la société Bofors Nobelpharma, issue d'un partenariat avec le professeur Brånemark et devenue, en 1996, Nobel Biocare. Aujourd'hui, la société Nobel Biocare couvre environ 35 % du marché

---

[1] Cf. Riaud Xavier, « Per-Ingvar Brånemark et l'ostéointégration », in *Indépendentaire*, n°115, février 2014, pp. 58-59.

mondial des implants dentaires. Avec plus de 2 200 employés dans le monde, elle réalise un chiffre d'affaires de 581,4 millions d'euros en 2009.
Notre homme fonde le Centre d'ostéointégration Brånemark à Gothenburg, en Suède, en 1989. L'invention de Brånemark a eu un très large impact dans le domaine des prothèses et sa méthode révolutionnaire s'est étendue au-delà des applications dentaires. Au cours des années 1970, elle a commencé à être utilisée dans la chirurgie maxillo-faciale pour le remplacement des oreilles, des yeux ou du nez perdus suite à des tumeurs, des lésions ou des malformations congénitales. Elle a également été utilisée pour des prothèses auditives ancrées dans l'os. Dans les années 1980, Brånemark a commencé à appliquer sa méthode d'ostéointégration à l'orthopédie, un domaine d'application que son fils Rickard continue à explorer aujourd'hui en développant à présent la méthode de Brånemark pour l'ancrage de prothèses de bras et de jambes.
En 1992, il obtient le très convoité prix Soederberg de la Société de médecine suédoise, équivalent d'un mini prix Nobel, et la médaille de l'Académie suédoise d'ingénierie pour son innovation technique. Il lui a aussi été délivré la médaille de l'École dentaire d'Harvard pour son travail sur les implants dentaires. En tout, il a reçu pas moins de 30 distinctions honorifiques en Europe et en Amérique du Nord, dont notamment le titre de membre d'honneur de la Société royale de médecine anglaise. En 2003, il a reçu un doctorat d'honneur de l'Université européenne de Madrid.
En 2011, il a reçu le Prix de l'inventeur européen. Plus de 8 millions de patients ont bénéficié de son invention révolutionnaire.

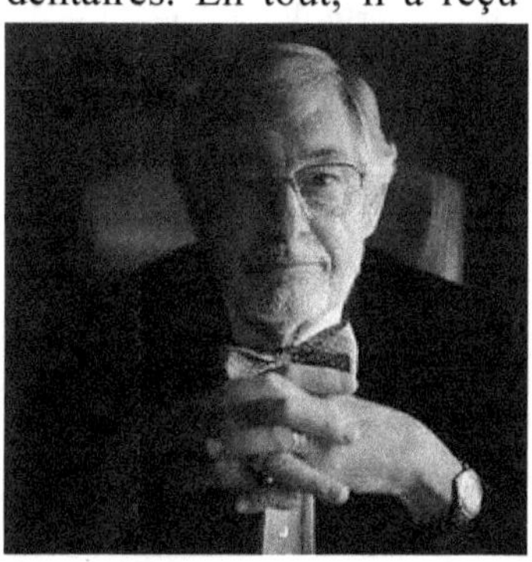

Per-Ingvar Brånemark.[1]

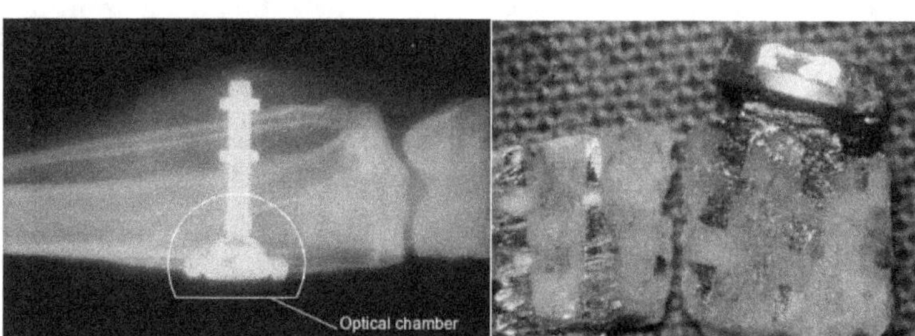

[2]

Radio et photo de la chambre optique dans un tibia de lapin.

[1] Cf. Gauthier R., « Histoire de l'implantologie », in *www.gauthier42.fr*, sans date.
[2] Cf. Gauthier R., « Histoire de l'implantologie », in *www.gauthier42.fr*, sans date.

Le protège-dents

Le protège-dents vient probablement de la boxe[1], bien que son origine demeure floue. Dans les années 1800, les boxeurs se façonnent des protège-dents rudimentaires avec du coton, des petits morceaux de bois, de l'éponge ou encore du ruban. Ils coincent ces matériaux entre les dents, mais ils avaient le plus grand mal à combattre et à garder leurs dents serrées dans le même temps. Quand il a été reconnu que ces pratiques étaient inefficaces, un dentiste anglais, Woolfe Krause, a commencé à façonner, en 1892, des protège-dents pour les boxeurs. Pour cela, il place des bandes de gutta-percha sur les incisives maxillaires avant que le boxeur n'entre sur le ring. Ces dispositifs tenaient en serrant les dents. Son fils, Phillip, est crédité du premier protège-dents réutilisable. Son invention connaît son apogée lors du combat de championnat entre « Ted » Lewis et Jack Britton en 1921. Lewis est champion du monde à 2 reprises et est un ami d'enfance de Phillip. Le manager de Britton a qualifié cette invention d'illégale. Krause, boxeur amateur, l'a certainement utilisée avant 1921. En 1902, Jacob Marks, autre dentiste londonien également boxeur amateur, a créé un protège-dents sur mesure. Il est dit que c'est le sien que Lewis aurait porté lors d'un combat en 1913 pour la 1re fois. Un dentiste américain, Thomas A. Carlos, en développe aussi un à peu près en même temps que Krause. En 1916, il l'aurait proposé à Dinnie O'Keefe, athlète américain, en 1919. Allen Franke de Chicago en expérimente un pour les boxeurs en 1919. C'est en 1927 que le protège-dents est reconnu comme indispensable aux boxeurs. Dans le combat de boxe qui oppose Jack Sharkley et Mike McTigue, McTigue domine pendant la majeure partie du combat, mais une dent ébréchée lui coupe la lèvre. Il doit abandonner. En 1930, la littérature dentaire mentionne pour la première fois la description des protège-dents. Le Dr Clearance Mayer, dentiste et inspecteur pour la New York State Athletic Commission, section boxe, les dépeint personnalisés, fabriqués à partir d'empreintes à base de cire et de caoutchouc, renforcés avec des ressorts. En 1947, Rodney O. Lilyquist, dentiste à L. A., utilise une résine acrylique transparente ajustée sur les dents du maxillaire et sur celles de la mandibule qui rend la prothèse discrète et permet au boxeur de parler. C'est une vraie avancée. Le Dr Lilyquist publie ses travaux dans le numéro de janvier 1948 du Journal de l'American Dental Association. C'est un succès phénoménal. Il est reconnu comme le père du protège-dents moderne. Le premier sportif à le porter est Dick Perry de l'équipe de basket d'UCLA. Frankie Albert des 49ers de San Francisco sera aussi un adepte.

---

[1] Cf. Riaud Xavier, « Le protège-dents… du coton au plastique », in *Solutions cabinet dentaire*, n°10, novembre 2018, p. 102.

Les footballeurs américains connaissent 24 à 50 % de blessures dentaires parmi toutes celles reçues sur les terrains dans les années 1940 et 1950. En 1952, Life magazine établit un compte rendu significatif sur les joueurs de football de Notre Dame qui ont perdu des incisives. L'émotion suscitée par l'article est si importante que le protège-dents devient obligatoire dans d'autres sports de contact, à commencer bien sûr par le football américain. À partir de 1950, L'American Dental Association (ADA) promeut la recherche sur les protège-dents, l'étude sur les nouveaux matériaux et en développe les avantages auprès du public. En 1960, l'ADA recommande l'emploi systématique de protège-dents en latex dans tous les sports de contact. En 1962, ce sont tous les joueurs de football des lycées américains qui sont tenus de porter des protège-dents. Dans les années 1960 et 1970, Arthur Wood, dentiste, est stupéfié par les blessures dentaires et de la face de ses patients. Il contribue aussi à faire du protège-dents ce que nous en savons aujourd'hui. En 1978, la National Collegiate Athletic Association (NCAA) rend obligatoire le port de protège-dents dans le football. Le nombre de blessures dentaires a depuis considérablement diminué. Au début des années 1990, les dentistes américains assistent au développement de la technologie de fabrication des protège-dents à haute température et à haute pression, en plastique dentaire (éthyle acétate de vinyle).
Aujourd'hui, le protège-dents est utilisé systématiquement dans tous les sports de combat, ainsi que dans de nombreux sports collectifs engendrant des contacts physiques avec l'adversaire.

Tennis et dent

En 1983, Yannick Noah[1] remporte Roland-Garros lors d'une finale d'anthologie contre Mats Wilander, le Suédois. Tout le monde s'en souvient. Mais, l'année d'avant, il était déjà en quart de finale du tournoi. Les journaux ont prêté sa large défaite (6-7 3-6 4-6) contre Guillermo Vilas à la prédisposition du Français à faire la fête ce qu'il aurait fait, selon eux, la veille. La réalité est tout autre et c'est Guy Forget, ancien joueur, ami de Noah et ancien capitaine de l'équipe de France de Coupe Davis qui relate la présente anecdote : *« En 1982, Yannick doit jouer sur le central contre Guillermo Vilas et il attendait chez lui parce qu'il habitait juste à côté du stade. Il bouffait des cerises par poignées entières sans faire plus gaffe que ça, et, à un moment, il se pète la dent au niveau de la gencive en croquant un noyau. Le trou est énorme, il appelle son dentiste en urgence qui lui dit de coller un chewing-gum en attendant. Évidemment, dès le troisième point du match, il claque un smash et crache sa dent dans le carré de service. Il a fini par la retrouver, l'a mise dans sa poche et a passé tout le match à essayer de cacher le truc. Il a perdu en trois sets parce qu'il était à l'envers, et il a zappé la conférence de presse parce qu'il ne voulait pas y aller avec un trou dans la bouche… »*
N'oublions pas le large diastème entre les deux incisives centrales du joueur français qui rend son sourire si caractéristique. On dit de lui qu'il a les *« dents du bonheur »*, ce qui fait référence à une loi sur la conscription sous la Révolution française édictée en 1793 où l'absence des incisives constituait un motif de réforme et évitait ainsi au potentiel conscrit d'aller aux combats, d'où les *« dents du bonheur »*. Cette loi a été prolongée sous le Premier Empire par un autre décret en 1811 où l'absence d'incisives constituait là encore un motif de réforme. Les soldats ne pouvaient pas déchirer leurs cartouches de poudre.
Au tournoi de Bercy en 2007, le vainqueur des internationaux de tennis de France 2016, Novak Djokovic, perd son match d'entrée. Opposé à Fabrice Santoro, joueur français alors classé 37e mondial, Novak Djokovic, alors 3e au classement ATP, est défait facilement en deux sets 3-6 2-6. En fait, on apprendra plus tard qu'il avait été opéré des dents de sagesse quelques jours auparavant. Dans son interview d'après-match, il concédera : *« Je ne suis qu'à 30 % de mes moyens. On m'a enlevé deux dents de sagesse. Ce n'est pas une excuse, mais je n'ai pas pu m'entraîner convenablement. J'ai perdu du poids. Je ne voulais pas déclarer forfait, car Bercy est un tournoi important. »* Des années après, des rumeurs de match truqué ont couru sur cette rencontre qui seront démenties par Santoro et par l'ancien numéro 1 mondial qui a empoché à l'issue du match la modique somme de 500 000 dollars tout de même.

---

[1] Cf. Riaud Xavier, « Du tennis et des maux de dents », in *Indépendentaire*, n°140, septembre 2016, pp. 104-105.

Le 24 mars 2010, Nadal est perturbé par l'inflammation d'une dent de sagesse au début du Master 1000 de Miami. Les dentistes consultés sont d'accord pour envisager l'extraction, mais le moment opportun. En effet, la saison sur terre battue va bientôt commencer. En attendant, celle-ci a empêché le joueur espagnol de s'entraîner pendant 2 jours. Le 3 juillet 2012, Rafael Nadal se fait enlever ses dents de sagesse et reste se reposer chez lui.
Jérôme Golmard a été 22e joueur mondial en 1999. En 2014, suite à l'extraction de deux dents de sagesse, il est diagnostiqué chez lui, suite à l'apparition des premiers symptômes, une maladie de Charcot qui est une maladie neuro-dégénérative. S'agit-il d'une coïncidence ou y a-t-il un lien de cause à effet ? À 40 ans, l'ancien joueur français vit en fauteuil roulant et ses médecins sont pessimistes. Ils pensent que son espérance de vie n'excédera pas un à trois ans. Un dentiste allemand Johann Lechner proposerait quatre opérations chirurgicales pour éradiquer la bactérie qui, selon lui, serait à l'origine de sa maladie. Ce praticien aurait découvert 14 foyers infectieux sous les dents et dans l'os de la mâchoire de l'ancien joueur. Les proches croient fermement au succès de ces interventions et recueillent des fonds, car ces opérations ont un coût très onéreux... Le problème, c'est que tous les spécialistes de la maladie de Charcot s'accordent à dire qu'il n'y a absolument aucun lien entre les bactéries et cette maladie, et qu'aucun avis dentaire complémentaire, ou secondaire, n'a été demandé. Malheureusement, depuis, Jérôme Golmard nous a quittés.
En 2016, Milos Raonic, joueur canadien alors 14e mondial à la fin de l'année 2015, remporte le tournoi de Brisbane contre Federer qu'il bat en deux sets 6-4 6-4. À Melbourne, il parvient en demi-finale de l'Open d'Australie. Dans ces deux tournois, le joueur est vu portant un « protège-dents » selon les journaux sportifs, en réalité une gouttière. Il explique à ce propos : *« Juste pour ne pas grincer des dents quand je joue. Cela peut être source de stress et de maux de tête. Je le porte tout le temps sauf quand je mange. Je m'y suis fait assez rapidement. (...) Cela peut peut-être aider mon dos. »* Le Canadien revenait en effet d'une blessure au dos récurrente qui l'avait poussé à déclarer forfait pour Bercy en octobre 2015.
Un joueur de tennis qui a des problèmes dentaires peut plus facilement contracter des problèmes musculaires, tendineux et articulaires (claquages, tendinites, pubalgies, etc.). Les bactéries responsables ne se contentent pas de séjourner dans la cavité buccale, mais migrent via le sang dans le corps. Hygiène bucco-dentaire, dépistage chez un dentiste doivent donc faire partie à part entière de la vie de tout joueur de tennis, de tout sportif d'ailleurs, ceci afin d'optimiser les performances. Rappelons que les pratiques sportives sont à l'origine de 8 % des traumatismes dentaires également.

Les dents du foot

Le British Journal of Sports Medicine[1] a publié une étude en 2015 sur les dents de 187 joueurs professionnels de football, tous jouant en Premier League. Plus de 20 % ont leur carrière polluée par des problèmes dentaires. 37 % auraient des caries, dans certains cas assez graves pour affecter leurs performances. Un sur 20 souffre de maladies des gencives irréversibles.
L'entraîneur de Wolfsburg en fonction (2017), Martin Schmidt, impose à ses joueurs de se brosser les dents après chaque match, après chaque entraînement. Selon lui, *« l'excellence sportive passe aussi par une bonne hygiène bucco-dentaire. »* Le campus du Real Madrid prévoit chaque jour, en ouverture de programme à 8h00 du matin, un temps « hygiène dentaire ».
Aly Cissokho est un international français. Il joue au FC Porto en 2009. Le 14 juin 2009, le Milan AC fait une offre de 15 millions d'euros (offre acceptée par Porto), mais annule par la suite le transfert. Motif officiel : un problème de dentition révélé lors de la visite médicale, pouvant avoir un effet sur la posture du joueur et pouvant causer des pubalgies récurrentes. En 2013, le transfert de Marquinhos au PSG a failli être annulé pour des infections dentaires. La visite médicale à La Pitié-Salpêtrière se passe mal. Le joueur doit passer des examens complémentaires à l'hôpital américain de Neuilly. Le transfert est finalement validé. À Cristiano Ronaldo, il manque une 12. Un traitement orthodontique est mis en place à la demande de Sir Alex Ferguson, alors qu'il vient d'arriver à Manchester United, en 2003. Une prothèse est venue remplacer la dent. Si CR7 accepte mal cette période difficile, il assume beaucoup plus le protège-dents qu'il porte à chaque match aujourd'hui. En 2016, dans une interview à *Marca*, CR7 confie que c'est *« sa nouvelle arme secrète »*. *« Son appareil lui donnant un meilleur équilibre général améliore son rendement sur le terrain »*. En 2011, l'international belge Steven Delfour affirme la même chose : *« Quand j'ai passé les tests médicaux à Porto, on m'a obligé à en adopter 1. Il a changé ma vie. Je n'ai plus la moindre blessure et je me sens physiquement beaucoup mieux. Il sert à replacer la mâchoire en l'alignant avec le crâne, le cerveau et le thorax. »* En 2013, Ronaldinho est opéré des gencives et des dents, ses dents partant en avant. Il fait poser des facettes en porcelaine. Patrick Battiston perd 3 dents dans son choc avec Schumacher en demi-finale du mondial 1982, à Séville, perdue par la France contre l'Allemagne. En avril 2017, lors du Clasico, Messi prend un coup de coude de Marcelo. L'Argentin joue avec 1 compresse entre les dents toute la 1re mi-temps. En 2010, Messi casse involontairement 2 dents à Maicon, défenseur de l'Inter de Milan, en demi-finale de la Ligue des Champions. Sorti

---

[1] Cf. Riaud Xavier, « Les dents du foot », in *Solutions cabinet dentaire*, n°8, septembre 2018, p. 110.

du terrain, Maicon subit aussitôt 1 intervention chirurgicale pour reconstituer ses dents perdues. Diego Godin de l'Atletico Madrid perd 3 dents dans son choc avec le gardien de but de Valence en février 2018. Le 22 mars 2010, Messi est incertain en raison de problèmes dentaires pour le match de Liga contre le Real Zaragoza. Finalement titulaire, il marque 3 buts. Au mondial 2014, Suarez, l'Uruguayen, mord Chiellini, l'Italien. Il laisse son empreinte dentaire dans son épaule. Suarez sera vu se tenant les dents pour contrôler que tout est bon. La sanction tombe : il est exclu du mondial. C'est la 3e fois qu'il mord un adversaire. Florent Malouda, alors à Chelsea, déclare avoir retrouvé la forme après l'extraction de ses dents de sagesse, en 2009. *« J'ai trouvé la cause de mes problèmes physiques : mes dents de sagesse. Je m'en suis occupé et depuis ça va mieux. Aujourd'hui, j'ai de très bonnes sensations. »* Robin van Persie connaît le même problème en 2009 qu'il résout par leur avulsion. Le défenseur du SC Heerenveen, Gouweleeuw, en 2011, manque plusieurs matchs à cause d'elles. En 2015, Kevin Trapp est appelé pour la 1re fois en sélection parce que Marc André Ter Stegen, le gardien titulaire, souffre de problèmes dentaires. En mai 2012, Nasri manque 1 entraînement de l'équipe de France parce qu'il a rendez-vous chez un dentiste. Didier Deschamps, son sélectionneur, dispose d'un dentiste personnel payé par la FFF la somme de 10 000 euros/mois. Ce dernier l'accompagne partout. En 2008, Iker Casillas remporte le prix du meilleur sourire, accordé par le musée de l'art dentaire et de la stomatologie avec la participation du Conseil d'Espagne et de la Fondation espagnole dentaire.

Des dentistes aux Jeux olympiques

La Dr Kerstin Palm[1] est née à Malmö en 1946. Fille de dentiste, elle est diplômée elle-même de l'Université de Stockholm en 1969. Devenue dentiste à son tour, elle participe à six Jeux olympiques : Tokyo (1964), Mexico (1968), Munich (1972), Montréal (1976), Moscou (1980) et Los Angeles (1984).
Erhard Keller est né en 1944, à Gunsburg en llemagne. Il est diplômé de l'Université de Munich et devient dentiste en 1973. Pendant ses études, il s'entraîne au patinage de vitesse. Très vite, il rejoint l'équipe nationale allemande. C'est avec elle qu'il participe aux Jeux olympiques. Il gagne la médaille d'or en 1968. Surnommé le « dentiste volant », il est champion du monde en 1971 et 1973, et gagne à nouveau aux Jeux olympiques de 1972. Il cesse la compétition en 1975 et exerce alors la chirurgie dentaire à plein temps.
Mark Spitz, né le 10 février 1950, est un célèbre nageur qui a gagné sept médailles d'or aux Jeux olympiques de Munich en 1972, en établissant à chaque fois un record du monde.
À l'Université de l'Indiana de 1968 à 1972, il est un étudiant en prépa dentaire. Membre de Phi Kappa Psi Fraternity en pre-dental, il est entraîné alors par Doc Counsilman. Ce système lui confère des possibilités de préparation aux J. O. extraordinaires. Toutefois, il ne sera jamais diplômé en dentaire. Le magazine Time lui a demandé s'il voulait retourner à l'école dentaire après les Jeux olympiques. « J'ai toujours voulu être dentiste depuis le temps où j'étais au lycée et j'ai été accepté à l'école dentaire au printemps 1972. J'avais l'intention d'y aller, mais après les Jeux olympiques, il y a eu d'autres opportunités. J'ai fait un peu de télévision et des allocutions, et les choses se sont simplement déroulées à partir de là. »
La Dr Elizbieta Krzesinska (1934-2015), polonaise, devient dentiste en 1963. Aux Jeux olympiques de Melbourne en 1956, elle gagne la médaille d'or au saut en longueur féminin avec un saut à 6,35 m. Sa carrière sportive s'arrête en 1965. Elle exerce alors en tant que dentiste.
Alvin Kraenzlein (1876-1928) est considéré comme un précurseur dans le saut de haies. C'est lui en effet qui est le premier à franchir ses haies « à la volée », jambe tendue. Au printemps 1897, il est étudiant en médecine dentaire en Pennsylvanie. Il est diplômé, mais n'exercera jamais, préférant à la fin de sa carrière sportive la fonction d'entraîneur de l'Université du Michigan, puis de l'équipe nationale d'Allemagne d'athlétisme. Prévenu juste avant la Première Guerre mondiale, il aura le temps de revenir aux USA. En 1900, aux Jeux olympiques de Paris, il remporte 4 médailles d'or : la course de 60 m plat en

[1] Cf. Riaud Xavier, « Des dentistes aux Jeux olympiques », in *Solutions cabinet dentaire*, n°36, mai 2021, p. 76.

battant un record du monde, le 110 m haies en égalant le record du monde actuel, le 200 m haies et le saut en longueur homme. En 1974, il entre au National Track and Field Hall of Fame réservé aux plus grands athlètes américains.

Pierre Le Coq est né en 1989 à Saint-Brieuc. De 2007 à 009, il réussit son concours de médecine et entame des études dentaires. Accaparé, il ne reprend la compétition qu'en 2015. Qualifié pour les J. O. de Rio en 2016, il y est médaillé de bronze en planche à voile. En 2024, il est consultant pour la T. V.

Dentiste et golf

Deux dentistes sont à l'origine des tees de golf.

George Franklin Grant
Il naît le 15 septembre 1846, à Oswego, dans l'État de New York. Ses parents sont d'anciens esclaves. Âgé de 15 ans, un dentiste local, Dr Albert Smith[1], loue ses services alors qu'il est garçon de courses. Il devient vite assistant de laboratoire et le Dr Smith l'encourage à poursuivre une carrière de dentiste. Il entre à l'École dentaire de Harvard en 1868. Il est dans la même promotion que Robert T. Freeman. Il sort diplômé de l'École dentaire en 1870. Après avoir été reçu, il est devenu le premier Afro-Américain à être enseignant au sein de l'École dentaire de Harvard en 1871. Il y reste 19 ans. Il se spécialise dans le traitement des fentes palatines. Sa première patiente a 14 ans et en 1889, il a traité pas moins de 115 cas. Il a breveté un palais court, un dispositif prothétique qui permet au patient de parler plus convenablement. Il est le fondateur et le président de la Société dentaire de Harvard. Il est membre de l'Association des Élèves de l'École dentaire de Harvard. Il en est élu le président en 1881. Il décède en 1910 d'une maladie du foie[10].
Passionné de golf, il dépose un brevet en 1898 pour un tee taillé dans du bois et recouvert de gutta-percha (Brevet US 638, 920 du 12 décembre 1899).

William Lowell Sr.
Mais, le premier tee de golf commercialisé, le « Reddy tee », l'a été par un autre dentiste américain, William Lowell (1863-1954), en 1921. Le premier fabriqué a été en bois et peint en rouge pour ainsi être repéré facilement. Mais, bientôt, il a été conçu en différents matériaux et de différentes couleurs. Le « Reddy tee » fait en celluloïd blanc a été breveté en 1924 par la Nieblo Manufacturing Company.
William Lowell Sr est né à Hoboken dans le New Jersey. Il a un fils et vit à Maplewood dans le New Jersey. Il fabrique dans un premier temps 5 000 tees peints en vert dans un premier temps. Il se décide à les peindre en rouge pour qu'on puisse les voir sans hésitation et les renomme « Reddy tee ». En 1922, Walter Hagen et Joe Kirkwood Sr les utilisent dans leurs parcours. La même année, Lowell accepte une commande de 24 douzaines avec la A. G. Spalding Company. The « Reddy tee » est breveté le 13 mai 1925. Cette année-là, il en vend pour 100 000 dollars, tous en celluloïd. En 1926, de nombreuses copies sont sur le marché, mais Lowell est plus préoccupé par le dépôt de ses brevets pour s'y intéresser véritablement.

---

[1] Cf. Riaud Xavier, « Dentistes et inventeurs golfeurs », in *Solutions cabinet dentaire*, n°38, septembre 2021, p. 92.

Il meurt le 24 juin 1954 à l'Orange Memorial Hospital à East Orange dans le New Jersey. Il a alors 91 ans. Il est enterré au cimetière de Saint Peter à Jersey City.
U.S. Patent 1 670 627 golf tee enregistré le 7 décembre 1925 ;
U.S. Patent 1 650 141 golf tee enregistré le 26 août 1925 ;
U.S. Patent 1 569 765 golf putter enregistré le 13 novembre 1925.

Dentiste et chanteurs

Johnny, Sylvie Vartan et David[1] étaient soignés chez un confrère du bd Beaumarchais à Paris. Laeticia interdisait à Johnny de voir sa fille Laura. Johnny, pour la voir quand même, prétextait des rendez-vous chez le dentiste. La veille de sa 1re audition, Joe Dassin souffre d'un accident d'évolution de dent de sagesse. Épuisé, il va à son rendez-vous. La file d'attente est longue et Joe, dans un instant de répit, s'endort sur sa chaise. Il n'en faut pas plus aux producteurs pour engager ce jeune chanteur qu'ils trouvent très… détendu. C'est en revendant 1 dent en argent que Melanie Chisholm, alias Mel C des Spice Girls, entame une carrière solo. Les chanteuses Céline Dion ou Gwen Stefani sont connues pour avoir eu des traitements orthodontiques pour réagencer un sourire disgracieux. De même pour Niall Horan des One Direction, Christina Aguilera, Miley Cyrus, Cher et Kylie Minogue. Mais, chez certaines, l'orthodontie seule n'a pu être suffisante. À l'examen des photos de Cher et Céline Dion en particulier, il y a eu probablement recours à des prothèses conjointes esthétiques pour harmoniser les faces vestibulaires des incisives. Le chanteur Tom Jones reconnaît avoir fait couronner ses dents pour conserver un sourire de jeune homme. Un point commun entre tous, spécifiquement chez les chanteurs américains, est l'usage systématique du blanchiment. La chanteuse Amy Winehouse à qui il manquait une 13 s'est fait poser un implant pour la remplacer. En 2012, le chanteur James Arthur remporte le X Factor anglais. L'enregistrement de son 1er album est retardé, car le chanteur porte un appareil dentaire. *« James n'aime pas ses dents, alors il s'est fait poser un appareil dentaire, parce qu'il ne veut pas de fausses dents. Maintenant, il a du mal à chanter certains mots, il bafouille et parfois même, ça le fait cracher ! »* Ne parlons pas du célèbre diastème de Vanessa Paradis qui a conservé son sourire naturel, ce qui a contribué grandement à faire d'elle l'égérie de Chanel. Joey Starr a aussi marqué les esprits avec ses dents : avec un bridge en or dans l'esprit des rappeurs américains, puis avec un bridge céramique. Avec un sens de l'observation aigu, on pouvait observer des dents absentes en arrière des prémolaires. 50 Cent, rappeur américain, avait un diastème entre les 11 et 21. Un traitement orthodontique l'a fait disparaître. En 1990, pendant *Les Victoires de la Musique*, en direct à la TV, la chanteuse Catherine Ringer des Rita Mitsouko interprète Marcia Baila. Pendant la chanson, elle perd une couronne sur la 12 et la finit avec un trou entre les incisives. Elle reçoit sa récompense ainsi. Ricardo Bueno, ex-chanteur du boys band brésilien Domino, est mort en novembre 2017 d'une septicémie consécutive à une infection dentaire.

---

[1] Cf. Riaud Xavier, « Dentistes et chanteurs », in *Solutions cabinet dentaire*, n°4, mars 2018, p. 102.

La chanteuse Élisa Tovati, vue dans *La vérité si je mens*, est la fille d'un dentiste. Amir Haddad, diplômé en 2012, abandonne la chirurgie dentaire et connaît la consécration dans l'émission TV sur TF1, *The Voice* saison 3, en 2013. Frankie Jordan, ou plutôt Claude Benzaquen, est un dentiste qui abandonne la dentisterie pour se consacrer à la chanson dans les années 60. Il connaît une gloire éphémère qui le conduit à chanter avec Sylvie Vartan notamment. Il est revenu à la chirurgie dentaire depuis. Il serait dit que Johnny Mathis, célèbre crooner américain des années 70, aurait lui aussi quitté la profession dentaire pour se consacrer au chant. N'oublions pas *Le blues du dentiste* interprété par Henri Salvador sur des paroles de Boris Vian en 1960. Plus récemment, un dentiste a repris un titre d'Ed Sheeran intitulé *Shape of you*. Il a mis une courte vidéo sur Internet de 2 minutes qui a été vue plus de 20 millions de fois. Son originalité : il a remplacé les paroles de la chanson pour en faire une vraie campagne de santé bucco-dentaire.

Les tribulations dentaires de Queen

Freddie Mercury[1] (1946-1991) est né avec 4 dents surnuméraires qui faisaient sortir les autres vers l'avant. Il avait 36 dents et souffrait de polyodontie. Les dents supplémentaires se sont développées dans la mâchoire supérieure sur deux rangées et ont fait saillie, lui causant un inconfort physique et moral. On lui a proposé plusieurs fois de se faire opérer. Il a toujours refusé estimant que ses capacités vocales exceptionnelles en pâtiraient. Toutefois, ses dents le complexaient énormément. Ses camarades d'école l'ont vite surnommé « *Rabbit* » (« *Lapin* »). Alors, il a décidé de porter une moustache pour masquer sa dentition proéminente. « *Je suis né avec quatre incisives en trop. Plus d'espace dans la bouche veut dire plus de portée.* » Freddie cachait aussi ses dents avec sa lèvre supérieure ou avec sa main. Freddie dira : « *Je n'aime pas ma dentition saillante. À part ça, je suis parfait.* » Beaucoup de choses ont été dites : malocclusion de classe II, overjet antérieur, hérité de sa mère probablement ? Il allait chez le dentiste régulièrement pour les faire détartrer. Il aimait et détestait à la fois se faire nettoyer les dents, car il jugeait son dentiste « *trop agressif* ». À l'évocation seule, il riait montrant ainsi qu'il n'était pas si traumatisé.
Le 1er décembre 1976, Queen est invité à l'émission télévisée *Today* avec Bill Grundy, pour promouvoir leur dernier album, *À Day at the Races*. Mais, comme Mercury doit rendre visite au dentiste, sa première en 15 années, Queen annule sa venue. EMI, le label du groupe, envoie donc sa nouvelle signature : les Sex Pistols. La prestation de ces derniers déclenche un tel tollé dans les journaux qu'ils se retrouvent du jour au lendemain propulsés au-devant de la scène rock nationale.
Le prothésiste dentaire Chris Lyons se souvient du tournage de Bohemian Rhapsody (2018) : « Freddie avait de grandes dents et il en avait parfaitement conscience. Il essayait souvent de les cacher avec ses lèvres. Rami a adoré ça, car il pouvait à son tour les masquer à l'image de son modèle. » Ces fausses dents étaient conçues en résine classique, comme celles des dentistes, et pouvaient être *clippées pour* plus de confort. Il précise : *« Lors de notre 1er test, on a proposé un dentier à Bryan Singer qui correspondait pile à la taille des dents de Freddie, mais elles étaient bien trop grandes pour Rami. On a ajusté en fonction de son visage, il fallait que ça 'matche' au maximum. » Rami Malek a conservé la prothèse qu'il avait dans le film et l'a fait mouler dans de l'or.*
Courant 1967, après des résultats brillants, le futur batteur du groupe, Roger Taylor, commence des études de médecine dentaire au *London Hospital*

[1] Cf. Riaud Xavier, « Les tribulations dentaires de Queen », in *Solutions cabinet dentaire*, n°23, février 2020, p. 92.

Medical College, devenu, en 1995, le *Barts and The London School of Medecine and Dentistry*. Il ne décrochera jamais de diplôme puisqu'il préfère se tourner vers la biologie l'année suivante. Il sera titulaire d'un Bsc (Bachelor of science), qui sanctionne trois années de formation supérieure. Même si, de son propre aveu, Roger Taylor n'était pas très assidu, déjà accaparé par la musique. En 1971, il fonde Queen avec Bryan May et le futur Freddie Mercury. La suite est connue de tous. Taylor a écrit au moins une chanson sur tous les albums de Queen dont *Radio Ga Ga*, *A kind of Magic*, *These are the Days of our lives*…

Jean-Paul Belmondo est mort. Vive Belmondo !

Jean-Paul Belmondo[1] est mort le 6 septembre 2021. Il a marqué des générations de cinéphiles avertis, dont moi-même. Un hommage national lui a été légitimement rendu par notre pays. Belmondo est mort. Vive Belmondo ! Sur le plan dentaire, peu de choses. Le port d'un protège-dents lorsqu'il boxait et, selon toute vraisemblance, entre l'apogée de sa carrière dans les années 1980 et la fin de sa vie, des prothèses dentaires pour réhabiliter sa bouche. Il fumait beaucoup, ce qui n'a certainement pas contribué à un bon état bucco-dentaire. Mais, c'est dans certains de ses films que se porte notre petit hommage. Florilèges de répliques fameuses, de scènes burlesques ou de faits tirés de l'histoire.

Le Casse (1971) mis en scène par Henri Verneuil, dialogues Henri Verneuil. Belmondo organise un cambriolage. S'en suit un chassé-croisé entre le voleur et le policier joué par Omar Sharif qui le traque pour son propre compte. Alors qu'il pose un révolver sur la joue d'Omar Sharif, Belmondo lui tient ce propos : « Qu'est-ce que vous avez là ? Une dent creuse ? Bougez-pas la mâchoire, le coup partirait tout seul. J'appuie, vous aurez plus de dents. Plus de joue. Et vous resterez vivant. Un vivant sans mâchoire. (…) ».

Le Magnifique (1973) mis en scène par Philippe de Broca. Belmondo joue un écrivain raté qui vit de romans où le héros récurrent n'est autre que Bob Sinclar, un agent secret brillant à qui tout réussit. Bob Sinclar est en mission au Mexique. Il sort de la piscine. Corps musclé et bronzé, il se repeigne. Alors, qu'il s'allonge sur un transat aux côtés de la belle Jacqueline Bisset, sa partenaire dans le film, il l'embrasse avec sa fougue naturelle. Celle-ci s'exclame alors : « Qu'est-ce que c'est que ça ? ». Elle recrache alors quelque chose dans la piscine. Sinclar s'écrit : « Ma dent creuse ! Ma pilule de cyanure qui est partie. C'est la première fois que cela m'arrive en embrassant une femme. C'est étonnant. Où est-elle ? » Bisset de répondre : « Je ne sais pas. Je l'ai recrachée ». « Vous avez bien fait. Il faut absolument la retrouver. » Belmondo s'agite et cherche sous le transat. Bisset précise : « Attendez ! Je crois qu'elle est tombée dans la piscine. » Les deux héros se retournent aussitôt et constatent les nombreux corps qui flottent à la surface de l'eau. Ils partent nonchalamment sur cette phrase de Bob Sinclar : « Je vais demander à la direction de changer l'eau. »

Stavisky (1974) mis en scène par Alain Resnais. L'ascension et la chute d'un escroc à Paris dans les années 1930, Serge Alexandre Stavisky. Ses escroqueries seront à l'origine d'une crise politique majeure qui verra un gouvernement tomber et des émeutes se déclencher. Elles ne conserveront

[1] Cf. Riaud Xavier, « Jean-Paul Belmondo est mort. Vive Belmondo ! », in *Solutions cabinet dentaire*, n°40, novembre 2021, p. 88.

qu'un nom l'Affaire Stavisky. Belmondo interprète Stavisky. Stavisky naît en Ukraine. Il arrive en France à l'âge de 12 ans. Son père Emmanuel, russe de confession juive, est chirurgien-dentiste. Il s'installe et exerce dans le XVIe arrondissement de Paris et gagne très bien sa vie. Le jeune Stavisky commence par voler les prothèses dentaires en or de son père qu'il revend à des receleurs du Marais. Les fraudes et délits d'Alexandre prenant de l'ampleur, son nom étant irrémédiablement sali, Emmanuel, le dentiste, ne parvient pas à dédouaner les victimes de son fils. Déshonoré, il se suicide.

Des dentistes-espions au cinéma

Étonnamment, le dentiste est très présent au cinéma[1]. Il apparaît dans plus de 15 films célèbres tournés partout dans le monde. Mais, étrangement, il est aussi incarné régulièrement dans des films d'espionnage. En voici quelques exemples qui illustrent cela parfaitement.

L'homme qui en savait trop (1956) est un film américain d'Alfred Hitchkok avec James Stewart dans le rôle du dentiste en vacances avec sa famille au Maroc. Confondu avec un autre couple, véritables espions britanniques, le couple de vacanciers se retrouve au centre d'une affaire d'espionnage dont ils ignorent tout. Leur fils est enlevé. Ils n'ont que peu de temps pour obtenir sa libération et déjouer ce complot qui vise à assassiner une personnalité londonienne.

Cinq secondes à vivre (1957) est un film britannique de Victor Vicas. Les Allemands cherchent à connaître l'emplacement du débarquement allié. Un officier anglais et un Américain sont parachutés aux Pays-Bas pour une mission de désinformation. Sur place, ils entrent en contact avec une civile qui devient leur radio. Son nom est Hertog. Très vite, elle se révèle douteuse. Agent allemand, elle contacte son supérieur, le capitaine Faber, dont la couverture est celle de dentiste. Pour obtenir des renseignements, Faber n'hésite pas à enlever un enfant. Les 2 officiers alliés le traquent et le capturent. Le dentiste avale alors une capsule de cyanure. Ils capturent aussi Hertog, mais, avant de la tuer, ils lui font transmettre un faux message aux autorités allemandes. Le D-Day se déroulera aussi normalement que possible.

Intelligence service (1957) est un film britannique de Michael Powell et Emeric Pressburger avec Dirk Bogarde. Basé sur l'histoire vraie de la capture d'un général allemand en Grèce, les agents alliés chargés de cette mission simulent un soin chez le dentiste pour échapper à une patrouille allemande. Faux dentiste, faux patient, ils échappent à leurs poursuivants. Christopher Lee est l'officier allemand qui les traque jusque chez le dentiste.

Marathon Man (1976) est un film américain de John Schlesinger avec Dustin Hoffmann et Laurence Ollivier dans le rôle du dentiste SS, le Dr Christian Szell d'Auschwitz surnommé « L'ange blond ». Dustin Hoffman se retrouve, malgré lui, au milieu d'un trafic de diamants volés aux Juifs des camps de concentration. Laurence Ollivier, criminel de guerre notoire, cherche à s'en emparer pour s'enfuir en Amérique du Sud. Pour y parvenir, tous les moyens sont bons, y compris la torture. Une scène d'anthologie le voit torturer Dustin Hoffman. Avec une turbine, il lui perce plusieurs dents jusqu'à la pulpe en

[1] Cf. Riaud Xavier, « Des dentistes-espions au cinéma », in *Solutions cabinet dentaire*, n°48, septembre 2022, p. 80.

prononçant cette phrase devenue mythique : *« Est-ce sans danger ? »* Cette phrase est classée parmi les 100 phrases les plus cultes du cinéma hollywoodien. *Ne tirez pas sur le dentiste* (1979) est un film américain de Arthur Hiller avec Peter Falk. À l'approche du mariage de sa fille, un dentiste réputé de Manhattan rencontre le père de son futur gendre. Ce dernier prétend appartenir à la CIA et l'entraîne à son insu dans une périlleuse mission où le sort de l'avenir économique américain en dépend.

L'endocardite infectieuse de Michel Drucker

Il n'est nul besoin de présenter Michel Drucker[1], 79 ans, celui qui fut longtemps le « présentateur TV » préféré des Français. Le samedi 26 septembre 2020, Michel Drucker est opéré du cœur. Il développe une endocardite infectieuse. Elle a été détectée après un essoufflement anormal. *« J'étais très fatigué, j'avais de la fièvre tous les jours. Ça m'inquiétait. Fin août 2020, le professeur Alain Hagege, chef du service de cardiologie de l'hôpital Georges Pompidou, et Michel Desnos, son prédécesseur, m'ont fait rentrer d'urgence à Paris. Dans les bilans sanguins, on a tout de suite vu qu'il y avait un foyer infectieux, provenant de la bouche à la suite d'un soin dentaire. »* Cette maladie se produit suite à la propagation de bactéries qui entrent dans la circulation sanguine jusqu'à des valves cardiaques défaillantes et s'y fixent. Atteint d'une insuffisance mitrale diagnostiquée des années avant, Michel Drucker consulte son dentiste. Après le soin dentaire, un staphylocoque, *selon les mots de l'animateur TV*, a migré sur sa valve, a infecté une partie du cœur, engendré une « septicémie », a touché le rein, la rate… *« Pendant un mois, j'ai été mis sous perfusion avec un antibiotique en doses massives. »* Deux saignements cérébraux ont été observés résultant de cette infection et sa jambe droite, qui commençait à se nécroser suite à la prolifération obstructrice de la bactérie au niveau de l'artère fémorale, n'a pas été amputée à quelques jours près. Une opération du cœur, au demeurant un triple pontage, s'est avérée indispensable, puis une longue rééducation accompagnée d'un séjour durable à l'hôpital dépassant les 3 mois. L'intervention a été rendue possible grâce à la bonne hygiène de vie de Michel Drucker. Elle a duré 8 heures pendant laquelle son cœur a *« été arrêté et branché à une machine ». « J'avais les joues creusées, j'étais une ombre. Perdre 10 kg, c'est beaucoup quand on en pèse 72. J'avais la cage thoracique douloureuse, avec un corset pour maintenir tout ça. (...). Incapable de me lever tout seul, de marcher sans perfusion. Il n'y a plus de vedette de la télé. J'étais convaincu que je ne referais jamais surface. »* Suite à l'opération, la cicatrice s'infecte et nécessite une 2de intervention chirurgicale. Puis, arrive l'heure de la rééducation, mais la Covid-19 est là qui limite les contacts humains. *« Pendant 3 mois, et c'est encore le cas, je ne croise que des regards, tout le monde est masqué. Je découvre le dévouement du personnel hospitalier, les nuits sans sommeil, la morphine, les antidouleurs. Je réalise que le parcours sera très long. J'ai maintenant une cuirasse qui me maintient la poitrine jour et nuit. La moindre quinte de toux, c'est une horreur. C'est toute la cage thoracique qui est douloureuse. J'ai un peu dormi grâce aux*

---

[1] Cf. Riaud Xavier, « L'endocardite infectieuse de Michel Drucker », in *Solutions cabinet dentaire*, n°44, mars 2022, p. 66.

antidouleurs, à la morphine qui m'a donné des hallucinations, je faisais des rêves étranges. En revanche, la première fois que j'ai remarché avec quelqu'un qui me tenait le bras et que j'ai recommencé à avoir un petit peu de muscle, c'était une grande victoire ». Inutile de rappeler l'importance du questionnaire médical qui doit impérativement préciser les antécédents médicaux en préambule de tout soin. Inutile de rappeler également la prémédication antibiotique qui doit être mise en place par tous les dentistes amenés à réaliser un acte sanglant chez un patient présentant une pathologie cardiaque dite à « risque oslérien ». Il en va de la responsabilité et du devoir de tout praticien.

De la sauvegarde des collections du musée de l'École dentaire de Paris…

Le musée est fondé par arrêté préfectoral, en 1879, et ne devient celui de l'École dentaire de Paris qu'à l'ouverture de ses portes en 1880. M. Blocman en est le 1er conservateur en 1884. Si l'école a fermé ses portes depuis bien longtemps, la Société de l'École dentaire de Paris, plus administrative, a perduré quelque temps[1]. Pendant de nombreuses années, ses collections ont été la possession du Conseil national de l'Ordre des Dentistes. Elles comprenaient des objets, des instruments et des équipements d'une valeur considérable, constituant un patrimoine unique pour notre profession. Faute de moyens pour les entretenir et les exposer, nos instances dirigeantes n'ont pu les conserver lorsque cette société s'est dissoute. Ces collections ont donc été remises au musée de l'Assistance publique des hôpitaux de Paris. Ce dernier, organisme d'État, dispose d'un budget très limité qui ne lui autorise qu'une journée par semaine d'ouverture au public. Aussi, la priorité est-elle donnée à l'histoire de l'Assistance publique, nos instruments et autres matériels étant d'évidence mis de côté.

Des acteurs prépondérants de notre profession, à commencer par le Conseil national de l'Ordre, par la CNSD et par l'ADF, estimant que l'adage d'Auguste Comte, père fondateur de la sociologie en France, s'imposait : *« On ne connaît véritablement une science que lorsqu'on en connaît son histoire »*, ont décidé de créer un musée virtuel afin que tous nous puissions découvrir, ou redécouvrir, la fabuleuse histoire de la chirurgie dentaire. Cette mission dévolue à tous a évidemment pour but de familiariser les étudiants, ainsi que tous les chirurgiens-dentistes, aux origines de l'art dentaire. Il est prévu que les collections de l'Assistance publique y soient dévoilées sans aucune restriction, mais aussi, avec elles, l'ensemble des éléments exposés dans les musées d'histoire de l'art dentaire français, comme ceux de la Faculté de chirurgie dentaire de Lyon par exemple.

Une lettre en provenance de la Confédération nationale des syndicats dentaires, du 4 septembre 2011, précise : « *Pour ce faire, Guy Robert* (le principal instigateur de cette démarche) *propose de créer une «Association pour le musée de l'art dentaire » qui pourrait réunir les principaux organismes professionnels : Conseil national de l'Ordre, CNSD, Association dentaire française, Académie nationale de chirurgie dentaire et tous les chirurgiens-dentistes qui le souhaiteraient afin de promouvoir un programme de travail, et d'en définir à la fois les moyens historiques, techniques et financiers. Une fois cette étude terminée, dans la mesure des finances disponibles, ce musée*

---

1 Cf. Riaud Xavier, « Sauvons les collections du musée de l'École dentaire de Paris », in *Indépendentaire*, octobre 2011, n° 91, p. 106.

virtuel pourra être mis en place. Il sera facilement accessible, très didactique, avec des animations suffisantes pour s'adresser à l'ensemble du public, mais surtout aux futurs praticiens qui ignorent l'histoire de la profession. Guy Robert demande que la CNSD envisage cette proposition avec intérêt et souhaite qu'un membre du bureau soit chargé d'étudier ce problème. »
Il est, me semble-t-il, du devoir de chacun d'assurer la sauvegarde de notre patrimoine afin que des générations futures de praticiens éclairés scientifiquement ne demeurent pas orphelins de leur histoire, les privant ainsi d'une part d'humanisme dont nous avons tous besoin en ces temps très difficiles.

En quoi le fait de connaître l'histoire de l'odontologie peut nous permettre d'améliorer notre pratique ?

À la fin de mes études, j'ai voulu faire une thèse d'exercice différente des caciques usuellement présentés. Intitulée *Pathologie bucco-dentaire dans les camps de l'Allemagne nazie*, elle m'a amené à contacter de nombreux déportés[1]. Outre la vocation de soigner les gens que j'ai découverte à la rencontre de leur histoire, j'ai aussi appris l'humilité et la dévotion qui doivent animer toute personne soignante. La science médicale n'est pas une science exacte. Le jour de ma soutenance, à la Faculté dentaire de Nantes, le 20 mai 1997, un déporté a fait 300 km pour y assister, avec un sac de perfusion dans le bras. Bien que jeune docteur, je me suis senti très petit face à cet homme. J'ai compris alors que la vie peut briser tant de destins, suite à une catastrophe, un accident ou un conflit. Tout peut s'arrêter en un instant. Art Spiegelman, prix Pulitzer en 1992, n'affirme-t-il pas d'ailleurs : *« L'homme n'est qu'une goutte d'écume dans le flot de l'éternité »*.

À mon sens, ne pas connaître l'histoire de sa profession, c'est accepter l'idée de rester orphelin de sa science. En effet, comment apprécier à sa juste valeur les technologies les plus pointues sans savoir ce qui a conduit à les mettre en place ni ceux qui les ont induites ? Comment pouvoir réactualiser une technique tombée en désuétude si aucune référence au passé n'est avancée ? Comment honorer la mémoire d'un bâtisseur ou d'un inventeur si la connaissance de sa vie demeure une nébuleuse ? Combien de patients ont pu être rassurés au cours d'un acte banal, ou traumatisant, par l'énoncé d'éléments historiques trop souvent méconnus ? J'ai pu mesurer la valeur de cet adage en racontant, à des patients, cette anecdote parmi d'autres. En 1610, Richelieu, excédé de voir ses convives se curer les dents à longueur de repas, avec leurs dagues, a ordonné que tous les poignards du palais soient émoussés. Le couteau de table à bout rond venait de voir le jour. Ainsi, j'ai pu calmer leur anxiété, j'ai pu les distraire en éveillant leur curiosité et j'ai pu établir un rapport humain entre eux, et moi, qui dépasse la simple relation patient-praticien, rendant plus facile le soin au final. Un peu plus d'humanisme, un peu moins de médecine comptable, pour une relation améliorée et plus saine avec nos malades…

En se référant au serment d'Hippocrate, l'histoire de l'art dentaire permet aussi de définir, sur un plan aseptique ou éthique tout du moins, des limites à ne pas franchir. Ainsi, nous nous lavons tous les mains avant de passer une paire de gants. Mais, qui a inventé ce mouvement si commun aujourd'hui ? Ignace Semmelweis (1818-1865), un obstétricien hongrois, cinquante ans

---

[1] Cf. Riaud Xavier, « De l'histoire pour améliorer notre pratique », in *Indépendentaire*, octobre 2011, n° 91, p. 128.

avant Pasteur, a sauvé par ce simple geste, des milliers de vies de femmes enceintes. Ou encore d'où viennent les mots : *« Il faut le consentement libre et éclairé du malade »* ? Ils sont si évidents que personne ne les conteste ni ne devine leur provenance dramatique. Pourtant, ils constituent l'article 1er des dix commandements devant régir toute expérimentation humaine, délivrés par le Tribunal de Nuremberg en 1947, lors du procès des médecins nazis. Qui connaît cela ne l'oublie plus jamais et s'applique à ce que cela soit parfaitement respecté au cours de son exercice médical.

De plus, si l'étude de l'histoire de l'odontologie permet de mieux connaître notre profession, elle contribue aussi à mieux connaître la maladie et à en dresser un portrait-robot, au cours des siècles. Si, un instant, nous considérons la carie notamment, mieux l'appréhender, c'est donc pouvoir mieux lutter contre. Ainsi, Urbain Hémard (1548 (?)-1592), chirurgien du cardinal Georges d'Armagnac, ambassadeur de François Ier à Venise, dans son livre *Recherche de la vraye anatomie des dents*, considéré comme le premier ouvrage sur les dents en France, paru en 1582, à Lyon, nous dit déjà : *« Que l'on soit soucieux d'empêcher que la viande (...) ne s'aigrisse point dans l'estomac. Qu'on se garde de vomir, tant qu'il sera possible éviter de manger choses gluantes (...) comme sucre, dragées, miel cuit, fromage rousti & autres viandes y compris les porreaux, le laict et les poissons salés. Nettier après le repas les dents de toutes saletez et ordures qui en mangeant s'attachent aux dents et gencives. »* Par conséquent, la carie, son étiologie et sa prévention étaient déjà connues au XVIe siècle.

Pour beaucoup, l'histoire de l'art dentaire n'est rien ou quantité négligeable. Ils se trompent. En fait, elle est tout, parce que partout autour de nous, dans chaque protocole, chaque procédé employé pour soigner. L'ignorer, c'est, me semble-t-il, passer à côté de certains aspects de notre profession qui se révèlent fondamentaux. Auguste Comte (1798-1857), père de la sociologie en France, n'a-t-il pas raison quand il affirme avec conviction : *« On ne connaît véritablement une science que si on en connaît l'histoire »* ?

Henri Lamendin (1928-2017)

Henri Lamendin[1] est né le 14 mai 1928, à Paris. En 1945, il obtient son baccalauréat, puis, en 1947, le certificat de Physique-Chimie-Biologie à Lille. Il s'inscrit à la Faculté de Médecine de Clermont-Ferrand. Il est reçu chirurgien-dentiste en 1954. Il est titulaire de 4 doctorats. Il exerce 33 ans en exercice libéral et 17 ans au Centre hospitalier Beauregard de Bourges. Appelé en Algérie en 1956, il est affecté à Oran. Dès le début, Henri est plongé dans la recherche. En 1975, Henri Lamendin est lauréat d'un prix pour ses travaux sur la biologie, la médecine du sport et l'éducation physique remis par le secrétariat d'État à la Jeunesse et aux Sports et en 1982, il est co-lauréat du prix des Sciences odontologiques décerné par le GSSOS. Henri Lamendin s'intéresse à tous les secteurs de la dentisterie moderne. En 1988, avec la méthode de Gustafson simplifiée de datation de l'âge d'un corps à partir des dents, puis en 1990, Lamendin met au point la méthode d'estimation d'âge à 2 critères dentaires qui porte son nom. Il est chargé de cours pour des facultés de Médecine, de facultés de chirurgie dentaire, dans le cadre de formations (CES ; DU, etc.). Henri est devenu membre titulaire de l'Académie nationale de chirurgie dentaire en 1995, puis membre honoraire. Il a été membre du Conseil départemental de l'Ordre des chirurgiens-dentistes du Cher pendant 24 ans et membre suppléant au Conseil régional. Il a fait partie de la Commission nationale de l'exercice dentaire de l'ADF et du groupe de travail activités physiques et sportives de l'UFSBD. En Justice, il a officié en tant qu'expert en odontologie et sécurité sociale, près la cour d'Appel de Bourges. Instigateur de nombreuses sociétés, il convient de retenir sa présidence fondatrice de la Société française d'odonto-stomatologie du sport en 1978. Henri a été membre de plusieurs comités de rédaction de revues scientifiques. Sans oublier la Société française d'histoire de l'art dentaire. Sportif de haut niveau, il est très impliqué dans la Fédération française de Judo. Il y occupe de très hautes fonctions. Il a été ceinture noire 1er dan. Henri Lamendin, c'est : plus de 40 livres, plus de 800 publications dans 5 langues, 75 jurys de thèse. Il a reçu la Médaille de bronze de la Croix-Rouge française dès 1946, la Médaille d'honneur de la Jeunesse et des Sports en 1960, la Médaille d'or de la Jeunesse et des Sports et la Médaille d'or de la Fédération française de Judo et Disciplines associées en 1970, puis la grande Médaille d'or de cette Fédération en 1985, la Croix d'argent en 1979, la Croix de vermeil en 1990, puis la Grand-Croix du Mérite des Ceintures noires en 1990. Lui ont été décernées la Médaille de la Fédération nationale des Offices municipaux des Sports en 1984, la Médaille d'argent du Groupement latin et méditerranéen de

---

[1] Cf. Riaud Xavier, « Henri Lamendin (1928-2017) », in *Indépendentaire*, n°151, octobre 2017, p. 26.

Médecine du Sport en 1987, puis la Médaille d'or du même Groupement en 2000, la Médaille du Comité régional olympique et sportif du Centre au titre du Sport universitaire en 2000 ainsi que la Médaille d'honneur de la Fédération nationale du Sport en 2000. Il a été fait chevalier du Mérite sportif en 1963, chevalier des Palmes académiques en 1966, officier en 1981, puis commandeur en 1992, et chevalier de l'Ordre national du Mérite en 1977. Il a reçu la Médaille commémorative des opérations en AFN en 1957, le titre de reconnaissance de la Nation en 1971 et la médaille correspondante en 2002, la Médaille d'Afrique du Nord en 1997 et la Croix du Combattant en 2001. Bon vivant, amoureux de sa campagne, gouailleur, travailleur acharné, auteur prolifique, croyant, fidèle en amitiés, féru de culture, Henri est parti le 30 août 2017, à 89 ans.

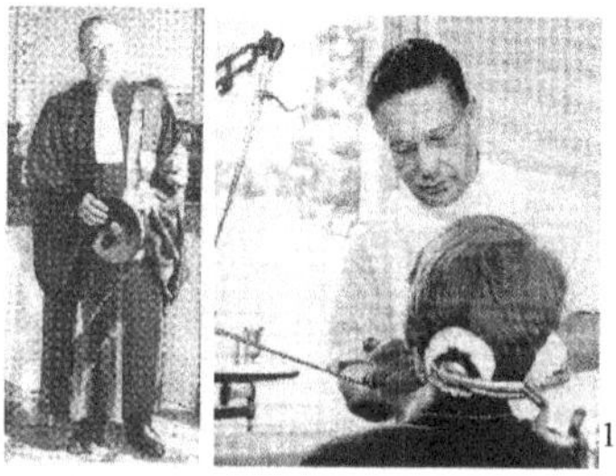
[1]

[1] Cf. Henri Lamendin, communication personnelle, 2017.

Une dent à l'origine de la paléontologie

En 1739, le baron de Longueuil[1], officier français, découvre, en plein territoire indien, les premiers fossiles de mastodonte. En partance de Montréal et se rendant à La Nouvelle-Orléans, ses éclaireurs indiens trouvent un fémur, une défense et des molaires de ce qu'ils croient être un éléphant. Il a été prouvé depuis que ces ossements appartenaient à un mastodonte américain. Le dernier mastodonte américain a disparu il y a 10 000 ans environ. Le Baron ramène les fossiles ainsi découverts en France en 1740. Ceux-ci sont à la base du *« concept d'espèce fossile »*. En effet, en 1749, Buffon, qui a occupé le poste d'intendant du Jardin du roi de 1739 à 1788, est convaincu par ces ossements de la notion d'espèces fossiles, vestiges d'espèces disparues. En 1752, le géologue Jean-Étienne Guettard est le premier à étudier l'une des fameuses molaires. Il présente un travail à l'Académie des sciences qui paraît en 1756. Il s'interroge sur sa ressemblance avec les dents de même grosseur ramassées en Europe. Il conclut par une simple question : *« De quel animal est-elle ? »* Bientôt, cette dent n'apparaît plus nulle part. Elle demeure part intégrante des collections du Musée de l'Homme. C'est une 3e molaire inférieure. En 1764, Louis Daubenton, qui succède à Buffon au Cabinet du roi, explore l'anatomie des spécimens rapportés des États-Unis. Daubenton affirme que le fémur et la défense seraient ceux d'un éléphant, tandis que les molaires seraient celles d'un hippopotame. Buffon approuve en oubliant sa théorie d'espèce disparue. Daubenton omet la 3e molaire et le travail de Guettard. En 1767 et 1768, Peter Collinson, le naturaliste, et William Hunter, l'anatomiste de la Société royale de Londres, reprennent les recherches précédentes. Hunter exprime clairement son idée d'une espèce perdue. Mais, c'est Buffon, encore lui, à qui revient la paternité du *« concept d'espèce fossile »*. Il a changé d'opinion après examen de molaires de mastodonte découvertes en 1764, dont celles de Collinson. Dans les *Époques de la Nature* (1778), Buffon insiste sur le fait que le fémur et la défense sont ceux d'un éléphant, les petites molaires, celles d'un hippopotame. Il précise toutefois pour les grandes molaires : *« Je crois donc pouvoir prononcer avec fondement que cette très grande espèce d'animal est perdue. »* En 1806, Georges Cuvier, qui occupe la chaire d'anatomie comparée du Muséum, s'intéresse de près au mastodonte américain. Il dissocie nettement le mastodonte et le mammouth puisqu'il crée lui-même le mot *« mastodonte »*. Cuvier mentionne la dent de Guettard. Il l'a retrouvée dans une collection privée (Mrs Joubert & de Drée), mais ne comprend pas que celle de Guettard et la sienne ne sont qu'une seule et même dent. Ceci explique que cette dent s'est baladée longtemps de main en main, de collection privée

[1] Cf. Riaud Xavier, « Une dent à l'origine de la paléontologie », in *Solutions cabinet dentaire*, n°42, janvier 2022, p. 74.

en collection privée, avant de rejoindre le Muséum, les autres molaires y étant déjà. Il s'est écoulé 12 ans entre l'arrivée en France de ces vestiges et leur présentation à l'Académie, et 22 ans entre cette arrivée et le premier récit officiel, et détaillé devant cette même Académie. Un délai suffisant pour fausser les récits et égarer les pièces. À cela, s'ajoutent des changements de statut (Cabinet du roi à Muséum), de laboratoire (anatomie comparée à paléontologie) et de bâtiments, ce qui a généré indubitablement des confusions. Si les pièces ont été préservées pour l'essentiel, les étiquettes rattachées à elles ont pu se perdre. Le fémur, quant à lui, est toujours visible à l'entrée de la galerie de paléontologie.

Les conventions dentaires

C'est le Gal de Gaulle[1] qui crée la sécurité sociale en 1945. Avec elle, naissent les remboursements des soins dentaires. Les 1res conventions sont départementales et discutées tous les 5 ans. Les accords sont locaux. Avant, les tarifs étaient libres. La 1re convention dentaire est signée en 1960. Un 1er décret établit les relations entre les professionnels de santé et l'institution. Les plafonds des tarifs médicaux, les dépassements et une commission paritaire gérant la qualité des soins où siègent la caisse et les syndicats (le 1er étant la Confédération nationale des syndicats dentaires (CNSD) créée en 1935) sont mis en place par arrêté interministériel. En 1971, la 1re convention nationale est signée. De 1978 à 1994, la CNSD est le principal interlocuteur professionnel. Mais, ces conventions sont régulièrement annulées devant le Conseil d'État. Pourtant, la Nomenclature générale des actes professionnels (NGAP) est instituée pendant cette période. Elle présente des lettres clés revalorisées régulièrement. En 1997, le bilan bucco-dentaire (BBD) annuel naît : 1er acte de prévention, il concerne les adolescents de 15 à 18 ans. En 1997, il y a déjà un déséquilibre entre les soins à tarifs opposables et les prothèses dont les honoraires sont libres. Ce sont ces dernières toutefois qui permettent aux cabinets dentaires d'équilibrer leurs recettes/dépenses, car les soins, seuls, ne leur permettent pas de vivre. Alors qu'une volonté de rééquilibration se dégage, Martine Aubry, ministre de la Santé, bloque les accords prévus le 27 juin 1998. La convention de 1997 voit ses revalorisations annulées. Le 1er janvier 2000, la Couverture maladie universelle complémentaire (CMU-C) est instaurée pour les patients dont les revenus sont faibles. Elle supprime le reste à charge en instiguant des plafonds tarifaires sur les prothèses et l'orthodontie. L'ACS (Aide à l'acquisition d'une complémentaire santé), puis la Complémentaire santé solidaire (CSS) en 2017 lui succèdent. La CNSD ayant quitté les négociations conventionnelles suite à l'arrêté Aubry (1998), les avenants suivants sont signés par l'Union des jeunes chirurgiens-dentistes (UJCD). À partir de 2004, la loi de réforme de l'Assurance maladie a changé la donne : un ministre ne peut plus remettre en cause une convention ; la négociation met en œuvre des règles de représentativité, un droit d'opposition et une procédure d'arbitrage en cas d'échecs des négociations. En 2006, la cotisation maladie est calculée à partir des honoraires perçus sur les actes à tarifs opposables. Si les cotisations sociales croissent, les actes conservateurs sont augmentés et le taux URSSAF est créé. En 2012 et 2013, 2 avenants conventionnels actent la CCAM et l'oubli de la NGAP. Un devis type est imposé. En 2017, la loi de financement de la CPAM remet en question la convention de 2006 reconduite

---

[1] Cf. Riaud Xavier, « Les conventions dentaires », in Solutions cabinet dentaire, Septembre 2024, p. 64.

tacitement. Un règlement arbitral est engagé qui plafonne les prothèses fixes. Les syndicats s'insurgent. Après la présidentielle, une nouvelle convention voit le jour en 2018 : les actes à tarifs opposables sont revalorisés nettement et régulièrement pendant que des prothèses sont plafonnées. L'accès aux soins prothétiques est considérablement amélioré. Cette convention apporte aussi des améliorations aux soins chez les personnes handicapées et les diabétiques. Celle de 2023, signée par la CNSD et la FSDL (Fédération des syndicats dentaires libéraux), imagine une génération zéro carie avec un examen bucco-dentaire tous les ans étendu de 3 à 24 ans. Les avantages obtenus précédemment par l'UJCD sont maintenus, mais accompagnés d'une hausse de 30 % sur les soins réalisés sur cette population. La prévention est au cœur de ce texte qui abroge aussi la liberté d'installation de tout praticien afin de faciliter l'accès aux soins des personnes vivant dans les déserts médicaux et l'indexation des soins résultante de la précédente convention.

Remerciements

Il m'est essentiel de remercier mes mentors, les professeurs Simon Bérénholc et François Resche, le regretté Dr Henri Lamendin, un historien de l'art dentaire reconnu trop tôt disparu et M. Thierry Feral à qui je dois tant et tant. Sans oublier, tous ceux qui me soutiennent au quotidien dans mes travaux, voire qui y participent.

À mon amie, la Dr Céline Clément, qui m'a redonné du courage lors de ma dernière venue à Nancy alors que je traversais une mauvaise passe. Au Pr Michel Germain qui me soutient en toutes circonstances pour son amitié sincère.

À ma profession dont je ne comprends pas toujours tous les tenants et aboutissants, mais que j'aime tant.

Je ne peux terminer sans dire tout l'amour que je porte à ma femme et à mes trois enfants qui illuminent ma vie comme autant de soleils.

Table des matières

Du même auteur

- *La pratique dentaire dans les camps du IIIe Reich*, Coll. « Allemagne d'hier et d'aujourd'hui », L'Harmattan (éd.), Paris, 2002.
- *Les dentistes allemands sous le IIIe Reich*, Coll. « Allemagne d'hier et d'aujourd'hui », L'Harmattan (éd.), Paris, 2005.
- *L'influence des dentistes américains pendant la guerre de Sécession (1861-1865)*, Coll. « Médecine à travers les siècles », L'Harmattan (éd.), Paris, 2006.
- *Les dentistes, détectives de l'Histoire*, Coll. « Médecine à travers les siècles », L'Harmattan (éd.), Paris, 2007.
- *Première Guerre mondiale et stomatologie : des praticiens d'exception...*, Coll. « Médecine à travers les siècles », L'Harmattan (éd.), Paris, 2008.
- *Plaidoyer pour un enseignement historique de l'Art dentaire*, Coll. « Éthique & Pratique médicale », L'Harmattan (éd.), Paris, 2008.
- *Quand la dent mène l'enquête...*, Coll. « Médecine à travers les siècles », L'Harmattan (éd.), Paris, 2008.
- *Pionniers de la chirurgie maxillo-faciale*, Coll. « Médecine à travers les siècles », L'Harmattan (éd.), Paris, 2010.
- *Histoires de la médecine bucco-dentaire*, Coll. « Médecine à travers les siècles », L'Harmattan (éd.), Paris, 2010.
- *Odontologie médico-légale : entre histoire et archéologie*, co-écrit avec le Dr Francis Janot, Coll. « Médecine à travers les siècles », L'Harmattan (éd.), Paris, 2010.
- *Dentistes héroïques de la Seconde Guerre mondiale*, Coll. « Médecine à travers les siècles », L'Harmattan (éd.), Paris, 2011.
- *Chroniques odontologiques des rois de France et de la dynastie napoléonienne*, Coll. « Médecine à travers les siècles », L'Harmattan (éd.), Paris, 2011.
- *Les dentistes américains dans la guerre de Sécession (1861-1865)*, Coll. « Médecine à travers les siècles », L'Harmattan (éd.), 2e édition, Paris, 2012.
- *Napoléon Ier et ses médecins*, Coll. « Médecine à travers les siècles », L'Harmattan (éd.), Paris, 2012, **Prix de l'AAMSSA 2012.**
- *Histoire indépendentaire*, Coll. « Médecine à travers les siècles », L'Harmattan (éd.), Paris, 2013.
- *Des dentistes qui ont fait l'Histoire...*, Coll. « Médecine à travers les siècles », L'Harmattan (éd.), Paris, 2013.
- *Odontologie médico-légale et serial killers, la dent qui en savait trop...*, coécrit avec le Dr Philippe Brousseau, Coll. « Médecine à travers les siècles », L'Harmattan (éd.), Paris, 2014.
- *Chirurgie dentaire et nazisme*, Coll. « Allemagne d'hier et d'aujourd'hui », L'Harmattan (éd.), Paris, 2015.
- *Et si la Seconde Guerre mondiale nous était racontée autrement...*, Coll. « Médecine à travers les siècles », L'Harmattan (éd.), Paris, 2015.
- *Napoléon Ier et ses dentistes*, Coll. « Médecine à travers les siècles », L'Harmattan (éd.), Paris, 2016.
- *Archéologies dentaires*, Les Éditions universitaires européennes, Sarrebruck, 2016.
- *Dent et archéologie, une expérience vécue*, Coll. « Médecine à travers les siècles », L'Harmattan (éd.), Paris, 2017.
- *Dents et espions*, Coll. « Médecine à travers les siècles », L'Harmattan (éd.), Paris, 2018.

- *Charles Godon (1854-1923) et Georges Villain (1881-1938), le maître et l'élève*, Coll. « Médecine à travers les siècles », L'Harmattan (éd.), Paris, 2018.
- *ADN, dents et maladies*, Coll. « Médecine à travers les siècles », L'Harmattan (éd.), Paris, 2019.
- *L'or dentaire des nazis*, Coll. « Médecine à travers les siècles », L'Harmattan (éd.), Paris, 2019.
- Réédition commentée du journal satirique des blessés de la face de l'hôpital du Val-de-Grâce (1917-1918), *La Greffe générale*, Coll. « Médecine à travers les siècles », L'Harmattan (éd.), Paris, 2020.
- *Carnet de voyage académicien d'un historien de la médecine*, L'Harmattan (éd.), Collection Médecine à travers les siècles, Paris, 2020, 125 p.
- *Petit manuel historique de l'odontologie du sport*, L'Harmattan (éd.), Collection Médecine à travers les siècles, Paris, 2021, 128 p.
- *Commémoration des 75 ans de l'Ordre national des Chirurgiens-dentistes, Rééditions des Bulletins de 1945*, commentée par le Dr Xavier Riaud sous la direction du président Serge Fournier, L'Harmattan (éd.), Collection Médecine à travers les siècles, Paris, 2021, 334 p.

Médaille de vermeil du Conseil national de l'Ordre des Chirurgiens-dentistes 2022.
Prix Georges Villain d'histoire de l'art dentaire 2021.
Prix « Ouvrage remarqué » de l'Académie vétérinaire de France 2022.

- *Aux origines de l'Odontologie médico-légale, Des « Sherlock Holmes » français*, L'Harmattan (éd.), Collection Médecine à travers les siècles, Paris, 2022, 127 p.
- *Dental World War Two*, Lambert Academic Publishing, 2022, Chisinau, 164 p.
- *Grands dentistes résistants – Pour la France !*, L'Harmattan (éd.), Collection Médecine à travers les siècles, Paris, 2022, 242 p.
- *Au service de l'histoire de la médecine 2006-2023*, L'Harmattan (éd.), Collection Médecine à travers les siècles, Paris, 2023, 284 p.
- *La santé de Napoléon Ier*, L'Harmattan (éd.), Collection Médecine à travers les siècles, Paris, 2023, 154 p.
- *Pr Jean-Michel Dubernard (1941-2021), un chirurgien au service de l'Homme*, co-dirigé avec le Dr Philippe Marre, L'Harmattan (éd.), Collection Médecine à travers les siècles, Paris, 2023, 236 p.

Prix Pierre-Juste Cadiot de l'Académie vétérinaire de France, 2024.

- *Cowboys, Indiens et... dentistes – Une autre façon de voir le Far West*, L'Harmattan (éd.), Collection Médecine à travers les siècles, Paris, 2024, 154 p.
- *Expérimentations nazies bucco-dentaires – Éthique médicale et histoire*, L'Harmattan (éd.), Collection Médecine à travers les siècles, Paris, 2024, 92 p.

Structures éditoriales du groupe L'Harmattan

L'Harmattan Italie
Via degli Artisti, 15
10124 Torino
harmattan.italia@gmail.com

L'Harmattan Hongrie
Kossuth l. u. 14-16.
1053 Budapest
harmattan@harmattan.hu

L'Harmattan Sénégal
10 VDN SICAP AMITIE 3
BP 45034 Dakar-Fann
direction@senharmattan.com

L'Harmattan Cameroun
Tsinga/Derrière polyclinique FECAFOOT
BP 11486 Yaoundé
Jacques.koukam@harmattan.fr

L'Harmattan Burkina Faso
Villa 281, secteur 23 623, rue 14.32
Ouagadougou
zagbie@outlook.fr

L'Harmattan Guinée
Almamya, rue KA 028 OKB Agency
BP 3470 Conakry
harmattanguinee@yahoo.fr

L'Harmattan RDC
185, avenue Nyangwe
Commune de Lingwala – Kinshasa
matangilamusadila@yahoo.fr

L'Harmattan Congo
219, avenue Nelson Mandela
BP 2874 Brazzaville
deunovmikhael@gmail.com

L'Harmattan Mali
Immeuble Mgr Jean Marie Cissé
Aci Hamadallaye
BP 145 Bamako
syllaka@yahoo.fr

L'Harmattan Togo
Djidjole – Maison Amela
face EPP BATOME
02 BP 20680 Lomé
didieramela11@gmail.com

L'Harmattan Côte d'Ivoire
Résidence Karl – Cité des Arts
Abidjan-Cocody
03 BP 1588 Abidjan
harmattan.ivoire@gmail.com

L'Harmattan Bénin
Rue 604, (Immeuble à l'entrée
de la rue UCAO- Cite de Saint-Jean)
Cotonou
stepcorpus@gmail.com

Nos librairies en France

Librairie internationale
16, rue des Écoles
75005 Paris
librairie.internationale@harmattan.fr
01 40 46 79 11
www.librairieharmattan.com

Librairie des savoirs
21, rue des Écoles
75005 Paris
librairie.sh@harmattan.fr
01 46 34 13 71
www.librairieharmattansh.com

www.ingramcontent.com/pod-product-compliance
Lightning Source LLC
LaVergne TN
LVHW011453061026
849535LV00004BA/1075
* 9 7 8 2 3 3 6 5 1 6 2 2 6 *